刘绍武三部六病讲座

（录音版）

增订版

刘绍武　著

刘东红　刘剑波　整理

全国百佳图书出版单位
中国中医药出版社
·北　京·

图书在版编目（CIP）数据

刘绍武三部六病讲座：录音版 / 刘绍武著；刘东红，刘剑波整理 .—2 版（增订版）.—北京：中国中医药出版社，2023.2

（中医师承学堂）

全国中医师承示范项目

ISBN 978-7-5132-7687-0

Ⅰ . ①刘… Ⅱ . ①刘… ②刘… ③刘… Ⅲ . ①《伤寒论》—研究 Ⅳ . ① R222.29

中国版本图书馆 CIP 数据核字（2022）第 117986 号

中国中医药出版社出版

北京经济技术开发区科创十三街 31 号院二区 8 号楼

邮政编码　100176

传真　010-64405721

保定市中画美凯印刷有限公司印刷

各地新华书店经销

开本 710×1000　1/16　印张 20.5　字数 295 千字

2023 年 2 月第 2 版　2023 年 2 月第 1 次印刷

书号　ISBN 978 - 7 - 5132 - 7687 - 0

定价　85.00 元

网址　www.cptcm.com

服 务 热 线　010-64405510

购 书 热 线　010-89535836

维 权 打 假　010-64405753

微信服务号　zgzyycbs

微商城网址　https://kdt.im/LIdUGr

官 方 微 博　http://e.weibo.com/cptcm

天猫旗舰店网址　https://zgzyycbs.tmall.com

如有印装质量问题请与本社出版部联系（010-64405510）

增订说明

　　本书由我社在 2020 年 3 月第一次出版，是刘绍武先生三部六病学说的讲课录音首次全公开，是研究三部六病学说必备读物之一。本书出版后，收到广大读者的关注和反馈，尤其是在我社"悦读中医"公众号发表相关推文后，后台收到很多读者留言。其中，有多位读者提到了书中所讲的诸多局部辨证论治方剂，没有明确的方药组成、煎服法及适应证。经与整理者沟通，才知刘老当年讲课时，黑板上或者教材上已经有了方药组成等内容，就没有在录音中体现。因本书完全按照录音逐字整理，没有及时发现并补充此内容，对读者的学习和理解造成了一定困扰，在此深表歉意。

　　故此次增订，首先是加上了"整体病主方六方"（附在第二部分第十七"四类"之后），以及"局部病十六方"（分别加在第三部分每个方剂讲解之前）。注意，此次所加方剂内容，是根据刘老后期逐渐规范和厘定的方名、用法而整理的，与其早年讲课录音中可能略有出入，还望读者悉知，领会要义。

　　其次，目录、著作名称、引文等亦有多处勘误。由于本书是刘老口头授课整理而成，文字加工和溯源难度较大，部分引文可能和原文略有出入，还请读者重在领会刘老心意。

　　广大读者对本书的关注与厚爱，对我们的信任与支持，为我们不断完善修订提出宝贵意见和建议，是我们精益求精、有错必纠、打造精品图书的最大动力，在此表示衷心感谢！

本书责编　宋雨辉

2023 年 1 月

前　言

　　刘绍武先生一生精勤钻研《素问》《灵枢》《伤寒论》《金匮要略》，旁触历代百家，纵观现代医学，业医 80 余载，以毕生心血创立了三部六病医学理论体系。

　　如今，三部六病医学理论已经引起了社会的高度重视，学习、运用三部六病医学理论的人数众多，形成了声势浩大的三部六病医学流派。刘绍武先生追效古贤，一生述而不作。目前，市面上出版的有关三部六病的书籍，都是由先生的众弟子所撰写，虽然统称为三部六病学说，但由于弟子们对先生的学术思想理解不一，内容多有分歧，有些观点甚至完全对立，给后学者带来了困扰。

　　刘绍武先生虽然没有亲自著书，但却留下了大量宝贵的讲课录音，为了能让后学者清楚地了解真实的三部六病医学理论，我们将先生的讲课录音进行了整理。由于录音内容较多，这项工作只能分期分步完成，今后会陆续出版与读者见面。本书主要集合了两个阶段的讲课内容：一是 1984 年刘绍武在太原市中医研究所给"高级西医学习中医经典著作提高班"42 次讲课的录音整理，二是 1990 年刘绍武在家中给"山西医学院三部六病学社"8 次讲课的录音整理。

我们整理刘绍武先生讲课录音的基本原则是最大限度地保留其原话，尽可能忠实其原意，绝不掺入丝毫整理者的态度和看法，让后学者实实在在地感受到一个鲜活的刘绍武和刘绍武心中的三部六病医学理论。

刘东红

2019 年 11 月

出版说明

从中医学术流派的角度来看，当代不少经方家具有个性鲜明、独树一帜的学术特色。

按辨证方法来分，经方学派可分为综合辨证派与六病六经派。大多数经方家运用综合辨证，六病六经与其他辨证混用或单用。而以临床家刘绍武和胡希恕等为代表，则在临床几乎悉用六病六经辨证，力求辨证精纯，一以贯之。

按用方思想来分，经方学派可分为合病合方派与精纯原方派。大多数经方家倡导合病合方，而以经方家涂华新、李宇铭等为代表，则倡导尽可能"力专效宏，单刀直入"，临床以不合方、少合方为特色，力求用方精纯，方向精确。

为方便读者学习并掌握当代经方学派的临床精华，我们特推出各学派师承示范项目系列，如本书即是刘绍武三部六病学派的代表作之一。让我们一起来领略其个性鲜明、独树一帜的学术特色吧！

刘观涛

2019 年 12 月

目　录

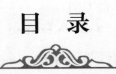

第一部分

三部六病学说的来源与形成

一、三部六病的主要内容

公元 220 年，曹丕废汉称帝，汉朝灭亡。张仲景从那时候开始写《伤寒杂病论》，他在自序中说："建安纪元以来，犹未十稔，其死亡者，三分有二，伤寒十居其七。感往昔之沦丧，伤横夭之莫救。乃勤求古训，博采众方，撰用《素问》《九卷》《八十一难》《阴阳大论》《胎胪药录》，并平脉辨证，为《伤寒杂病论》合十六卷。"从那时候开始，一直到了 800 年以后，宋代的林亿、高宝衡、孙奇开始编写我们现在看到的这个《伤寒论》。之后，成无己首先开始注解《伤寒论》，历朝历代都有一些注解家，经过宋、元、明、清四个朝代，大概有 420 多家注解，但实际上我们见过的《伤寒论》注解是很少的。

我们的讲课内容包括：

第一要介绍"历史上对《伤寒论》有代表性的评述"。

第二要介绍"中医的整体观"。"整体观"是什么？"整体"的概念是什么？

第三要介绍"中医的辨证论治"。"证"到底是什么？

第四要介绍"三部的划分"。这个"三部"是怎样形成的？"三部"划分到底是张仲景创立的呢，还是《黄帝内经》（以下简称《内经》）上就有的呢？

第五就是介绍"六病的建立"。怎么样来建立"六病"？

第六就是介绍"三部六病的辨证论治"。里面大概就包括合病、并病、合证、兼证这些内容。合病的意思是指不是单纯的一个病，往往是同时两个病、三个病在一块儿发作；并病是指虽然病合在一起，但是病与病之间界限不清，我们就叫作并病；合证就是两个简单的证合到一块儿；兼证就是一个主病兼着另一个病的主证。

关于辨证论治的讲述，大概就介绍这些内容。

接下来还要介绍"三部六病的相互转化"。

疾病在人的身体上是一直在变化的，常常是阳变阳、阴变阴、阴阳互变，这些情况临床上一直存在。但是，关于疾病的转化，咱们以往中医学说上是没有的。自然界就没有固定不变的事情，张仲景就开创了疾病互相转化的先河。可是仲景以后的这些学术家都不注重这一点，就拿《温病条辨》来说吧，吴鞠通就是只肯定了温热病。疾病哪有只肯定温热病的呢？在多年前那个伤寒大流行的时候，我们那里有一个叫韩川村里，共三百户人家，伤寒流行时就有七十户全家病倒。在旧社会，如果在传染病流行时候，我们就没有看到疾病是一成不变的情况，没有一直是温病状态的病。从《伤寒论》60条来看，"下之后，复发汗，必振寒，脉微细，所以然者，以内外俱虚故也"。本是太阳病或阳明病，汗下以后，就变成少阴病了，说明病情一直在变，哪有不变呢？不变这个情况就没有事实依据，在临床上就看不见这个不变的事实。辩证法认为：事物一直在变化，一直在发展，就没有一成不变的。但是，变化要依据一定的条件才能变，不能无条件地变。你想，第60条是一个太阳病或阳明病，要变成一个阴证，都是通过一定的条件，大部分都是因为误用汗法、下法造成的。当然，也有病情自然变化形成的，所以哪有不变的呢？

我们读了医书以后，如果认为医书讲不变是对的，但是与临床对照之后又找不出这个不变的事实来，那么，这个中医我们就特别难学了。书上讲的是"不变"，我们临床遇到的是"变"，你看这该怎么办？所以，张仲景《伤寒杂病论》写的完全是"变"，后人尽管说"不变"，那是后人的问题，人家张仲景从来没有说"不变"。

咱们讲辨证包括整体辨证和局部辨证两部分，关于整体辨证，讲到

"三部六病相互转化"就结束了，再下面就是要讲局部辨证了。我们对于局部的概念是这样定义的：只要是具有独立的结构和特定的功能，也就是说它的功能和其他部位的功能是不一样的，这些部分我们都叫"局部"。在三部中，表部、里部、半表半里，凡具有独立的结构，像表部的眼、耳、鼻、喉、手和脚等；半表半里部的心、肝、脾、肺、肾等；里部的大肠、小肠、胃等，都叫"局部"。其他关于局部病变，我们自己摸索出了一些相应的治疗，如调心汤、调肝汤、调胃汤、调肠汤，针对性地解决一些局部问题。也有一些局部问题还没有找到适合的解决方法，那就要求大家再去创新，去完成。

关于局部辨证这一部分，几乎是我个人经验的交流了。我每天临床上就是用的这几个调理方，大概二十几个方子，我每天看的病都是用这些调理方。

二、早年医学历程

我走的是这么一条路——"三定"路线。"三定"就是定证、定方、定疗程。把"证"定了以后，然后就定下"方"；定下"方"以后，再大概定下一个"疗程"。在"三定"里头，定疗程是不够准确的。

疗程是怎么样定下来的呢？是"根据以往判断未来"吗？这当然不准确了，纯粹是经验主义了。但是，定疗程有什么意义呢？可以作为服药的参考，可以跟病人说大概在什么时候痊愈。我们的统计是，有 80% 在这个疗程范畴里头痊愈，有 20% 不在这个范畴里头痊愈。一切事物总是有一般就有特殊，有必然就有偶然。所以，定疗程有这么一个好处，就是给病人一个莫大的希望，有个盼头，因此就把他的主观能动性调动起来了。一般这些顽固病，病程遥遥无期，病人在这里治疗无效，在那里治疗也无效，这样就影响了病人的心理，病人一面吃药一面怀疑，"我这病到底能好了还是不能好？""在什么时候好呢？"所以，定疗程就是给病人一个鼓舞，给他一个信心，同时也起到一个精神治疗的作用。

我们中医发展道路存在着什么问题呢？我们中医在学说上过了关没有？大家考虑过这些问题没有？中医在学术上现在还没有过关。中医过关就是要经得起科学考验，还需要过科学考验这一关。不然，中医要是走向世界，世界是不会承认的。只有经得起科学考验，世界才会承认中医这个学说是对的，中医才算是过关了。不管政府对我们中医怎么样认可，也不管我们中医多么自信，过不了科学关这些都不行。学术这个问题，是无古今、无中外、无尔我，以是者为是，非者为非，永远是以先进代替落后，不以人的意志为转移。今天，中医必须敢于付诸科学实验，敢于赴这个考场。通过这个考察以后，中医学术才算是真正立足了。

多年前，也就是大概当医生十几年以后，我就看见了"定证、定方、定疗程"这条路。学医开始的前十三四年，我用的并不是《伤寒论》上的方子，而是四君子汤、四物汤、八珍汤、二陈汤、逍遥散、归脾汤、六味地黄汤这类方子。学医最初十几年是用这类方子治病过来的，也是让病人吃两副药换换方，再吃两副药再换换方。后来，我反思一下：到底我是用哪个药把病拿下来的？到底我是用哪个方把病拿下来的？我发现一个也不行。虽然这十几年也把病治好了，但是这种治疗方式在认识上做不了结论。从那个时候开始，我就不寒而栗，这还了得？以这种方式治病，即使再经历几十年，也还是这样，到最后做结论的时候我还是一无所知。从那以后，我就决定了，治疗上能不换方尽量不换方，要摸索出一套真正能治病的方子来。

关于研究《伤寒论》是如何走上三部六病道路的这个问题，要让大家浪费一些时间来听我介绍这个过程。我的目的就是和大家共同研究治学的思路，告诉大家我是通过什么样的思路走到现在的，今天讲课的重点是这个问题。

当初，我研究《伤寒论》的时候，首先读的是陈修园的《伤寒论浅注》，《陈修园医书七十二种》里面就有《伤寒论浅注》。实际上，陈修园的《伤寒论浅注》并不是由他创立的，而是从张令韶、张隐庵继承而来的。他们注解《伤寒论》用了一个公式，就是"本标中气图"。伤寒学家刘渡舟对《伤寒论》的注解就是以"本标中气图"为主，咱们国内伤寒学派的代表人物就是刘渡舟。陈修园的《伤寒论浅注》可以说是一个"集注"，是多家学说的一个集注。

"本标中气图"是一个公式，就是把五运六气加了进来。如"太阳之上，寒气主之，中见少阴"，这就是个"本标中气图"。六气都是这样，如"阳明之上，燥气主之，中见太阴"。有三阴三阳，还有"本"，"本"就是六气，这样用六气和三阴三阳结合起来。用"本标中气图"这个公式把《伤寒论》的原文都联系起来。比如说太阳病吧，太阳病篇的第178条，这条里面有寒证、热证、虚证，还有实证，今天如果没有这样一个公式，要把寒热虚实都要解释通是做不到的，不管你有多大本领，如果按原文来注解这一条，就注解不了。所以，张隐庵、陈修园就找出"本标中气图"这么一个公式来解释。比如说太阳，如果是热证，表是太阳，热证都归于表；比如寒证，本是寒，寒都能归到本。和本相通的，就和表不相通，本是寒的，表是热的，中间少阴，虚证就是在少阴里面。所以，他就用这个"本标中气图"把《伤寒论》条文完全地解释下来了。我开始研究《伤寒论》就是通过陈修园的"本标中气图"来研究的，但后来思想上有一个感觉，如果以这种方式解释《伤寒论》，要运用到临床上可太困难了，就认不清什么是太阳病，寒证也是太阳，热证也是太阳，虚证也是太阳，实证也是太阳，太阳病的本质我们认识不了。以"本标中气图"解释《伤寒论》，我自己思想上想不通，与临床也是格格不入，也没有办法应用于临床，最初治病的十几年一直有这种困惑。

到1928年，中华书局把《皇汉医学》进行了翻译，是精装本，共三册。后来，我就买了这套书，就是上海中华书局从日本翻译过来的《皇汉医学》。我买到这套书，如获至宝，看那个书真的像宝贝一样，很受启发！最受启发的地方是什么呢？发现日本人用《伤寒论》的方剂治病，不但治伤寒也治杂病。那时候，咱们读《伤寒论》就是不开窍，临床上的病常常是复合的，不是单纯的，复合了不知道咋办？后来，看了人家《皇汉医学》里头"复合病都要用合方"，这一下让我开了窍了。等后来回过头再看《伤寒论》，人家张仲景就有桂枝麻黄各半汤、桂枝二麻黄一汤、桂枝二越婢一汤，人家张仲景就有合方。起初，咱还以为用合方治疗复合病是日本的一个创新呢，实际上《伤寒论》上张仲景就写着合方呢，只是自己从前不开窍，读了《皇汉医学》开窍了。

《皇汉医学》源自明代的吉益东洞，他开始专门用伤寒方子治病，一直到汤本求真的时候，这二三百年一直沿用《伤寒论》的方子治病。汤本求真这个人在第二次世界大战以后还活着，是有师承的，是一代一代师承下来的，他主张西医学中医。现在，汤本求真死了没有也不知道，第二次世界大战以后，他已经90来岁了。汤本求真是跟着老师学习了《伤寒论》19年以后写的《皇汉医学》，把他老师的东西写了进去，他个人也有临床经验，他当初是一个高级西医生。

关于日本汉方医学，国学大师章太炎，他是和孙中山一起闹革命的大文学家，他曾这样说过："仲景若在，则必曰我道东矣。"意思是说，仲景的"道"到了东边去了，也就是到了日本去了。章太炎这个看法还是很对的，因为学以致用，学的东西都是为了用，光讲《伤寒论》而不用，这种学习还有什么用处呢？医学不是搞文学，也不是考古。要考古完全可以只讲不用，搞历史学也可以这样。但是，今天是搞医学了，医学就这两个核心——"准确的辨证，有效的处方"，其他认识都是医学的边缘。

最近，人家日本的两个学术团体说："五年后你们要上日本学中医。"说明日本已经看出中国在《伤寒论》运用这方面存在的问题。你看，中医研究《伤寒论》却不搞治疗，这样《伤寒论》就落空了，这种做法就不行。所以，章太炎才说了上面那句话。人家章太炎是个大文学家，都能看出中国在研究《伤寒论》方面存在的问题了，看来他比我要更懂医。

我读了《皇汉医学》以后，虽然受到了启发，但是对于我从前那些用惯的方子，如八珍、四物、八味、归脾汤等舍不得丢掉。虽然是读《伤寒论》了，也知道日本人在用伤寒方子，可自己思想上根本舍不得丢掉以前用惯的方子。因为我之前就是拿那些方子来当治病的武器，如果一下丢掉了，谁知道《伤寒论》的方子能行还是不能行？从1928年买上《皇汉医学》一直到1933年，这个问题我考虑了五年，最后下了决心：用《伤寒论》方子治病，看看《伤寒论》对治病效果到底怎么样？从那个时候开始，才与过去的用药习惯一刀两断，无论儿科、妇科、外科、内科问题，都是用伤寒方治疗。《皇汉医学》为治疗提供了一个方便，就是"合病合方"。如果证复合，我就把方合起来用；如果证单纯，我就用单方。伤寒方有大方也有小方，如果用惯了也很得力。

任何事物的形成与发展，都得有客观环境的许可，我在那个时候运用伤寒方也有一个有利条件。那时候，我住在长治南门外头40里的经坊村，那里是个煤矿，我在那个煤矿上当医生也当会计。经坊村方圆40里没医生，这种环境给我实践《伤寒论》创造了最好的机会。我常骑个车子去病人家里给病人看病，病家有时候也到煤矿去找我看病。到了病人家里，病家的水我也不喝，更别说报酬了。去了看病，完了就走，有时一上午能跑三五个村，看完病就回到矿上。

自己那时候常有这么一个想法，要是用错药了怎么办？治出乱子怎么办？起初自己也是试探着用伤寒方，逐渐觉得没有什么错误。不过，自己之前也已经有了十几年的治病经验，对病情也有一定的认识，这对伤寒方的选择也有帮助。慢慢地自己的胆量越来越大，信心也就提高了，伤寒方疗效确实是好。而且，农村都是缺医少药，贫困得不得了，《伤寒论》的这些方子非常得力，花钱不多还能治大病，农民也非常欢迎。所以，在那一带群众对我的评价也很高。

我后来能将《伤寒论》应用在临床上形成三部六病学说，这一段能够让我放胆实践伤寒方的经历是我最宝贵的财富，是我开始三部六病的萌芽。我从实践中看出，《伤寒论》不但能治伤寒也能治杂病。我说的这个伤寒，也包括了温病。

"七七事变"以后，我1939年逃难到西安去了，因为长治被日本人占了，自己需要找一个安全地带行医。我这也是意志薄弱的表现，别人都在前方卖力，而我实际上是去后方逃难了。到了西安，才知道大城市是不让随便看病的，"野医生"是不能看病的，都得经过考试才能行医。所以，我就报名参加了考试。从报名到考试期间有五六个月，自己身上没有带什么钱，也不能挂牌行医，当时生活很艰难。从参加考试到挂出成绩榜来，已经是1940年了。我考试通过，领了一个"讨饭证"，我把行医执照叫"讨饭证"，因为没有行医执照就没办法生活了。

那时候的考试由国民政府考试院组织，考场设在"高等法院"里，考题由考试院出。考完了以后，把那个卷子盖了印邮走，邮到南京去，在那里批卷，成绩在《中央日报》上张榜公布。成绩合格者给发一个"考试及格证书"，拿上这个证书再到"卫生部"换"中医师证书"，这就是当时在西安行医需要的手续。后来，这种考试在太原也举办过一次，大概在1947年。

当时在西安行医就是这么麻烦，要有这个"讨饭证"，不然你就不能看病。领下这个中医师证书就能开业了，可以挂牌子行医了，这些是到西安以后经历的曲折。

正式讲三部六病并不在西安。后来，日本人打到了西安城关，西安疏散人口，我就又向西走，到了天水，甘肃南部的天水，就是诸葛亮收姜维的那个天水。天水是个好地方，冬不冷夏不热，一年四季不刮风，山西的一些大文学家都跑到那里了。在那里，我开始给别人讲"三部六病"了。从前，我在长治就开了一个"友仁医社"，有几十个人，大家每礼拜会聚一次共同研究医学。在天水那里我们也叫"友仁医社"，大概就是十几个人，多半都是些文学家，都比我岁数大得多。每天下午从三点讲到六点，就讲

"三部六病"。那时候，做笔记的人叫张辅轩，就是张希有，曾是山西大学理化系主任。其余的老先生有做过县长的，有做过中学校长的，都是些文化人。

在天水的"友仁医社"讲课，是我第一次正式讲"三部六病"学说，讲过以后再整理成书稿。第一个书稿是《仲景学术观》，第二个是《仲景证治观》。后者把《金匮要略》中的方子也都加在里面，它主要是讲用这个方有几个主症，有几个副症。主症必须俱全，副症可有可无。第三个书稿是《仲景药能观》。我们把仲景用的药分为五类：寒、凉、热、温、平。平性药是不起寒热作用的，与哪个方子都可以合起来。《仲景药能观》是讲一个药能治几个证。如关于"利尿"作用，见于《伤寒论》第几条、哪个方；关于"发汗"作用，是见于哪个方、第几条中。

当时，《仲景学术观》《仲景证治观》和《仲景药能观》都已经写成了，张辅轩做的笔记。张辅轩当时是用麻头纸写的，这个学者的治学精神特别好，我三点钟开始讲的时候，他有时候都没吃饭，就从家里拿了一个馍，边吃边在那里做笔记。他是大学问家呀，曾经当过《晋阳日报》的总编辑，在天水《陇南日报》做编辑，同时还在中学代课。1972 年，我问张辅轩："'三观'的稿子还在不在？"他说："还在。"后来张辅轩去世了，再问他儿子时，他儿子说没有这个"三观"。这些是过去的事，今天提起来是想告诉大家，正式讲三部六病是在 1942 年，最开始是在天水讲的。后来看病是一直沿着当初讲三部六病的这条路线，当然，在此过程中对三部六病也是有很多修改的。人在一条路线上探索，开始阶段多是若明若暗、此通彼塞，我们的治学过程也是这样的。

最初，我们确定少阳病的主方是"栀子豉汤"，在"文革"时期才将栀子豉汤换成了"黄芩汤"，就是把黄芩汤加了柴胡。三阳病皆热皆实，少阳病的实证是胸满，如果不用柴胡是不行的，是解决不了少阳病的。栀子豉汤只是清法，这是不行的。

后来还有一个改变，我们之前太阳病的主方是"葛根汤"，表部有虚证和寒证，有热证和实证，热证和实证属于一个范畴，虚证和寒证属于一个范畴。葛根汤是桂枝汤加葛根、麻黄，以麻黄、葛根治太阳病是没有问题的，可是用桂枝汤却不行。到了 1972 年才把太阳病的主方改过来，当时是宿明良大夫在跟着我实习的时候。有一天，我刚躺下，脑子突然闪过一个念头，麻杏石甘汤加葛根不好吗？这真是"踏破铁鞋无觅处，得来全不费工夫"。我马上起来和宿明良说："咱们得到一个太阳病的方子，麻杏石甘汤加葛根，咱赶紧用这个方子进行临床验证。"明良实习的时候流感病人特别少，那一年冬天只看了 60 来个。对这 60 来个流感病人我们就用"麻杏石甘汤加葛根"治疗，效果很好，并因此得出结论：用麻杏石甘汤加葛根治疗流感。从前我易感冒，一感冒十五六天过不去，有了这个方子以后，我这个感冒容易好了，吃药半个小时后鼻涕就停止了，等三个钟头后身上就很舒服，所以感冒很快就好了。去年冬天感冒我还是吃这个方，一感冒马上服药，一两天就过去了。后来，我们把这个方子进行大批量实验，由冯舟大夫负责。他是矿绵厂的大夫，他用一个大锅熬这么一锅药，厂里职工随便喝，有病的喝，没病的也预防。我们这个观点是这样的：治与防是一个本质的两个面，就好像边防战士，不能打敌人，就不能防敌人。后来发现，针对感冒的后遗症，这个方子也治。马志奎大夫感冒以后就是身上不舒服，有难以形容的不好受，自己无法形容。后来他吃了我们的麻杏石甘汤加葛根，身上就舒服了。所以，1972 年我才定下太阳病的主方来，现在我们只要是太阳病，就用这个方。郝大夫在单位里，只要遇到感冒病人就是用这个方，有的是吃 1 副好的，有的是吃两三副好的，都是这个方。我在太原新民东街住的时候，有一位教员发高烧，40℃左右，给他开了 2 副麻杏石甘汤加葛根，结果他吃上药以后体温很快就退下去了。所以，这个方子就被定为太阳病的主方。

讲这些故事，是想告诉大家一个道理，病不是一下子就能看透的，也不是一下子就把治病的方子定下来的，我们形成三部六病学说也是曲曲折折、若明若暗、此通彼塞地这么过来的。

三、张仲景写《伤寒杂病论》的历史背景

我们研究一个历史人物，首先要了解他当时的历史背景。张仲景的著作是在当时那样一个历史环境下形成的。我们不能忽视张仲景的特殊天分，同时，我们也应当看到张仲景所处的历史背景。我本人对历史比较陌生，今天我就勉强谈一谈吧，就谈一谈张仲景写《伤寒杂病论》的历史背景这个问题。

列宁指出，在分析任何一个社会问题时……要把问题提到一定的历史范围之内。也就是说，在分析一个人和一个社会问题时，马克思主义理论的绝对要求是把问题提到一定的历史范围之内进行研究。我们对历史人物或著作所采取的态度，第一要把他放在特定的历史条件下，看他在多大程度上促进或阻碍历史的进程。第二是根据古为今用的原则，看他在多大程度上有利或不利于当前的人民或社会主义事业。这就要看他对人民有利还是不利，并且要实事求是地加以评论或判断。

历史的东西我们要一分为二地看待，必然是有精华有糟粕，混杂在一块儿，不管医学也罢，文学也罢，其他学科也罢，都是有精华有糟粕的。我们对待历史反对厚古薄今的态度，厚古薄今是不对的；也反对历史虚无主义的态度，说历史上就没有啥成就，尤其是在中国。我们的祖先创造了这样灿烂光辉的文化，你能说是个"虚无主义"吗？啥也没有吗？这个"虚无主义"确实有人说过，而且是伟大学者说过。就从中医来说，余云岫就是一个，最早的西医《内科学》就是余云岫编的。1928年汪精卫当行政院长的时候，余云岫就主张废除中医，他认为中医是"虚无主义"，什么也没有，好像中医存在给人带来了灾难。所以，反对中医的大有人在，也

不只有汪精卫和余云岫这两个人，这只是两个代表人物，一个是行政上的，一个是学术上的。

对于张仲景这么一个有巨大影响的中医人物，我们的态度应当是"既不能厚古薄今，也不能虚无主义"。

历史上对张仲景著作的注释名目繁多，卷帙千万，甚至自《伤寒杂病论》成书以来，中国图书在某种程度上就或多或少地受到了仲景学说的影响。

首先谈谈注疏问题。

大家知道什么叫"注"，什么叫"疏"吗？"注疏"原则是什么吗？要"注"，就不能改变"经"的原文；要"疏"，就不能改变"注"的原文，这是注疏原则。也就是说，"注不破经，疏不破注"。到底这个原则对不对呢？我认为是对的。《伤寒论》这本书已经成为一个历史文献了，历史的东西不能加也不能减，要加减就失掉了历史性。如果你也改他也改，那历史的原貌就都不存在了。历史可以加以批判，但不能改变它的原貌，好就是好，不好就是不好，都不能加以改变。

之所以谈注疏原则问题，是因为与咱们的"三部六病"有关，已故李汉卿老大夫说我这个"三部六病"是离经叛道。其实，我研究《伤寒论》为什么叫"三部六病"这个名称，目的就是对《伤寒论》原文一点儿都不要变动。我通过临床提出自己的看法来，另起个名字叫"三部六病"，不能叫个《伤寒论》什么的。人家《伤寒论》是自成一套的，所以改《伤寒论》就不行。

既然要给人家加"注"，就是按人家的原文来，一字不改，动了就不是历史了。如果有自己的看法来，可以另立名堂，但不要把自己的看法混到《伤寒论》里来。对待历史要有这样的态度，看那些古代的历史，尽管是帝王，史官在写的时候也会一字不改地写上。那些耿直的史官很有气节，杀我头行，但是叫我改变史实不行。所以，历史的东西是肯定下来的东西，是当时历史的一个产物，不要改样。

时势造英雄，张仲景这个"英雄"是当时那个历史环境造成的。所以，我们研究张仲景《伤寒杂病论》的历史背景时，需要注意以下几个突出问题：

一、建安年间的疫情问题

建安年间瘟疫流行，当时的情况可以从以下四个方面略知一些。

一个方面是关于赤壁大战的记载。赤壁之战在公元208年，是建安十三年的事。建安是汉献帝的年号，看过《三国演义》的人应该知道，曹操"挟天子以令诸侯"，汉献帝是一个傀儡皇帝，大权都掌握在曹操手里。关于曹操83万大军下江南与东吴进行赤壁大战的事情，一般人都以为赤壁大战失败是曹操在军事上失利造成的。实际上，曹军失利与当时的瘟疫是很有关系的，《三国志》记载了这个事。当时，瘟疫大流行，曹军很多人都得了瘟疫病，健康的人很少，这样就不能应战了。《资治通鉴》也记载了这个情况，《资治通鉴》第65卷记载："时操军众已有疾疫，初一交战，操军不利。"

第二个方面是《曹丕与吴质书》的记载。曹丕是曹操的大儿子，也是一个文学家，《典论》就是他写的。吴质也是一个大文学家，叫吴季重。从《曹丕与吴质书》上也可以看出一点疫情流行的情况："亲故多离其灾，徐、陈、应、刘一时俱逝，何图数年之间，零落殆尽，言之伤心。"这个"离"作"罹"讲，徐、陈、应、刘指徐干、陈琳、应场、刘桢，是"建安七子"中的四个。在瘟疫流行时一下子就死了四个，可想而知那个瘟疫的严重情况呀！"数年之间，零落殆尽，言之伤心"，几年的工夫就都死了，而且不光是他们四个，还有其他人，所以说起来很伤心。这说明当时瘟疫流行的可怕厉害呀！可以说是人人自危，曹丕也是在自危呀，觉得自己能活成还是活不成都是问题。

第三个方面是曹植《曹集诠评》的记载。"家家有僵尸之痛，室室有号泣之哀，或阖门而殪，或复族而丧。"你看那个瘟疫流行多么厉害啊！曹植是曹操的第四个孩子，曹丕让他七步成诗，不然就杀他的头。他走了七步，写了著名的七步诗，"煮豆燃豆萁，豆在釜中泣。本是同根生，相煎何太急。"曹植遇到的危险是曹操造成的，曹操爱曹植不爱曹丕，想把江山传给曹植。所以曹操一死，弟兄们就有了矛盾，曹丕就要杀曹植，曹植七步成诗算是逃过了这一劫。

第四个方面是《伤寒论》原序上的记载。"余宗族素多，向余二百。自建安纪年以来，犹未十稔，其死亡者，三分有二，伤寒十居其七。"谷收一次为一稔，指一年。意思是说，在不到十年的时间里，家族里大部分人都得瘟疫去世了。

从以上这四个方面来看，当时疫情十分严重，这是张仲景写《伤寒杂病论》的实践资料。所以，《伤寒杂病论》的价值就在于它的实践性，仲景是通过实践来形成了他的学说。在水中才能学会游泳，在战争中才能学会战术，在疾病中才能学会治疗，都是要通过一定的实践才能形成他的学说。这样看来，张仲景写出《伤寒杂病论》这部伟大著作与当时环境和疫情也是分不开的，疫情提供了辨证论治的资料，这个非常重要。

二、建安年间的文学问题

建安年间的文学方面也发展得很好。在三国时期，散文发展到了极高的水平，如"曹氏父子""建安七子"等都说明了这种情况。曹操也是一个文学家，曹家父子们，一个曹丕，一个曹操，一个曹植，都是大文学家；建安七子中还有一个王粲，他也是在"建安七子"里头的，王粲字叫仲宣，李白也非常欣赏他。

有种说法叫"唐诗晋字汉文章"，意思是说，唐代的诗最好，晋代的字最好，汉代的文章最好。唐诗有一个特点，"意在言外"，它的意思在他写的文字之外。晋代的字那是十分讲究的，讲"八法"，王羲之善写"永"字，"永"字就包含"八法"。汉代的文章为什么好？汉代的文章是"散珠文"，到三国时才形成"散珠文"。中国书法在三国时经历了一个重大飞跃，曹操的太傅钟繇创造方体字，他是钟会的父亲。他为了钻研学问付出的代价是很大的，钟繇为了改革字体，曾经当过盗墓贼。钟繇的书法已经很好了，他为了研究蔡邕的书法，就当了盗墓贼，把蔡邕的书法盗出来进行研究。在三国以前，中国书法是"八法"，在三国时期形成了"方体字"。

三国时期，文学发展到了很高的程度，文章的特点是"散珠文"，言简意赅，字非常少，意思却非常完善。汉文章的形成也是与历史发展分不开的，因为三国时期还没有将纸作为写文章的工具，虽然东汉蔡伦造了纸，但是纸的质量非常粗糙，文学家还是不用，写字都是在布帛绸子上，因此成本特别高，也就促使文学家在文字上必须做到言简意赅。

下面，我就介绍一下《伤寒论》文字上的一些特点。

第一是"一字一珠"，就是一个字代表一个意义。如"胸满烦惊"，这是四个意义，"胸"指部位，"满"是一个症状，"烦"是一个症状，"惊"也是一个症状。四个字包含四个意思，"一字一珠"。再如"结胸热实"，"胸"指部位，"结胸"是病名，"热"是症状，"实"也是症状，都有独立的含义。关于文字表述，能做到一个字有一个独立含义，真是无以复加了，不能再简化了。

第二是"互文见义"。"发汗后不可更行桂枝汤"，这个"更"字，就是互文见义。从"更"这一个字，就代表发汗前的时候仍然是桂枝证，虽然经过了发汗，但没有解决桂枝证。说明之前用过桂枝汤，而且现在的情况仍然是和之前的症状是一样，但是，汗出以后喘症加剧了。这就是互文见义，在这个互文里头见出了很多的意思。

今天我就重点讲一下《伤寒论》23 条："太阳病，得之八九日，如疟状，发热恶寒，热多寒少，其人不呕，清便欲自可，一日二三度发，脉微缓者，为欲愈也；脉微而恶寒者，此阴阳俱虚，不可更发汗，更下，更吐也；面色反有热色者，未欲解也，以其不能得小汗出，身必痒，宜桂枝麻黄各半汤。""太阳病，得之八九日"，这句在文字上有什么漏洞啊？漏洞就在"八九日"上。八九日的病情没有叙述，这在文字上就叫作脱笔。有人批评罗贯中的《三国演义》有脱笔，最赫赫有名的貂蝉，没有写出她的下落，这在文学上是一个遗憾，人都关心貂蝉的下落呀。八九日病情没有述证，也是一个脱笔，到底怎样就形成"如疟状"了？"发热恶寒，热多寒少，其人不呕，清便欲自可，一日二三度发，脉微缓者，为欲愈也。"这些都是对"如疟状"的一个表述，"如疟状"是一个总概括，包含上述这些症状。为什么叫"如疟状"呢？因为疟疾发作只有一天一发或者隔两三天一发，没有"一日二三度发"的情况，因此只能说是"如疟状"。语言和文字都是反映客观事实的，如果反映不出来，说话就叫有漏洞，写文章就叫脱笔。如果没有表述八九日是怎样过来的，这在文字上就算脱笔了。但是，仲景在文章上运用的是"互文见义"，通过"不可更发汗，更吐，更下"把八九日的情况补起来了，这叫补笔。从这"三个更"上我们就对八九日的情况有了线索了，这病肯定是大青龙汤证，依据是《伤寒论》38 条："太阳中风，脉浮紧，发热恶寒，身疼痛，不汗出而烦躁者，大青龙汤主之。若脉微弱，汗出恶风者，不可服之。服之则厥逆，筋惕肉瞤，此为逆也。"为什么肯定是大青龙汤证呢？因为经过发汗没有好，接着又用了下法和吐法，说明当时的病情是相当厉害的，我们在临床上遇到的传染病"斑疹伤寒"就是这个症状。得病后，身疼痛、烦躁特别严重，非大青龙汤是拿不下的。有人说，大青龙汤只能用于大证不能用于小证，其实不然，如果把药量变小也可以用于小证。咱们这里的张老大夫，我前年夏天给他治病，他当时身疼得受不住的时候，我还是用了大青龙汤，吃了 1 副就见效，大青龙汤有止疼作用。用汗法后还用下法和吐法，除了大青龙汤证以外就不会有其他可能。天下的事都是用理推测来得多，你说，空气谁看见过？风谁看见过？但是通过拂面凉啊，窗户纸响啊，树梢动啊，灰尘起啊，推测出来的。这样，不就能推测出是大青龙证了吗？关于用了什么样的下法，可以参看《伤寒论》220 条："二阳并病，太阳证罢，但发潮热，手足漐漐汗出，大便难而谵语者，下之则愈，宜大承气汤。"用发汗没有把这个病完全解决，还要用下法来治疗，治斑疹伤寒就是这样。斑疹伤寒就不可能用汗法完全解决，汗法只能把这个病势挫下去，之后要用下法，最后要用吐法来解决。关于用了什么样的吐法，可以参看《伤寒论》166 条："病如桂枝证，头不痛，项不强，寸脉微浮，胸中痞硬，气上冲喉咽不得息者，此为胸有寒也，当吐之，宜瓜蒂散。"下法是把肠道的问题解决了，但是，大青龙汤证关于胃里面黏液潴留的问题还没有解决。为什么"胸中有寒"会造成呼吸困难呢？在汉代的时候没有这个"痰"字，"胸中有寒"就是"胸中有痰"的意思。在六朝的时候有这一个"癊"字，到了唐代就有了这个"痰"字。因此，《伤寒论》上没有"痰"字。

这样看来，好像之前是脱笔了，通过"三个更"字又把意思补回来了。一提出"更"字，就知道头一回用过。在什么时候用的？就在这八九日用的。八九日的经过是什么呢？就经过汗、下、吐，这样就补起来这个脱笔了，这就是互文见义，不是很高的文章哪能做到这一点？

三、三国时代宗法松弛的问题

在魏、蜀、吴三足鼎立的三国时代，他们都有一个共同的目标，就是收拢人才，发奋图强，保持自己的独立。如果法令太严，人才就不容易收拢，因此法令比较宽松，出现了"建安七子"那样的才子，包括军事家、政治家、文学家等大批人才。

看过《三国演义》的人都知道，三国时期人才辈出，如同东周列国时期。在东周列国时期，韩、魏、赵、齐等七国争雄，人才辈出，诸子百家等人才就在那时候出现了。由于思想开放，三国时期人才辈出，张仲景在那个时代也受到各种人才的影响。刘表是个大文学家，在他督军政的时候，建安七子起初都是在刘表那儿，在南阳一带，后来才投了曹操，所以张仲景和那些人都有关联。

皇甫谧记载了这样一件事。王粲 22 岁，当时也在刘表那儿，少年多才，张仲景见了王粲时说："你再过 20 年，会有一个突发病症，过半年身体就有危险了。"王粲一笑置之，以为这是神仙算卦呢，没有理睬。3 年之后，张仲景看见王粲还是之前的那个样子，叹了一口气说："你为什么这样轻视自己身体呢？"当初，张仲景给王粲开了"五石丸"，王粲没有吃，这个药方也没有传下来。王粲44岁，正是赤壁大战的时候去世，也许是偶合，但这就说明当时的才子荟萃荆州，都在刘表那儿。

四、张仲景的组方学

《伤寒论》大概有不到90味药，张仲景利用这八九十味药，就把一切病完全解决掉了。如果是没有方法仅靠八九十味药是无法应付千变万化的疾病的。张仲景创立了一个最好的办法，就是组方学。有了组方学之后，这八九十味药就够用了。就碳、氢、氧这3种化学成分可以造出两亿种东西，张仲景利用这八九十味药，要比碳、氢、氧3种化学成分多多了，组成了方剂学。

仲景从前有没有方剂学呢？有人说汉代就有方剂学了，可是从出土的东汉时期的竹简来看，没有方剂学，方剂学在张仲景以前是一个传说，没有什么方剂学可以考证。西汉的《仓公传》里面也没有方剂学的记载，说明当时没有形成系统的方剂学。东汉时期没有方剂学，治病方式和咱们现在一样，随便凑几味药出一个方剂而已。方剂学就是从张仲景开始的，我们不能把历史隔断，因为历史是逐渐发展下去的，仲景之前总是有些残缺不全的方剂，但不成系统，不像张仲景的组方学那样系统、规范。

张仲景是方剂学集大成者，他把方剂学组织得非常严谨。虽然我们不能厚古薄今了，把古人推崇到天上，说我们今天就不行了。但是，事实是我们今天的方剂就不如仲景当时那样讲究了。我们今天组方可随便了，而仲景却不然，如桂枝汤加上一倍芍药，这个方剂就成了另一个名堂了，作用也不一样。桂枝和芍药同等用量，形成相互制约，而制约的作用就只能在表部起作用。桂枝是发散性的，芍药是收敛性的，一个要散，一个要收，在表部起作用。要是把芍药加倍，就失去方剂原有的平衡，变得在里部起作用了，因为芍药占优势，方剂作用从表部的横纹肌就到了里部的平滑肌了。如《伤寒论》279条："本太阳病，医反下之，因而腹满时痛者，属太阴也，桂枝加芍药汤主之。"这就治疗太阴病了，在里部起作用了。组方学就是这样严格，如"新加汤"，芍药从三两变成了四两，就治少阴病了，在半表半里起作用了。所以，桂枝汤这个方子三阴病皆治，关键是在芍药的用量上，芍药用量加大，桂枝汤的作用逐步向里了，到了太阴就是最里了。如果再加上饴糖，桂枝汤的作用会稽留里部，这就成了小建中汤。

通过仲景在桂枝汤上的变化，给我们提供了组方的思路。组方也是有窍门的，仲景的这些方子可以为我们学习组方学带路。在仲景之前没有关于组方学的文献，没有文献我们无从了解，只凭传说不行，一切都要有证据。张仲景是组方学的集大成者，后代的组方学怎么样呢？有没有像张仲景这样严谨的组方学呢？因为我读的书有限，我还没有看到，没有一个组方学像张仲景组方这样精验。因为组方不精验，疗效也就不准确了，组方和疗效是互相适应的。

同样是氢和氧，由于分子结构式不同，一个是水，一个是酒精。张仲景的组方学也是这样严格，差一点也不行。今后，我们在研究仲景组方时，不要说"差一些也没有关系"的话。从有机化学分子式来看，分子式只要差一点，物质就改变了，作用也完全不一样。关于组方学，我在学，大家也在学，要摸索一条能把张仲景组方学学到手的路线来，标准就是在组方上能做到非常精验，非常规格。例如，《伤寒论》"桂枝二麻黄一汤"，用了麻黄汤的五分之一量和桂枝汤的五分之二量；"桂枝越婢汤"用了桂枝汤的八分之二量和越婢汤的八分之一量。如果你不懂化学上的这个道理，你会觉得这样组方太琐碎了！其实，化学就是这么细致，差一点也不行，就成了两个东西、两种性质。

如果我们的组方不肯定下来，就不能了解方子的性质，那我们怎么去解决病？只有在组方上弄得准确，在治病上才能准确，这样的辨证论治才是正确的。大家想想，作为一个医生，如果没有准确的方剂和准确的辨证，那我们这一生不就糊糊涂涂地过去了？现在是中医与西医竞赛的时候，中医在治疗上是落后了。在治疗上落后了，我们就站不住了。造成这种结局不是我们的老师张仲景不行，是我们这些徒弟不行，是我们学得不好。我们的老师是相当棒的，在治疗上是相当讲究的。我们上一次说过："学说是古往今来人们智慧的积累，无古今，无中外，无尔我。以是者为是，以非者为非，永远是用先进代替落后。"摆落后面是不行的，有汽车人就不用牛车，有货车就不用马拉车，社会发展永远是先进代替落后。汽车不是中国创造的，但是要在中国使用，因为它是先进的，这就是先进代替落后的结果。

我们的老师张仲景并不是落后的，中医也不是不具有先进的技术。张仲景组方学就是先进的技术，只是我们学得不好，没有把这个先进的技术继承下来。直到如今，中医治病还是随便加减几味药组成一个方子，这种做法在军事学上叫什么呢？叫乌合之众。在医学上叫什么呢？叫汇集本草。中医的这种组方对照我们老师张仲景的组方，你说差了多少？差太多了！从物理上说，水和土形成的"泥"绝不同于"水"和"土"，事物的性质就变了；从化学上说，氢和氧合成的"水"绝不同于"氢"和"氧"，事物变了。"方剂既成，使各药各失其性。""操纵之法，有大权矣。"这些话是清代大医学家徐灵胎说的，他道出了组方学的奥秘，也就是说，组方是有"大权"的。

所以，今天我们既然有这么好的老师张仲景，我们就要下点功夫按着这个线索，照着仲景组方学去研究，去学习。我一再说，我是不行的，大家一起向着这条路上去走，既然张仲景给我们带出路来了，我们就在这条路上好好学习。我治疗慢性病"一方到底"的线索还是从张仲景老师那里受到启发的，这一部分在局部辨证的时候会讲到，要介绍我的组方思路，告诉大家为什么要这么组方。

方绝不同于药。举一味药来说，硫黄是小毒药，水银是大毒药，结合起来是什么？结合起来是朱砂，是无毒的，说明组方学绝不同于药物学。古今这些注解方剂学的人，说这味是凉药，那味是热药，都是按药物学来注解方剂学，这显然是不合理的。方剂学是把组成方剂的各种药形成了同一作用，如汽车，由轮胎、方向盘等各种零件组成了汽车这样一个东西。所以，我们讲三部时把三部叫三个系统，每一部里面的东西组合起来了形成了一个系统，如把多个分散的零件组成了一个汽车是一个道理。汽车并不是一个一个零件相加的作用，水也不是氢和氧加起来的作用。所以，物质组合以后性质就改变了，不再是单个零件的性质和作用了，而是成了另一个性质和作用了，这就是组方学的道理。

五、张仲景的辨证学

张仲景除了形成组方学以外还形成了什么学？大家脑子里是知道答案的，只是我一问就想不起来了。我们要懂得一个道理，就是在学习时要多提出一些问题，因为我们这个脑子不记平凡的事，提出问题脑子就记下了，不提问题脑子就记不下，或者只是当下知道后来就忘了。学问学问，就是要问，这叫启发。等到解决了，这叫注意，这样才形成了记忆，记忆是这样形成的。你如果不加强记，它在脑子里就飘过了，时间长了脑子想不起来了。所以，我以后要多提问，因为这些内容是属于重要的原则性问题。

除了组方学，张仲景还形成了"辨证学"。张仲景在辨证方面给我们留下了什么？张仲景辨证是什么？自朱肱以后，《伤寒论》辨证都叫"六经辨证"，但是我还是叫"六病辨证"。

为什么我叫"六病辨证"而不叫"六经辨证"呢？孔子的门徒是"孔步我步，孔趋我趋"，意思就是孔子走，我也走；孔子跑，我也跑。今天我学习张仲景也是这样的一个态度，尊重我们的老师，我们的老师叫"病"，我就得叫"病"，我不能改我们老师的卷子。后来，就有人改了我们老师的卷子，那是他不对。《伤寒论》上173处叫"病"，没有一处叫"经"，所以我也叫"病"。在大提纲上叫"病"，在小提纲也叫"病"。

张仲景给我们留下的不单是"组方"，同时还有"辨证"。张仲景通过他的天才，对他之前的中医既有继承也有发扬。一个学说不能中断，都有它的连贯性，张仲景"乃勤求古训，博采众方，撰用《素问》《九卷》《八十一难》《阴阳大论》《胎胪药录》，并平脉辨证，为《伤寒杂病论》合十六卷"。

张仲景在继承方面也是很会读书的，后面讲"三部划分"的时候要讲张仲景的"三部"虽然是从《内经》继承来的，但是，张仲景真是青出于蓝而胜于蓝，认识上比《内经》要高，他把《内经》的精华都吸收了。做学术就要善于学习，同样是采花蕊，蝴蝶和蜜蜂却是得到两个不同的结果。蝴蝶采花蕊结果是一事无成，蜜蜂采花蕊做成蜂蜜。蜂蜜从花蕊而来，但是却与花蕊不同，不带一点花蕊的形式。张仲景读《内经》就如同采花蕊做蜂蜜，谁都承认蜂蜜是采花蕊而成的，但是张仲景《伤寒杂病论》却没有《内经》的痕迹，这就是会读书了。这一方面也给我们开拓了思路，让我们海阔天空地去思考。今后，大家是中医的接班人，当了中医的柱石，要学习张仲景那种海阔天空地想问题，就和蜜蜂采花蕊做蜂蜜一样，形成自己的学术体系。

今天我讲了这么多，重点是说明张仲景的实践性很强，他的实践性与他的学术是分不开的，这与当时的客观环境有密切关系。当时的社会环境是没有药铺，医生要自备药，共八九十味药，让徒弟带着。到了某一个地方，就住在病家，治好了病再走开，可能就住在一个村庄里治病。这样住下，治病的好处是什么呢？好处就是"医药不分家""医患不分家"，你们说这个实践性强不强呢？所以，《伤寒论》上的病情记录得特别清楚。对照一下，我们现在有仲景那样的实践性吗？我行医五六十年来，我能做到医药不分家吗？能做到医患不分家吗？做不到。我们给病人治病，得到病情的真实性要比仲景差得多，因为我们看病要靠病人自己说。对于病人说的情况要一分为二地看待，有说实话的，也有不说实话的，有打折扣的。所以，我们得到的病情都不一定真实。我们这样的一种看病方式和环境，我们积累下来的看病技术能不能达到张仲景那种水平呢？张仲景住在病人家里，带上药，亲自给病人煎上药，看着病人服药，看着喝药后有啥反应。时势造英雄，一个伟大人物的出现也要看那个客观环境，巧妇难为无米之炊，当时那种客观环境就促成了张仲景这套医术。

仲景治学是有继承也有发扬，《伤寒杂病论》记述："撰用《素问》《九卷》《八十一难》《阴阳大论》《胎胪药录》，并平脉辨证，为《伤寒杂病论》合十六卷。"这些说明了仲景学术的来源。另外，张仲景也是有老师的，叫张伯祖，是南阳的张家同宗，张家是东汉汉安帝时期一个大将军张奂的后代。除了跟张伯祖学医之外，我们看不到仲景学医的其他材料了。因此，只能说张仲景是青出于蓝而胜于蓝，张仲景比他的老师要高明。

六、张仲景著述的问题

陈寿写的《三国志》记载了三国当时的情况，罗贯中根据《三国志》演绎出来了《三国演义》。但是，罗贯中就不如他的老师施耐庵，施耐庵写的《水浒传》完全是凭功夫的，先画出来这一百单八将的像，再观察了十年，最后才写出《水浒》。而罗贯中写《三国演义》有《三国志》这个蓝本，这就比较好写。所以，有人就怀疑《三国演义》是罗贯中从他老师施耐庵那里继承来的。

陈寿写《三国志》只为华佗立了传，没有给张仲景立传，因此，张仲景在三国时的情况我们知之甚少，一个是通过张仲景的《自序》略知一点。

张仲景是建安时期的人，建安是汉献帝年号，后来曹丕篡位建安就结束了。第二个是皇甫谧《针灸甲乙经》提到了仲景，《针灸甲乙经》上有"近代太医令王叔和撰次仲景遗论甚精，皆可使用"这么一句话，这是皇甫谧说。第三个就是范晔的《后汉书》在写《何颙别传》时提到了张仲景。咱们从历史文献上对张仲景的了解就这三个方面。

范晔写《后汉书》，那已经是三国以后的事情。从220年曹丕称帝到265年司马炎篡朝改成晋代，一直到了316年西晋灭亡。后来，晋元帝南迁到了建邺，就是现在的南京。到404年刘毅称帝，就是"宋"（南朝宋），"宋"朝一共是59年。范晔是"宋"朝的人，大约在442年以后、450年以前写成的《后汉书》。他在写《何颙别传》的时候提到了张仲景，写张仲景"总角谒何颙"。在汉代的时候，20岁之前算少年，20岁以后算成年。少年要把头发扎成两个角不能戴帽子，到20岁以后才能戴帽子，代表长成人了。张仲景"总角"见何颙，说明仲景尚在少年时代。何颙对仲景说："君用思精，韵不高，后必为良医。"这说明张仲景是从少年时期就开始学医了。细细研究《伤寒论》的文字，张仲景确实是用思精，认识够精细。"韵"的意是"派头"，"韵不高"说明仲景形象不够高大。

以上这些就是关于张仲景著述的一些线索，总体上看，内容特别简略，对于我们理解《伤寒论》略有帮助吧。

七、王叔和撰写《伤寒杂病论》的问题

关于王叔和撰写《伤寒杂病论》的问题一直是古今争论的一个大问题，古今对王叔和的看法褒贬不一，有说好的，有说不好的，有很多说法。今天我们也要说说王叔和，因为张仲景的书成于王叔和。仲景的遗稿没有传留下来，传下来的是王叔和根据仲景遗稿撰写的《伤寒杂病论》。因此，我

们需要对王叔和这个人好好地加以研究，他是仲景学术继承者，没有王叔和，仲景学术就继承不下来。

1981 年，贾以仁在第一期《中华医学杂志》上发表了一篇文章叫《王叔和籍贯及任太医令考》。我认同他的观点，下面介绍一下他的考证。

有与王叔和同时代人叫卫汛，他称王叔和为"高平王熙"。东晋哲学家张湛在《养生论》中说："王叔和，高平人也。"唐代甘伯宗在《名医传》中说："叔和，西晋高平人。"但是，从历史来看，曹魏至西晋并无高平县的设置。今天，山西晋城东北之高平县在当时为泫氏县，并不叫高平县，后来，北魏孝庄帝 529 年在长平西北 20 里才设立高平县。

316 年西晋就亡了，东晋迁到南京去了，北边是"五胡乱华"的十六国，乱了 104 年，直到北元魏的胡人拓跋珪才统一了华北。后来，到 460 年分成了东魏和西魏。后来，东魏被高洋篡了位，建立了北齐。西魏被宇文觉篡了位，建立了北周，这才有了北齐和北周，一共 47 年。最后，隋文帝一统天下，隋文帝原来是北周的皇帝，才结束了长达 273 年的战乱。咱们中国最痛苦的时候莫过于这个时候，民不聊生。从前，山西上党地区为什么打下了那么多地洞？每个洞都数里长，人可以从这个洞窜到那个洞，这些地洞就是那个时候老百姓为了躲避挖的。北元魏军队到了上党的时候，他们从高处看，哪里有人烟，就去哪里烧杀抢，手段非常凶残，老百姓相当痛苦了。

所以，北元魏时期才设有高平，是孝庄帝设立的高平县，这已经是王叔和后三百年的事了。王叔和是公元 3 世纪的人，设高平县已经是 6 世纪了，相差 300 年。

从前，有一个高平国，一个国相当于咱们现在一个行政专区，就像上党专区、临汾专区这样。当时，三国时期高平国的古城就在山东济宁地区，微山县西北，正是鲁西南。所以，考据王叔和"高平人"，"高平"并不是现在山西晋东南那个高平县，而是山东微山县高平国。

下面，还有一个重要人物需要介绍，就是皇甫谧。

晋代皇甫谧在《针灸甲乙经》序上说："甘露中，吾病风，加苦聋，百日方治，要皆浅近，乃撰集三部，使事类相从，删其浮辞，除其重复，论其精要，至为十二卷。"甘露是曹髦的年号，皇甫谧纂集了三部医书，一个是《素问》，一个是《灵枢》，一个是《明堂孔穴针灸治要》。为什么研究张仲景，研究王叔和，又要研究皇甫谧呢？目的要追查张仲景与王叔和在时间上的关系，历史人物的时间要对得上才行。

皇甫谧写《针灸甲乙经》的时候是 256 年，他 42 岁，《针灸甲乙经》序："近太医令王叔和撰次仲景遗论甚精，指事绝用。"这就说明王叔和是在 256 年以前的人，皇甫谧写《针灸甲乙经》之前仲景书已经完成了。这样一推算，张仲景建安年间写《伤寒杂病论》十六卷，从那个时候算起到建安十年正是公元 205 年。从仲景写《伤寒杂病论》到皇甫谧写《针灸甲乙经》当中就 50 多年的时间。假设张仲景在建安年间开始准备要写《伤寒杂病论》，之后又活了 20 年。那么，王叔和跟张仲景学徒，之后撰写《伤寒杂病论》，就应当在 20 年后了。因为皇甫谧在《针灸甲乙经》说"近太医令王叔和撰次仲景遗论甚精"，"遗论"就是张仲景这个遗稿，是王叔和整理的。假设王叔和 40 岁，张仲景六七十岁，那么，王叔和得到仲景的遗稿来整理，按皇甫谧的说法，这个书在公元 256 年以前就已经完成了。说王叔和是"晋太医令"，而那个时候正是曹魏，说明王叔和是曹魏的太医令，王叔和在曹魏已经当了太医了。

咱们今天要研究王叔和这个人，重点是研究王叔和与张仲景是不是师徒关系这个问题。张仲景的遗稿为什么就会落在王叔和的手中？从前的遗稿都是在竹简布帛上的，是非常珍贵的东西，如果王叔和没有亲自跟张仲景学过，那这个遗稿怎么能到他手上？如果张仲景没有栽培过王叔和，他如何能当上太医令？曹家父子都是大学问家，选拔人才那可不简单，如果不够格那肯定不行。王叔和既然能当了曹家的太医令，这就说明他的才能了。最近山东有一个考据，说"王叔和就是建安八才子王粲的弟弟"。在我看来，很有可能，因为诸葛亮是山东琅琊人，就是现在的诸城，后来去了南阳。王粲等这些才子都跑到南阳这一带，到刘表那里去了。既然王叔和是王粲的弟弟，他就有机会接近张仲景了。王粲当过了曹丕的侍中，完全有可能介绍他弟弟当太医令。但是，王叔和技术不高明也不可能当了太医令。

以此类推，王叔和应该是张仲景的高级弟子了。人在临终的时候都是把遗稿留给他的高级弟子，代代相传，因此王叔和得到了张仲景的遗稿顺理成章。既然王叔和和张仲景是这样的关系，咱们推测：张仲景老年时王叔和正值中年，皇甫谧正当少年。我们之所以就看中皇甫谧《针灸甲乙经》"序"这一历史材料了，是因为皇甫谧就是当时的人，他写《针灸甲乙经》的时候，他看王叔和已经是老前辈了。古今对王叔和多有怀疑，甚至批判，但是，从文字加工整理来说，《伤寒杂病论》的原稿是王叔和整理成的。这样的话，王叔和的功劳实在是太大了，只是王叔和整理的《伤寒杂病论》这个版本后来散乱了，我们看不到它的原貌了。

八、《伤寒杂病论》的历史源流问题

《伤寒杂病论》是中医经典著作，只有知道它的历史源流，才能客观地研究张仲景学术，不然，就会有离经叛道之嫌。《伤寒杂病论》成书问世时间大约在公元 250 年，曹丕称帝以后。张仲景何时逝世，已无考据，张仲景在建安十年开始发奋研究医学，而后著述《伤寒杂病论》十六卷，经历了东汉末年建安年间到三国时期。王叔和撰次整理的《伤寒杂病论》经过两晋、南北朝、隋、唐、五代十国，到宋仁宗（公元 1023 年）下令整理《伤寒论》，其间约 800 年。由于朝代更替，战乱破坏，《伤寒杂病论》几经显晦。根据有关史料记载，《伤寒杂病论》流传情况大致是这样的。

公元 316 年，匈奴的一个大将叫刘曜打到长安，"晋怀惠二帝被掳"，晋代的两个皇帝都被俘虏走了。那么，当时的文献会怎么样？《伤寒杂病论》作为一个文献会怎么样？陶弘景在他的《本草别录》上这样说："怀惠之时，文献焚曜，千不留一。"陶弘景距离那个时代也就 200 多年，他是南朝梁武帝的宰相，梁朝一共只存在了 55 年。这说明胡人不注重中国的文献，匈奴打进中原，把文献焚烧了，千不留一。

在当时，晋元帝就南迁了，建都在建邺，当时的文人学子就都跟着去那边了。《梁志》上有关于《伤寒杂病论》这个文献的记载，《梁志》上说："《伤寒论》十卷。"注意，原先《伤寒杂病论》十六卷到了梁朝已经变成《伤寒论》十卷。

再往下，到《隋志》上记载："《伤寒论》十卷亡。"说明《梁志》上记载十卷也没了。从南朝梁到隋代中间只相隔数十年，为什么《伤寒论》十卷就没有了呢？梁之后是陈，陈只有 32 年，隋文帝派兵占领石头城，南京叫石头城，亡了陈。为什么隋代就看不到《伤寒论》呢？梁武帝传位第六子，就是梁元帝。北周派兵五万攻梁，梁迁都江陵，不在南京了，就是李白诗中"朝辞白帝彩云间，千里江陵一日还"的那个江陵，在现在湖北沙市这一带。在公元 550 年北周 5 万大军大兵压境时，梁元帝也是一个大文学家，他说："读书万卷，犹有今日，故焚之。"于是把十四万卷书全部烧掉。那时，文献都是在皇帝手里，《伤寒论》十卷也应当在皇帝手里，所以，梁元帝把文献全部烧掉后，隋代就见不到这个东西了。

到此为止，王叔和撰次的《伤寒杂病论》就全部没了。什么时候没有的呢？在 316 年东晋的时候就没有了，原先的十六卷就变成十卷了，这十卷也只有《伤寒论》，没有"杂病"了。这就说明东晋以后的版本已经是个残本了，是经过人的背诵记忆集合起来的一个残本。可是，就是这么一个残本在隋代的时候也彻底没有了。所以，唐代孙思邈访江南的时候就没有见过《伤寒论》这个版本。

孙思邈是民族的伟大医生，活的岁数大，学问也大，著有《千金要方》和《千金翼方》。他很受唐太宗李世民的尊敬，但是他不愿做官，他著成

《千金要方》的时候，并没见过《伤寒论》。到他老年要访江南的时候，发现"江南诸师秘仲景要方不传"，他只能通过江南诸师口诵的方式一点一点地收集。所以，孙思邈《千金翼方》上的《伤寒论》是通过江南诸师一条一条地背诵记下来的。孙思邈收集的这些条文，零零碎碎杂乱无章，他自己也没办法整理，他说："旧法方证，意义幽隐，览之者，造次难悟。令以方证同条，比类相附，须有检讨，仓卒易识，方虽同旧，弘之惟新。"所以他就想了个办法，"方证同条""比类相附"。这样看，一目了然，容易检索。孙思邈收集整理后的《伤寒论》条文是按汤头排列起来，如桂枝汤第一，收录在《千金翼方》上。到了清代康熙和乾隆年间，有位大医生叫徐灵胎，整理《伤寒论》也是以汤头排，共分为十二类。

　　关于《伤寒杂病论》的历史源流，我们小结一下。《伤寒杂病论》从张仲景著成以后，经过"五胡乱华"时期，《梁志》上还有"《伤寒论》十卷"，到《隋志》上已是"《伤寒论》十卷亡"。唐代孙思邈晚年访江南，通过江南诸师口诵的方式把《伤寒论》条文收集在一起，按桂枝汤第一，麻黄汤第二，承气汤第三，柴胡汤第四这么排列。到了宋代，林亿等经过十六年才把《伤寒论》重新整理成今天看到的宋本《伤寒论》398条。

　　宋代林亿整理《伤寒论》的态度是非常端正的，原样保存，不改动，不变样，这是对待历史文献的正确态度。从"五苓散"可以看出，他可能参考了四个版本。71条的五苓散的服法来看，多了一个"如法将息"；141条服法上多了一个"更于臼中杵之"；156条服法上多了一个"忍之一日乃愈"；386条服法上多了一个"更治之"。至于五苓散的服法"日三服，多饮暖水，汗出愈"，这些内容都是相同的。又如大柴胡汤，在后边加了自己的按语"加大黄二两，若不加，恐不为大柴胡汤"，因为103条有"与大柴胡汤下之则愈"这句话。从"下之愈"来看，应当用大黄，因此，林亿提出意见应加大黄。但是，林亿并没有改变原方，只是提出自己的意见。

九、三部六病的医学创新之路

像我这么大的年龄，能够把三部六病学说系统地介绍给大家，恐怕也就是你们这个培训班了。以后只能做些学术报告之类的事，不可能再系统地介绍三部六病学说了。所以，我想抓住这个机会把"三部六病"详详细细地、尽我所能地介绍一次。

三部六病学说完全是通过学习《伤寒论》，通过临床摸索出来的东西。我在讲述的时候不容易把所有内容联系成一个完整的理论体系，希望大家对于联系不起来的、不衔接的地方要原谅下。因为"三部六病"学说完全是一个生啃出来的东西，没有任何参照，完全是自己通过思索、通过读《伤寒论》、通过临床实践摸索出来的。由于中医至今没有一个完整的理论体系，咱们要想摸索出一个理论体系来，确实很不容易，所以，我所讲的东西难免会有掺杂一些驴唇不对马嘴的情况。

参加我们这个培训班的人都是中医的接班人，是中流砥柱，今后发展中医的任务都放在大家的身上了。大家是承前启后的人，是桥梁性人才，所以我要把我是如何读《伤寒论》的介绍给大家，给大家学习《伤寒论》带来一个思路，告诉大家怎样去思考。学术是一直向前发展的，我们的总任务就是"承前启后，古为今用，洋为中用，推陈出新"，中医不能老停留在原始阶段。张仲景就是我们学习的榜样，他继承了《内经》，通过创新完成了《伤寒杂病论》。所以，我们继承古人的东西以后，也是要不断地创新，一代一代地向前发展。

中医面临着一个大的关键性问题是，老百姓已经学会运用了西医的病名了，可是我们中医古书上没有这些病名。如果要为群众服务，必须与群众有共同的语言，群众懂的东西你也要懂得。我们中医不创新能行吗？如果不创新，老百姓讲的东西你都没听说过，怎么能应对每天就诊的情况呢？但是，创新不能离开中医这个基础，要与现代的认识融会贯通，形成"既要符合古代的，又要符合现代的"中医新的认识。

毛主席对于今后医学的发展给我们指出了一种样板，今天我来介绍一下，给大家做个参考。毛主席在 1956 年 8 月 24 日"同音乐工作者的谈话"时指出了"中西医结合"的模式，他说中国的和外国的要有机地结合，而不是套用外国的东西，要创造中国独特的新东西。鲁迅的光彩主要不在这方面（翻译），而是在创作。吸收外国的东西，要把它改变，变成中国的。鲁迅的小说，既不同于外国的，也不同于中国古代的，它是中国现代的。应该学习外国的长处，来整理中国的，创造出中国自己的、有独特的民族风格的东西。

所以，我们要学习鲁迅的精神，吸收中外艺术的精华，加以融合，创造新的独特的具有民族形式民族风格的艺术。医学将来的模式就是"古为今用，洋为中用，推陈出新"，并且具有"民族形式"，不会看成是外国的，风格都是中国的艺术。希望大家都要向这个方向努力。

我的三部六病学说就想着走这么一条路：既适合古代的，也适合西医所诊断的一条路。我已经这么大年纪了，要抓住机会把我摸索出来的这条路介绍给大家，重点是让大家听了三部六病学说以后自己去创新，希望可以通过这条路给大家带来一个更广阔的思路。

今天谈到中医创新这个问题，我把我在临床上怎么样把中西医融合后而形成自己的中医特色通过一个病案介绍给大家。这是最近看的一个病人，病人是省药材公司原平的儿子。原平与山大一院、山大二院、省人民医院那些高级大夫们都非常熟悉，他的孩子正在上高中，后年毕业。原平他儿子的主要病情是"肝大、脾大"，各大医院都诊断不了，既不是肝炎，也不是血吸虫病，也不是梅毒、疟疾等这些有名的肝病，医生也不知道为什么肝脾大。原平与我是亲戚关系，去年阴历十一月他带儿子到我家看病。他儿子肝大平脐，问我该咋办。我说："看看脉吧。"一看是涩脉。大家知道如何平涩脉吧？涩脉也是 28 脉里的脉，特点是"三不等"，脉的大小、快慢、强弱不等。涩脉产生的机理是心脏右上方的窦房结出了问题，原因是植物性神经功能紊乱之后影响了窦房结，按西医来说叫"窦性心律不齐"。一般情况下心电图做不出来，因为心电图是机器，灵敏度不高，但平脉可以平出来。由于心电图查不出来，西医就没法下诊断。但是，我们就通过涩脉来给这个病做出判断："肝脾肿大是因为右心回血不好造成的。"因为下腔静脉和上腔静脉的血液都要回到右心去，人的血液大概 10 斤左右，1分钟全身循环一次，心脏一明一夜要射出五吨血，也就是 1 万斤血。人体血一共是 10 斤左右，循环血只是 7 斤，肝脾始终贮存着非循环血大概是 3斤，一般不参与循环，只有当机体失血时肝脾的血才动员出来补充循环血量，这就是中医讲"肝藏血""脾统血"的道理。涩脉就代表了右心回血的不足，血液只好贮存到肝脾二脏，所以肝脾就逐渐增大了。我跟病人说："除了右心回血不足我们也解释不了你儿子的病情。"原平接受了我的建议，我开了 120 副"调心汤"给他儿子。后来，他儿子吃到 80 副药，这个病情就大为改善，肝脾明显缩小了，我说你就继续吃吧。春节时原平带儿子来我家，正好我的徒弟李冰林在，我说："冰林你摸一下病人的肝脾。"冰林说："脾还有一点大，肝是完全摸不到了。"由于病人不愿意吃药了，我说把剩下的药做成丸药吃，早晚各一个。

通过以上病历，告诉大家，发展中医还是要走民族形式、民族风格的道路，虽然了解了窦房结、右心回血这些西医的东西，最后我们还是要用中医的诊断和脉象来达到诊疗的目的。只要西医能诊断的病，咱们都能用中医的方法解决；对于西医不能诊断的病，咱们也能用中医方法加以诊断，这就是"洋为中用，古为今用，推陈出新"。

十、《伤寒论》中的两种学说和两种文体

在《伤寒论》原文中存在着两种学说，大家知道吗？我们要知道这两种学说，在研究《伤寒论》条文时就会提出我们自己的观点来了；如果不知道有两种学说，就会在研究时把两种学说搅在一块儿，混为一谈，什么也弄不清了。你看，泥里边有水有土，因为搅在一块儿了，所以弄不清哪是土哪是水了。今天，《伤寒论》把两种不同的学术观点混在一块儿，那就不对了，就弄不清楚张仲景的原意了。大家知道有哪两种学说吗？这两种学说都在《伤寒论》条文上明文记载着。

一种学说是"经络学说"。如第 8 条："太阳病，头痛至七日以上自愈者，以行其经尽故也；若欲作再经者，针足阳明，使经不传则愈。"这个就是经络学说。《伤寒论》第 5 条："伤寒二三日，阳明少阳证不见者，为不传也。"这一条就不是经络学说。第 5 条是以证为主，第 8 条是以经络为主。现在这两种学说发展成两种学派了，一种以辨证为主，一种以经络为主，各有各的理由，僵持不下，原因是《伤寒论》条文上有这两个学说。其中，刘渡舟的观点就是以经络为主。

《伤寒论》有两种文体，大家知道吗？都在原文上体现。一种是问答体，如太阳篇 128 条、129 条，阳明篇 179 条、181 条、182 条、183 条、184 条，霍乱病篇 382 条、383 条，这些都是问答体。问答体是一种文体，《内经》《难经》都是采取这种体裁，一问一答。另一种是论述体，《伤寒论》大部分条文都是论述体。

张仲景的学说是什么体？是问答体还是论述体？一个人的学说只能是一种体，否则就乱七八糟了。张仲景《伤寒论》是论述体，《伤寒论》"原序"已经把文体给确定了。仲景是"撰用《素问》《九卷》《八十一难》《阴

阳大论》《胎胪药录》，并平脉辨证，为《伤寒杂病论》合十六卷"，说明文体是论述体，张仲景是以论述体写出的《伤寒杂病论》。

语言也好，文字也好，都是工具，是用来反映客观现实的。如果没有这个工具，那你就没有办法表达，就像过河一样，没有船和桥那你就过不去。我们今天知道张仲景，只有靠文字，通过文字认识张仲景。因为《伤寒杂病论》是四大经典之一，张仲景写《伤寒杂病论》用了"论"的体裁，我们研究这个古典文献，应该知道什么叫作"论"，"论"是啥？今天和大家谈一谈这个"论"。

你们听说过《文心雕龙》吗？我对这个书也不太清楚，略知一点。《文心雕龙》是中国文学史上"一代文宗，千古典范"，《光明日报》有一个栏目经常介绍它。要按文章来说，按文体来说，现在还没有一个能超过它，不但超不过它，还没有一个赶上它的。《文心雕龙》是梁朝梁武帝的时候一个大文学家刘勰所著，《文心雕龙》和《昭明文选》这两个是中国历史上谈文学体裁最突出的两本书。《昭明文选》是梁武帝的儿子昭明皇太子所著，他是一个大文学家，其书也是受到《文心雕龙》的影响。医学上有张仲景的《伤寒论》，军事上有孙武的《孙子兵法》十三篇，《文心雕龙》类似军事上的《孙子兵法》的地位。现在，没有一个军事家写出一本书超过《孙子兵法》的；在中医上，没有一个中医超过张仲景的。《文心雕龙》在文学体裁上占了第一名，各种文体都有。

《文心雕龙》对"论"有一个注解："论也者，弥论群言，而精研一理者也。原夫论之为体，所以辨证然否；穷于有数，究于无形，钻坚求通，钩深取极，乃百虑之荃蹄，万事之权衡也，故其义贵圆通，辞忌枝碎，必使心与理合，弥缝莫见其隙，辞共心密，敌人不知所乘，斯其要也。"

"弥论群言，精研一理"是对论的高度概括。"弥论"按现在的话就是"联系""结合"的意思；"群言"指各家学说、道理。"弥论群言"就是把各家道理联系起来，结合起来。而"精研一理"，就是通过研究，去粗取精，把认识形成了一个道理，一个体系。以张仲景为例，他研习了《素问》《九卷》《八十一难》《阴阳大论》《胎胪药录》等，并平脉辨证，这就叫"弥论群言"。形成了《伤寒杂病论》这一个体系，这就是"精研一理"。毛泽东在《实践论》上也这样说："将丰富的感性材料加以去粗取精、去伪存真、由此及彼、由表及里的改造制作功夫，造成概念和理论的系统。"张仲景也是经过上述改造、制作过程，造出概念，形成《伤寒杂病论》理论体系。所以，能够做到"弥论群言，精研一理"才能叫"论"。

所谓"论之为体"，"体"是要做出一个事实来了，这个事实是啥？"所以辨证然否"，"然"是对，"否"是不对。治学态度要明朗，对就是对，不对就是不对。哪个对，哪个不对，都得经过思维来辨证，来修正。关于治学的态度，有两个很好的例子。蝴蝶采百花粉，它就是不会"辨证然否"，分不清对还是不对；蜜蜂也是采百花粉，是去粗取精，构成了人家的"精研一理"，就是蜂蜜。同样都是采百花粉，结果下来明显不同。张仲景研习了《素问》《九卷》《八十一难》《阴阳大论》《胎胪要录》等，形成《伤寒杂病论》，创立了"六病"。

举个例子，《伤寒论》29 条："伤寒，脉浮，自汗出，小便数，心烦，微恶寒，脚挛急，反与桂枝欲攻其表，此误也。得之便厥，咽中干、烦躁吐逆者，作甘草干姜汤与之，以复其阳；若厥愈足温者，更作芍药甘草汤与之，其脚即伸；若胃气不和谵语者，少与调胃承气汤；若重发汗，复加烧针者，四逆汤主之。"这一条就很好地说明了"辨证然否"。这个证好像是一个桂枝汤证，通过"辨证然否"，得出结论"此误也"。如果要用桂枝汤，就错了；如果攻表，就更错了。错在哪里？不知邪之所在。误用桂枝汤，会有一个错的表现，就是"得之便厥，咽中干、烦躁吐逆者"。"便厥"是末梢循环衰竭，就是厥阴病，这是一个危证，说明用桂枝汤出了大乱，须赶快救治，用"甘草干姜汤与之"。甘草干姜汤是四逆汤的基础方，作用是"以复其阳"。救治过来后，"更作芍药甘草汤与之"，这是什么证？"更作"的意思是当初应当作而没有作，因此"脚挛急"非但没有解决，还出现了"得之便厥"，错在用桂枝汤"以攻其表"。这就是实践出真知。

早年在经坊煤矿时，遇到一个病人就是《伤寒论》29 条这种情况：跟我学医的一个人，他每次出去给人治病，回来后我总要问问情况。他去南沟村看了一个病人，距我们住的地方五里路。病情的表现就是"脉浮，自汗出，小便数，心烦，微恶寒，脚挛急"。我问他用了什么方？他说："好像是桂枝证，开了桂枝汤。"我说："你弄错了。《伤寒论》上不是讲'反与桂枝欲攻其表，此误也。'吗？你怎么不接受这个教训呀？"他说："该用什么方？"，我说："芍药甘草汤呀。"他赶紧回到病家，病家已经把桂枝汤煎成了，但是还没有服。后来换上芍药甘草汤，脚挛急一下子好了。"脚挛急"这个症可厉害了，是一个急症，非常痛苦，就是我们常说的小腿抽筋。

从 29 条可以知道张仲景是如何"辨证然否"的。第一，指出辨成表证是错的，用了桂枝汤以后出现了"得之便厥，咽中干，烦躁吐逆"这一系列症状。用甘草干姜汤纠正过来后，脚挛急仍然不能解决，还是要用芍药甘草汤来解决。桂枝汤是个大热药，"若胃气不和谵语者"也是用了桂枝汤引起来的，甘草干姜汤也能引起，出现这种情况要少与调胃承气汤。调胃承气汤小大尤之，小量也行，大量也行，在这里少用点调胃承气汤就能把问题解决。如果在治疗上不接受误用桂枝汤的教训，一错再错，"若重发汗，复加烧针者"，就是还用桂枝汤发汗，又在小腿痉挛处加烧针，会出现比甘草干姜汤证更严重的后果，病情变成了四逆汤证。此处为什么没有述四逆汤证的具体表现？只说用四逆汤这个结果呢？因为《伤寒论》的方名都不代表所治"证"，只有四逆汤代"证"，用"四逆汤"就说明有"四逆证"，所以不需要再述证。

研究中医学要重视核心著作的作用，任何事物都有一个核心，中医的核心就是《伤寒论》，如果今天把《伤寒论》这个书拿掉，在中医文献里就没有一个核心著作了，哪家著作也不能充当核心。在日本和中国，注解《伤寒论》有四百多家，我所知道的只是一百多家，除《伤寒论》以外没有任何一个著作有这么多的注释，这也说明了这个书的价值和重要性。

十一、历代医家对《伤寒论》的评述

自林亿集成《伤寒论》后，产生了大量注解，观点各不相同。关于这个问题，我概要地说一说吧。

宋代的林亿等人用十六年的时间完成《伤寒论》的编辑工作，根据五苓散的服法各有不同，可以推测出来林亿当时收集到了四种不同的有关伤寒论条文的版本。从宋至今已有 950 年左右，产生了 400 多家的注解，说明 950 多年来医学界对《伤寒论》重视程度。

学说的核心问题是"争是非"和"争先后"。一个学说必须有价值才会引起人的注意，放在当时是先进的才受到人的推崇。像《伤寒论》有如此大面积的、数量众多的注解，在国内外没有任何一本著作像这样，这足以说明《伤寒论》的价值。今天，我们要认识《伤寒论》，就要知道古代各家对《伤寒论》的评价。关于这个问题，之前有两位老师已经讲过了，我准备"开快车"，只是略略给大家讲讲，大家觉得怎么样？大家发表一下自己的意见。如果大家觉得还生疏，我就介绍详细些；如果大家不太生疏，我就略略讲，一带就过去了。

南宋严器之说："《伤寒论》十卷，其言精而奥，其法简而详，非寡闻浅见所能赜究。"这是严器之对《伤寒论》的评价。

明代的吕复是大医学家，他说："大纲大要，无越乎汗、吐、下、温而已，盖一证一药，万选万中，千载之下，若合符节，前修指为群方之祖，信矣。"吕复用"汗吐下温"概括了《伤寒论》的大纲大法，每一证每一药就是选上一万次，一万次也是合适的，不管怎样推敲也找不出毛病来。虽然张仲景离他那时已经过去一千多年了，还是找不出什么漏洞，仍然非常合适。老前辈将其定为临床的带头方，是十分可信的。（"符"就是令，进出军营时候拿着，要能与检查的人对合起来，这就是让你过去，不然你不能过去。"前修"指老前辈）根据 51 个图书馆的统计，传统中医著作共7641 家，处方有 60 万个。如果说《伤寒论》的方子是"群方之祖"、水平最高，这实在是可信的。

元人赵嗣真是大医家，也是大文学家，他说："仲景之书，一字不同，则治法霄壤，读之者不可于片言之字，以求其意斯。"意思是说，《伤寒论》如有一个字改变，那么治法就完全不同了，有天与地那么大的差别。所以，读《伤寒论》的人不能放过一个简单的字，即使一个字也应当注意，以追求它的意思。我曾经讲过，汉文章"一字一珠"，非常言简意赅，一个字也要注意。

清人吴仪洛说："仲景书，一语可当千百言，每令人阐发不尽，读者须沉潜反复，必于言外透出神髓，斯为读仲景书耳。"意思是说，仲景的书一句话可当作千百句话来读，令人取之不竭，用之不尽。读者须沉下自己的心，反复地推敲，从言外把它没说的地方、把它的精神透出来。这才是读张仲景书的人。我们知道，有的书是一读过就没什么意思了，而有些书是百读不穷，张仲景的书就是百读不穷。中国有三本书，《易经》《孙子兵法》和《伤寒论》，这些书真是取之不尽，用之不竭。我举古代读《伤寒论》的两个名家的事例，来说明这个道理。

一个是陈修园。陈修园是个大学问家，他《伤寒论浅注》里的文章是最好的文章，文学价值很高。如果要把《伤寒论浅注》和《伤寒论》原文连到一块儿，你就很难分清哪一个是《伤寒论》原文，哪一个是《伤寒论浅注》。尽管陈修园有那么大的学问，而临死的时候还在读《伤寒论》。

另一个是俞根初。何廉臣是绍兴人，孙中山病的时候还请何廉臣看病，他的祖父叫何秀山，著有《重订通俗伤寒论》一书。何秀山与俞根初是老朋友，都是大医学家。何秀山对何廉臣说："我到你俞爷爷（俞根初）家去，尽管你俞爷爷家里医书极多，案头只《伤寒论》一册而已。"当时，俞根初已经 70 多岁，他在 50 多岁时已经写成了《通俗伤寒论》。

通过这些大家学习《伤寒论》的体会，可以看出《伤寒论》真是"取之不尽"呀。我本人从 18 岁开始读《伤寒论》，现在仍然还在读《伤寒论》。至今，我对《伤寒论》也是若明若暗，此通彼塞，也没有把《伤寒论》弄通。

怎么样读《伤寒论》呢？清代吴仪洛说得好，"读者须沉潜反复，言外透出深邃，是为读仲景书尔"。"沉潜反复"就是要沉下自己的心反复地探求；"言外透出深邃"就是要从言外没说的地方把仲景的精神领悟出来。这样，才是真正读仲景书的态度。关于对张仲景的评价，我就介绍这几家。

十二、历代医家对王叔和的评价

再下来是关于王叔和的问题。为何要研究王叔和？因为"王叔和撰次仲景书最精"。

从建安年间到公元 225 年这 50 年的时间里，王叔和与皇甫谧、张仲景三个人都同时存在。按年龄来考据，我推算张仲景老年时正值王叔和的中年，同时是皇甫谧的少年。从年龄上看，王叔和应该是张仲景的高级弟子。后来王叔和安葬在湖北，仲景所在的南阳与湖北正是交界的地方。王叔和是王粲的兄弟，当时都在刘表那里，应该与张仲景在一块儿。

为什么说王叔和应该是仲景的高级弟子呢？如果他不是仲景的高级弟子，仲景的遗稿怎么能落在他的手里？王叔和又怎么能当上魏家的太医令呢？魏家的曹操父子眼光很高，若没有高水平，要当太医令那是不可能的。从这一推断上看，王叔和应该是仲景的高级弟子。研究《伤寒论》，要强调张仲景和王叔和之间的师徒关系，不能将彼此分开。

历史上存在这样一个事实。从《伤寒杂病论》成书到四百年之后孙思邈重新整理，《伤寒杂病论》散乱得一点儿也没有了。不但看不见仲景原意，也看不见王叔和整理《伤寒杂病论》的原貌。孙思邈访江南的时候，散乱的《伤寒杂病论》的条文是从江南诸师口中背诵而得到的。当然，有的人背对了，有的人背错了，有的人把自己的东西和张仲景的东西掺杂在一起了。所以，孙思邈在重新整理《伤寒论》时出现了"两种学说""两种文体"这种情况，这当然就和张仲景当初的著述完全不一样了。《伤寒杂病论》是王叔和整理的，文体应该是一样的，一个人作一篇论文能用两种学说、两种文体吗？这不可能。我们应该知道这样一个历史背景。

下面介绍历代各家对王叔和的一些看法。

清人张璐说："使无叔和之集，则伤寒书同于杂病之不传矣。"意思是说，要是没有王叔和，这个《伤寒论》就不能传下来。

清人魏荔彤说："成氏注之，方氏删之，喻氏驳之，程氏嘻笑且怒骂之，以为僭滥，以为悖谬，余平心静气论其意，也未大舛。"意思是说，对于《伤寒论》，成无己注解它；方中行认为是王叔和的东西，就删掉了；喻嘉言认为不是张仲景的东西，来驳王叔和；程郊倩对王叔和嗤笑而且谩骂。魏荔彤平心静气地来看，也未见大的改变。

清人徐大椿，也就是徐灵胎，他说"此书乃叔和所搜集，而世人辄加辨驳，以为原本不如此。拟思苟无叔和，安有此书。"意思是说，大家都认为仲景原来这本书并不是现在这个样子。可是，要是没有叔和，哪有《伤寒论》呢？

清人姚际恒说："《伤寒论》，汉张仲景撰，晋王叔和集，此书本为经方之祖，然驳杂不伦，读者苦不得其要旨。"一般人对叔和的态度是辩驳的，而对仲景态度是恭维的，而姚际恒对仲景也不赞成。不过，我们认为他是康熙年间的一个大文学家，不是医学家，他的看法都是从文章出发，只能理解为是对《伤寒论》文字的评价。《伤寒论》散乱得不知丢失了多少，缺的缺，少的少，错的错，因此不能把《伤寒论》看成是一个完整的文学著作。所以，姚际恒的看法我们仅作参考。

宋人成无己、严器之说："仲景《伤寒论》显于世而不坠于地者，叔和之力也。"这个话很公道。意思是说，要是没有叔和，哪有仲景？《伤寒论》虽然是残篇断简，但我们今天能看见这个东西，还是王叔和的功劳，所以我们应当对王叔和合理评价。

十三、历代医家对《伤寒论》的注解

《伤寒论》就是这么一个书，而人们对它的看法却各不相同，就像一个房子一样，有从西面看的，有从东面看的，有从南面看的，有从北面看的，得出来的结论也不一致。所以，今天略微说一下历代医家对《伤寒论》的基本看法，下面我们就从宋代开始说起吧。

成无己的注解。在林亿等编成《伤寒论》以后，头一家注解《伤寒论》的就是成无己，成无己是在林亿等编成《伤寒论》的当时就进行了注解。自1126年北宋灭亡以后，宋高宗迁都到临安，也就是现在的杭州，北方大片土地都沦亡于金。成无己是山东聊城人，他当时也沦亡于金，他注解《伤寒论》是在金。成无己的可贵之处在于本着"注不破经"原则注解《伤寒论》，在治学态度上非常谨严，注解也最为合体。在成无己注解《伤寒论》之后很久才出现了各家的注解。

朱肱的注解。第二个注解《伤寒论》的就是朱肱。成无己注解《伤寒论》在金，朱肱注解《伤寒论》在南宋，他不是完全按文字注解《伤寒论》，而是要提出他自己的看法，要用"六经"解释《伤寒论》。

庞安常的注解。他对《伤寒论》的看法是"以病因释六经"，他是这样说的："其病本因冬时中寒，随时有变病之形态耳，故大医通设之伤寒。"意思是说，伤寒病就是受伤于寒冷空气而引起来的病，张仲景写的《伤寒论》是关于身体受到寒冷刺激而形成病的著作。

许叔微的注解。他是"以八纲来论六经"。他的看法是"伤寒六经者，阴阳表里寒热虚实之代名词也。"

李时珍的注解。他是"以脏腑释六经"。他这样说："麻黄汤虽太阳发汗重剂，实为发散肺经火郁之药也。桂枝汤虽太阳解肌轻剂，实为理脾救肺之药也。"

钱璜的注解。他是"以治法释六经"，他这样说："大约六经证治中，无非是法，无一字一句非法也。"

祝味菊、陆渊雷的注解。近代和现代注解《伤寒论》的有祝味菊、陆渊雷两个大家，祝味菊的著作是《伤寒质难》，陆渊雷的著作是《伤寒论今释》，他们是"以阶段来解六病"。陆渊雷认为《伤寒论》是六个阶段，包括厥阴。而祝味菊说是五个阶段，不包括厥阴。但是，陆渊雷也同意祝味菊的看法，"阴证除太阴、少阴之外，根本无厥阴"，他认为是没有厥阴病。祝味菊是四川人，早去世了，他的徒弟陈苏生在北京中医研究院工作，现在听说去了上海第一医院。陆渊雷是1962年去世的，是全国人大代表、大学问家。陆渊雷的学问很广博，不但是在医学上，在文学上也是一个大家，他和章太炎是最好的朋友，而且还是师生关系。陆渊雷认为：病是阶段，六病就是六个阶段。

以上是古今对《伤寒论》的看法，各不相同，各有重点。今天，我重点介绍陈修园和柯韵伯的看法，他们的看法和咱们对《伤寒论》的看法有相近似之处，因此，重点介绍一下。

先说柯韵伯的看法。柯韵伯是康熙年间的人，一直活到了雍正年间才去世，是近三百年来的医生。柯韵伯以后的人都推崇柯韵伯为古今注解《伤寒论》的第一家，如果将注解《伤寒论》排名次的话，柯韵伯是第一家，其次就是尤在泾。尤在泾写了《伤寒贯珠集》，他们俩对《伤寒论》注解得最好。柯韵伯认为："仲景之六经，为百病之法，不专为伤寒一科。"这是柯韵伯对《伤寒论》的看法。

再说陈修园的看法。陈修园从16岁读《伤寒论》，到临终时还拿着《伤寒论》在读，你们看陈修园对《伤寒论》所下的功夫。现在中医教材关于《伤寒论》的解释就是以陈修园提出"本标中气图"为主，学术带头人是刘渡舟。

在刘渡舟的提包里总带着两篇文章，一篇是山西朱时应写的《控制论》，另一篇就是胡连玺大夫写的《试论〈伤寒论〉"六经"当为"六病"》，这是卢祥之说的。卢祥之曾问刘渡舟：你们对这个《试论〈伤寒论〉"六经"当为"六病"》有什么看法？对刘绍武的这个三部六病学说的看法怎么样？他说，我还是主张经络的，但我不反对六病，我的徒弟王琦在去年六月《中医杂志》第一版上就是讲六病嘛，我也不反对六病。

《试论〈伤寒论〉"六经"当为"六病"》是我们在1979年写出发表在《新中医》杂志上的一篇文章，本以为会在中医界引起轩然大波，而中医界却全部不声不响。这个问题本是中医学术上的一个大关，应当有学说争论呀，而中医界却一声不响，也不批判，也不拥护。关于"经"与"病"的问题，是中医学说的路线问题，中医界却不声不响，这不应该呀！起初，我们还以为是中医界看不起我们，忽视我们的看法。后来，根据卢祥之所了解的情况，中医界还是有人关注了我们的看法，刘渡舟就算一个，我们还是很希望中医界对我们的看法提出批判。

陈修园这个医生在《伤寒论》研究上真是下到功夫了，我们不要关注他是如何用"本标中气图"来解释《伤寒论》的，我们要看他下面这一段话是如何理解《伤寒论》的。陈修园说："是书虽论伤寒，而百病皆在其中，内而脏腑，外而形身，以及气血之始生，经俞之会通，神机之出入，阴阳之变易，六经之循环，五运之生制，上下之交合，水火之相济，热实寒虚，温清补泻，无不悉备，且疾病万端，治法万变，统于六经之中，即吾道一以贯之意。"由此，可看出这个陈修园对《伤寒论》的认识多么深刻，从各家注解《伤寒论》来看，能写出这样有见地的话来要首推陈修园，其次是柯韵伯。

陈修园是个医生，一生都在治病，多用《伤寒论》的方子于临床实践。清代有几个大医学家，一个是叶天士，一个是徐灵胎，一个是陈修园，他们都是大实践家，看的病相当多。我们非常同意陈修园对《伤寒论》的这个说法，因为我们几十年来临床看病就是用了这些伤寒方子，无论内科，无论外科，无论妇科，无论儿科，无论伤寒，无论杂病，我们都是用了《伤寒论》的方子来治，效果确实好。

十四、历代医家对"经"的解释

关于"经"的问题，这是研究《伤寒论》的一个重点，对"经"的解释，关系到我们治学的方向，是一个关键性问题。学术核心只有两个字，"是"与"非"。今天就是要讨论这个问题，到底是"经"对还是"病"对？

从林亿写成宋本《伤寒论》以后，历代医家对"经"的解释就各有不同，争论不休。下面举例说明。

朱肱的看法。他主张六经，"而指伤寒者，只言经络。不识经络，不是明性，不知邪之所在。"他的意思是说，不知经络就不知病之所在。朱肱是 1088 年考取宋仁宗时期的进士，首创用六经解释《伤寒论》。人原本有十二经，在注解《伤寒论》时他把手经去掉了，却只保留足经。这是朱肱的看法。

方仲行的看法。方仲行是明代人，他在《伤寒条辨》上说："六经与经络之经不同，六经者，犹言部也。若以六经之经断然只作经络之经，则不尽道，惑误不可胜言，后世谬论盖由乎此。"朱肱是要把人体的十二经去掉手经保留足经以这样的思路来注解《伤寒论》，方仲行不同意这种看法。他认为："经"不能按"经络"来理解而是指"部"，六经是指六个部位。如果非要把"经"当作经络之经来讲，则是错误的，这种错误看法给后人增加的疑惑多得说不清。事实上，后世对《伤寒论》理解错误都是由朱肱以

六经注解而来的。方仲行也是古今最大的注解家之一，他主张"经"当
"部"讲，而不能当"经络"讲。

张景岳的看法。张景岳著《景岳全书》，他这样说："伤寒传变，只言
足经，不言手经。其义本出于《素问·热论》中，夫人之血气运行周身，
流注不息，其传透手经而不入者哉。"张景岳不主张六经，而是主张十二
经，他认为人的血气是运行周身的，难道血气到了手经就能不运行吗？手
经、足经是人为划分的，人的经络从头到手，从手到足，从足到腑，又从
腑到手，是不能割断的，所以，他主张十二经。

汪琥的看法。他著有《伤寒论辨证广注》，他和张景岳的看法是相同
的，他说："大抵人在四时之中，六气所伤，则手足十二经皆受病。"汪琥
是康熙年间人，叫汪苓友，也是研究《伤寒论》的一个大家。

柯韵伯的看法。他也是康熙年间的一个大医学家，在《伤寒来苏集》
中说："仲景之六经，是经界之经，而非经络之经，夫仲景之六经，是分六
区地面，所概者广。"他的意思是说，仲景的六经非指经络，而泛指六个范
畴，这样，六经包括的内容就很广阔了。这是柯韵伯对经的看法。

鹤冲元逸的看法。他是日本人，他在《医断》上这样说："伤寒之六
经，非设病在六经，假此为记也矣，及其论治也，皆以证而不拘焉。"他的
意思是说，《伤寒论》所说的六经，并非指病在六经，只是以六经为名字作
为记号，如果在论治时，是按证而不是按病。

腾本廉的看法。他是日本人，他在《伤寒论注》上这样说："三阴三阳
之目，何谓而设焉？凡病有六等之差，而地位脉证不同也。"他的意思是
说，为何会有一个三阴三阳这样的条目呢？病应该有六等的差别，而它的
地位、它的脉证是不相同啊，因此，就划成六个，经只是作为病之假称。
从古到今说法，都是把经作为病的假称，经是一个记号，而不是指经络这
个真实的东西。

恽铁樵的看法。他是民国初年的人，秦伯未就是恽铁樵的徒弟。他是
第一个在上海自办中医学院的人，当时陆渊雷等人都在学院内当讲师。他

曾是一名新闻记者，后来就专攻医学，对医学很有创见。当时，全国有"四大名医"之说，恽铁憔算是一个，还有张锡成等。恽铁憔在《伤寒辑义按》中说："六经者，就人体所著之症状，为之界说者也。"

十五、自己对《伤寒论》"经"与"病"的看法

关于《伤寒论》"经"与"病"的问题，我曾在省中医学校上课时谈过，最后我就问了学生们："你们主张以经注解《伤寒论》的人，赞同的是哪一家的"经"呀？是朱肱的六经？还是张景岳的十二经？还是汪琥的十二经？还是方仲行的六部（经作部解）？还是柯韵伯的六界？还是作为一个假设（日本认为经作假设解）？"结果，学生们都笑了。

我们治学总要对问题有一个统一的看法，如果主张以"经"注解《伤寒论》，总要认同某一家的看法，同时反对另一家的看法。在《伤寒论》的注解上，各家都用了"经"这个名词，但是，对"经"的解释却不相同。有的解释为"界"，有的解释为"部"，有的解释为"十二经"，有的解释为"六经"。

关于"经"的问题，我的体会是这样的：经络是构成人体的一部分。上海的名医沈梅娆老医生，80多岁了，她能看见经络的这个经，病人做红外线检查的结果和沈梅娆看见的是一致的。科学已经证明，经络是组成人体的一部分，是确实存在的。另外，扎针的时候病人有传感现象，叫作循经走穴。新中国成立前，我在西安行医的时候，西安就有几十个大针灸家，但是只有城隍庙东面的刘子逊医生能循经走穴。他扎上针后，病人就能说出来经络走到哪儿了，而其他医生都不行。所以，针灸不是把针扎到身体上就算了，只要不能循经走穴，就说明扎针的手法还是不行。通过以上两个事实说明经络是客观实在的，是组成人体的一部分。

"经"的问题在《灵枢经》上最讲得清楚。"经"本身是二十经，十二经再加上奇经八脉共二十经。每一经有四种问题：寒、热、虚、实，每一种问题都可以用针通过温清补泄的方法来解决。《内经》上虽然有 13 个方子，但是看不出用汤药来治病的线索。这些方子都是单方，没有大用，也没有形成系统。因此，《内经》上最重要的治病手段还是用针灸。

《内经》针灸治疗的基本思路是：每一个经上可以出现寒、热、虚、实四种病，在治法上各有不同，在行针上各有不同。那么，经络上会出现多少种病呢？是 80 种。如果对经络上的病进行辨证论治的话，共有 80 种病，要分 80 种情况来针灸。但是，张仲景走的不是用经络辨证的这条路线，他走的是三部辨证。关于这个问题，咱们后面讲"三部的划分"时要重点介绍。

表部、里部、半表半里部都是一个独立的系统，《内经》把这"三部"讲得十分清楚。但是，为什么《内经》上不用三部学说呢？因为《内经》治病用的是针灸这种方法，针灸是循经走穴的，只要出现在经络的病，针灸都有办法。但是，针灸无法运用三部进行辨证。

张仲景继承了《内经》上三部学说，并创立了用汤药治病的方法。汤药治病可以从里达表，疗效可以大面积地辐射扩散，但是针灸却不能这样，因为针灸是顺着一条线来治病的。张仲景把三部的每一部都分为两个病，把寒热虚实四个归纳成两个，即把热和实归成阳，把虚和寒归成阴。他把每部的寒热虚实归纳成阴阳后，三个部就有了六种病。

因此，"经络学说"与"三部学说"这两种学说无论在辨证论治上、无论在所指上、无论在定位上都不相同，绝对不是一个东西。以后，咱们讲三部六病的划分时再详细讲这个问题。张仲景是撰用《素问》《九卷》《八十一难》《阴阳大论》《胎胪药录》，并平脉辨证，著成《伤寒论》合十六卷，这说明他在学术是既有继承也有发扬。

十六、中医学整体观的重要性

中医呀，治疗的大方向是整体观，这是中医学存在的基础。所以，毛主席在《实践论》中引用了斯大林的一句话："没有革命的理论，就没有革命的行动。"要按这个定理来推理中医呀，没有中医的理论就没有中医的存在。因为不构成一个理论体系，中医又怎么能存在呢？凡没有理论做指导，它的危险性就是实践带有盲目性，所以理论非常重要，因为理论是指导实践的。所以，中医最重要的就是整体观。

整体观是一个概括的抽象名词，到底整体包含的内容是什么？我们作为一个中医应当知道。我们这些人都算是中医的理论家，关注的不仅仅是看病的问题，也要能说出一套中医理论来。

中医现在给社会造成的印象还是存在一定的危险性。这次卫生厅搞传染病的十年规划，山西的哲学教授就请了三位，这些教授在发言的时候，都表示了对中医的不理解，说中医是"一家家一户户，各有理论导向，各是其是，各非其非，在治疗上也不准确，因此，中医这个学说是大有问题"。这三位对中医的评价都是这样，你们说，中医危险不危险？这些教授既不是西医，也不是中医，他们是搞哲学的，都对中医这样看。我听这些话很不顺耳，我就说了："纵观世界，同时存在两个医学，一个是哲学医，一个是科学医，你们说这两个医学是平等的，还是有主次？西医是用科学的方法研究的，分析越细，它的学说就越精；中医是哲学医，综合性越高，它的概括性越大。在这样一个生动的机体要搞科学实验，主要经过这三个手续。进行科学实验的时候，必须把活的变成死的，必须把动的变成静的，必须把变化的变成不变化的，然后才能做出科学结论。因此，科学的准确性对于活生生的机体来说就有了距离，结论不十分精细，对的是十分之七，十分之三不符合活生生的机体。因此，恩格斯在《自然辩证法》上说，无论自然科学家采取任何态度，最终还是要接受哲学的支配。哲学上虽然是高度概括，但它针对的是一个活生生的机体。也如马克思在《资本论》的序言上所说的，这个活生生的机体，就不能用化学试之，也不能用显微镜，只能用高度抽象代替此二者。因此，中医这个哲学医与西医这个科学医不是平行的关系。

中医运用了八纲辨证，采取对立统一的方针。毛主席曾经这样说，马列主义认为，对立统一规律是宇宙间的根本规律，这种规律，无论在自然界或人类社会都是普遍存在的，对立双方既对立又统一，由此推动事物的运动和变化。中医的八纲辨证完全符合对立统一规律，因此是放之四海而皆准的，符合唯物辩证法的核心，在医学上是应该领先的。

再看看西医在工具方面的弱点。治病的工具是什么？就是药物，药物是解决疾病的工具，前年美国废除了 350 种药，中国废除了 127 种药，那么，剩下的药物都应该是好药了吧？不然。比如红霉素在美国报道，一百个服红霉素的病案，就有 10 个黄疸，42 个隐性黄疸。又如，激素有 6 种弱点：一是压制抗体；二是溶解淋巴球；三是压制成纤维细胞的增生；四是压制溶菌素的增长；五是压制干扰素的增长，而干扰素是抑制肿瘤细胞的；六是引起菌群失调。拿青霉素、链霉素来说，青霉素用上以后产生青霉素酶，这个酶要是卡到那个青霉素化学疗能链里，就叫青霉素过敏反应；链霉素它是完全压制结核的核糖体，链霉素压制了核糖体，但是结核又产生第二个核糖体，它不和链霉素结合，不但无效，甚至引起耳聋，作用于肾脏引起肾炎，这是链霉素的副作用。抗链霉素、庆大霉素，都有伤害肝脏和肾脏的副作用。

"工欲善其事，必先利其器"，西药效果不好，该怎么办？如果不用中药，用什么？比如，你虽然是一个好木匠，没有刨子，你能做出器皿来？药物应当是医生最得力的工具，没有一个得力工具如何治疗？再看中药怎么样呢？中药用的是植物药，它不是一种成分，而是含多种成分，而且中医用了方剂学，是多种药物合在一起。病原微生物不能产生多个抗药性，只能产生一个抗药性，因此，中药就不产生抗药性。我们要承认动物试验是科学的方法，但它还是没有人体试验准确。如马钱子，人吃上不中毒的剂量，狗吃上立刻死；又如巴豆，人吃了致死的剂量，老鼠吃上就长肥了。动物试验虽然是科学性高，但也没有人体试验的科学性高。中药是中华这个大民族两千年通过人体试验得出的结果，难道没有科学性？动物试验都承认是科学性的，难到两千年的人体试验，就没有科学性？

西医治疗效果不好，该怎么办？我们绝不能到外国去学中医。前年南阳会议的时候，日本来了两个学团，两个学团都是世界级的教授组成，共22个人，临走的时候说："你们（中国）五年后要到日本学习中医。"我听说了，心里在想："可惜当时没有一个霍元甲，要有一个霍元甲，日本人就不能说这个话。"所以，咱们把这种事情看成是中华民族的奇耻大辱。不过，现在日本有37个学团是研究中医，美国前年投资12亿美元来研究中草药，美国计划在旧金山成立中医学院，看来外国都是热火朝天地研究中医。

因此，我们今天还是要认真地研究中医理论，"整体观"这是我们中医最有力的武器。

十七、中医学的整体观

"整体观"是一个概括的抽象名词，到底整体都包含哪些内容呢？要分为四个方面：一是整体的概念，二是整体各要素及其相互关系，三是整体的范畴，四是机体的整体性。为了把问题分析透彻，我要引用黑格尔、列宁、恩格斯、马克思的一些话作为指导。① 黑格尔是恩格斯、马克思的老师，是神学教授，马克思、恩格斯把黑格尔思想的核心加以吸收构成了辩证法。

首先，讲"整体的概念"。

辩证法认为：机体是在自然界中有无穷无尽相互联系、相互制约形成的结合体，也是一个纵横交错的多层次的有本质和现象、局部与整体、内容与形式等立体网络式的客体，其中每部分都与整体密切相关，不能分割。

黑格尔说："割下来的手，就失去了它的独立存在，就不像原来在身体上的那样。它的灵活性、运动、形状、颜色等都改变了，而且它就腐烂起来，丧失它整个的存在。只有作为机体的一部分，手才获得它的地位。"说明任何部分离开整体就失掉了它的作用。

恩格斯在批评形而上学时指出："无论骨、血、软骨、肌肉、纤维质等等的机械组合，或是各种元素的化学组合，都不能造成一个动物。"

列宁说："身体各部分，只有在其联系中才是它们本来应当的那样。脱离身体的手，只是名义上的手。"

为什么咱们要用这些大家的话呢？因为论证要有说服力，学术论战的时候，要不拿出权威人士的看法，论证就没有说服力，这样使我们说出一个道理来有了力量。

机体只有联系在一起，才具有活生生的意义。整体是由部分组成，但不是各个部分机械相加的总和，因为整体是由相互联系着的各个部分按着一定的结构形式组成一个有机的整体。它一旦形成，就产生了整体的性质，综合起来就变成了有机的整体，而整体的特性体现了质的飞跃，绝非组成它各部分特性的总和。整体里头产生出来的性质，就是整体性。机体的这个整体性，把各个组织联系起来，组成了一个有机的活人，统帅到人的高度意识的指挥下，只要没有人的高度意识指挥到的地方，它就要产生疾病。

---

① 整理者注：由于是刘老口头授课，引用可能和原文有部分出入，后期整理已尽量核对，但还请读者重在领会刘老心意。

疾病是什么？疾病就是脱离了机体的整体。因此，整体不是各个部分加起来就是一个整体，必须有一个整体的性质，把各个部分完全联系起来，服从于高度意识的指挥，这才是一个整体。

　　张颖清做了动物实验和植物实验，得到一个结论："每个独立的部分，都能培养成整体和与整体发生联系，都是整体成比例的缩小。"中医的耳针疗法很能说明这个道理。局部都是整体的成比例的缩小，局部都有整体性在里头。

　　我们从前有个设想："每个局部都服从于整体，只有整体的协调，才有局部的改善。"根据这个设想，我们创立了调神汤、调心汤、调肝汤等一系列整体协调方剂。在小柴胡汤这个整体协调作用的基础上突出局部，也就是加上具有局部作用的特效药。我们当时组方的时候是这样设想的，但是没有科学的论证，只能是假想。张颖清提出"生物全息论"这个学说，用科学方法证实整体性的存在，发表了"独立的部分是整体成比例的缩小"这个科学论证。每个局部都存在整体的性质。所以，不是各个局部相加起来就成了整体。别说人体这样一个有机体，就说一个汽车吧，也不是轮胎、螺丝等加起来就是一个汽车，必须组成汽车的各种零件配套了，它才能达成汽车安全行驶这种功能。钟表也是这样，它各个零件要有一个整体的联合才能按时报时。人是个有生命的机体，一个局部离开了整体，那就腐烂起来了，也就失掉了它的局部作用。所以，张颖清是研究有机化学的，并不是一个医生，但他对我们中医学的贡献很大，他的贡献在于给我们中医锦上添花，为中医的整体认识提供了科学论据。

　　在整体与局部关系中，固然局部不能脱离整体而独立存在，而整体的特性也并不是各个部分简单相加的总和，但是，整体也必须以各个部分为依托。黑格尔说："全体的概念，必定包含部分，但如果按照全体的概念所包含的部分来理解全体，将全体分裂为许多部分，则全体就会停止其为全体。"当然，整体与部分的区分也是相对的，在一定的条件下，可以互相影响，整体中每一部分的变化都可引起由量到质的变化，甚至发生从整体到局部或从局部到整体相互过渡的转化。比如，由毒蛇咬伤，病变的发展都是由局部到整体；感冒的变化是从全身的发热恶寒到局部的关节疼痛，是由整体到局部的变化。恩格斯就曾指出："关于自然界的所有过程都处于一种系统联系中，这一认识推动科学到处从个别部分和整体证明这种系统联系。"

以上，论述了整体的概况，恩格斯告诫我们，应当重视这种整体系统联系的研究。

其次，讲讲"组成整体的各要素及其相互联系"。

机体的组织性。机体是怎样组成的？它的组织性是什么？由于机体通过各种理化因素的影响，在机体内将复杂的有机化合物分解为较简单的物质并释放能量的过程，称之为异化作用。由简单的化合物形成复杂的化合物的过程，称之为同化作用。这些都是通过机体的组织性实现的，如果没有机体的组织性，同化和异化作用都不能实现。生命只有在同化、异化作用经常不断地相互联系的情况下才能存在，否则就更谈不上整体了。

机体的层次性。机体的层次有系统、器官、组织、细胞、分子、量子等，这其中的构成都有它本身的规律性和法则，每一个层次之间都是在相互区别又相互联系的情况下存在的。

机体结构的功能性。在过去，即使西医也不清楚结构的功能性。美国人普里高津在世界上很有名气，他研究结构的功能性，搞清楚了其中的内涵。他给结构下的定义是"耗散结构"，得出"负熵是正常的，正熵为异常"这一结论。"熵"是一个科学名词，含义是"物质系统状况量度出现的程度"。整个物质系统，尤其是其结构都有一定的量度，如大小、硬度、结合形式等都是物质的量度，它出现程度的高低叫"熵"。普里高津就了解了这个"耗散结构"特点，一个结构必须在耗散，一直在消耗能量，消耗能量就是"负熵"，是正常状态。反之，不消耗能量是"正熵"，是反常状态。如果能量一直在消耗，这个结构就是正常的；结构不消耗能量了，那就要产生疾病。普里高津用科学实验已经证实了这个事实，所以，现在世界上的科学家都拥护他这个学说，叫"耗散结构论"。

机体的稳态性。法国大生理学家伯尔纳说："所有生命机制尽管多种多样，但是只有一个目的，就是保持内环境的稳定。"恩格斯说："我们看到一切最小的部分和较大的器官的继续不断的运动，这种运动在正常的生活时期是以整个机体的持续平衡为其结果。"恩格斯发表这个看法在伯尔纳之前四年。稳态性也叫平衡性，机体一直要保持平衡，然后才能维持它的生命健康；一旦失去平衡，就产生疾病。

机体的有序性。机体是在相互制约、相互促进的基础上井然有序地向前发展，机体非常有次序性，不论组成机体有多少个原子、分子，都是井然有序地发展。

机体的机械性。因为机体的机械性，为现在外科手术创造了有利条件，包括生物脏器的置换，现在肾脏、心脏都可以置换了，这些都是因为机体有机械性。若没有机械性，现在没有办法外科手术了。

机体的能动性。毛主席说："我们承认总的历史发展中，是物质的东西决定着精神的东西……但同时又承认而且必须承认精神的东西的反作用。"这个反作用就是能动性。机体的能动性是相当伟大了，像有位名人得了三个肺空洞，西医认为她是绝死无疑，但是她不灰心，不怕死，有一种大无畏精神，相信自己能战胜疾病。结果下来怎么样了？她老年时，肺空洞也长好了，身体反而更健康，比她当年还健康，这就是能动性起的作用。所以，我们当医生呀，要特别注意机体的能动性。列宁曾在莫斯科的南门外给巴甫洛夫拨了两千亩土地，给他配置了两千只狗，让他做实验，并经常去他那儿了解情况。有一天有个病人觉着自己是胃癌，来巴甫洛夫处就诊。巴甫洛夫切开肚子一看，发现病人没有胃癌，但是担心病人不相信，巴甫洛夫就在狗身上割了一块儿肉给病人看，告诉病人瘤子我们给割出来了。当时，有两个护士在一旁悄悄说："这个病人做胃癌手术，探查根本无癌肿，就用一块儿狗肉充癌肿。"病人都听见了，回去病情发作，40天就去世了。所以，我们当医生的可要小心了，对病人只能鼓励，不要说泄气话。发生了这件事以后，巴甫洛夫定下了严禁对病人报病情这一院规，否则就要受到惩罚。又如，我们研究所张所长得了癌症，按照当时他的脉象就不该 40 天去世，应该可活 1～2 年，而他只活 40 天就去世了，什么原因呢？因为他了解自己的病情是癌症，他的主观能动性完全垮了，导致病情发作非常快。所以，我们要很注意人的能动性。

机体的天人合一性。人和大自然是息息相关的，不是一个孤独的有机体。在《素问·气交变大论》说："善言天者，必应于人。"《伤寒论》有"日晡所发潮热"，"日晡所"是下午的申酉二时，到这个时候病人就发潮热。现在这种传染病不多见了，过去传染病流行的时候，一个村子里有几十户人家都倒下了，这种情况是非常多见的。伤寒病流行时，延门阖户，人都倒了，到了下午 3 点至 7 点这么一个"日晡所"的时候，病人发热特别地高涨，"谵语"就是胡说。这是为什么呢？现在天文学家已经证实了这个问题。在日晡所这个时间，太阳放的电能要超过其他时间的 10 倍，这就是"善言天者，必应于人"，天和人是相应的。有些病人一到变天，预先就知道了，尤其是风湿性关节炎的病人。病有上午重下午轻的，也有下午重上午轻的，也有夜间重早上轻的。《伤寒论》61 条："下之后，复发汗，昼日烦躁不得眠，夜而安静，不呕，不渴，无表证，脉沉微，身无大热者，干姜附子汤主之。"这一条就很反映了天气的变化对病情的影响。这一条"昼日"与"夜"有错误，应该是"夜而烦躁不得眠，昼日安静"。咱们在临床上经常见到这些现象，如大阴寒证多在黑夜死亡，因为病人白天可以得到阳光的帮助，很安静。

再次，简单介绍一下"整体的范畴"。

整体的范畴就是三部，三部即三个范畴。整体是三部的综合名称，三部是整体的子系统。所以，表部接触空气，里部接触饮食，半表半里部接触由饮食和大气互相结合形成的气血。关于三部的问题，在"三部的划分"一节上要详细介绍，还要引用《内经》的看法，所以在这儿从略了。

最后，讲机体的整体性。

我们认为，机体的整体性表现在气血上，通过气血的循行达成机体的统一。在辨证上，通过阴阳二性的失调，呈现出寒热虚实来。在脉象上，见于寸口，在三部中形成六病。我们把气血、阴阳、脉象表现都概括于三部六病中。

　　我们认为，除了气血，机体的整体性不容易知道。神经、骨骼、肌肉都是框架，是不能动的，唯有机体上的10斤左右的血，在不足1分钟内全身循环一次，并且周而复始，一昼一夜心脏要喷五吨血，即1万斤血。谁也不能给机体上的气血划界线，区分出这里的血或那里的血，分不出这个界线。气血现在在机体这里，一会儿就到别处去了，周而复始形成它的整体性，达成了机体的统一。为什么能统一呢？因为有一个整体的质，整体的质只能归到气血上。大脑如果3分钟没有血供应，就死亡了。后来有些高级西医学习中医，提出"大脑第一还是心脏第一"的问题。西医认为是大脑第一，我们中医认为是心脏第一。大脑得不到血液的供应3分钟就死亡，割下大脑，只要心脏正常还能活七天。对于大脑来说，供血多了，叫脑充血，要晕厥。供血少了，叫脑缺血，也要晕厥。这就明显地表明大脑是受血的支配，只有供血正常的时候，大脑才能产生认识。离体青蛙心脏还可自动跳三个小时。所以中医说："心是君主之官，神明出焉。"神明就是大脑的功能。

　　整体怎么样产生了寒、热、虚、实了呢？都是阴阳二性的失调，阳盛则热，阴盛则寒，由阴阳掌管机体的平衡。阴阳二性失调以后，产生了寒、热、虚、实这四个证。

　　"观其脉证，知犯何逆，随证治之。"说明脉也很重要，我们门诊病人常见的脉象就是这四个脉：上鱼际脉、聚关脉、涩脉、尺部长弦脉，处方都是根据这四个脉，一般临床病变都可以概括进这四个脉中去。所以，脉的变化也是反映机体气血变化的，不通过脉，我们就不能知道气血的变化，气血"变见于寸口"，就在脉上表现了出来。

　　为什么全身各处都有动脉，而气血变化在别处不见，独见于寸口上？

这就说明我们的老祖先相当聪明，所以我对实习的学生说："中医如果不会平脉的话，那就不是中医，脉是中医的灵魂。西医有这些或那些检查方法，我们中医却没有呀，现在我们中医就是靠脉。如果我们失掉脉，那就失掉了我们的灵魂了。这样，我们中医就没有特长了，啥也没有了！""望、闻、问、切"中"望、闻、问"这三项西医都有，只有"切"是西医没有的，所以我们中医要把"切"这个特殊诊法拿出来，否则，我们中医就没有特长了！

在辨证上，根据三部六病的划分，每部只能出现阴阳二性，因为一阴一阳之为道。所以，三个部位出现六个证。由于三个部位有独特性，如里部接触饮食，饮食一方面是我们营养的来源，另一方面也是疾病的来源，疾病通过饮食而进入人的机体。表部接触空气，空气是维持生命的元素，同时细菌、原虫等这些东西通过空气进入人体了，这也是个致病的因素。半表半里部接触血液，如回归热、斑疹伤寒都通过蚊子叮咬而使致病因素释放到血液里而发作。所以，机体的三部也是三个致病因素作用的部位。不管有多少因素作用于机体，只有阴、阳两性的反应。临床上内、儿、妇、外的分科不同，但是病变出现的寒、热、虚、实的反应却是相同的。任何一科，如果把寒、热、虚、实的反应弄错了，就治不好病。所以，寒、热、虚、实的变化是共性的，我们把气血、脉象、阴阳的变化都概括在三部六病辨证之中。这就是称为"三部六病"的来源，当然，三部六病辨证体系是张仲景创立的，我们称"三部六病"，只是在认识上做了一个高度抽象而已。

十八、"八纲辨证"的问题

八纲辨证是指导我们辨证的核心，是中医辨证的高度概括，也是对中医辨证的高度抽象，这是无可否认的，与唯物论辩证法一分为二的思想是一致的。今天，我们商讨的主要目的就是将八纲辨证如何运用到具体的临床实践中去。学以致用，如果学了不用，当然所学就落空了。大家从事中医工作很多年了，问一下大家，在运用八纲辨证的时候有没有困难？困难在什么地方？

关于八纲辨证，我提出一些问题，大家来思考一下。首先论"阴阳"，什么是阴、阳呢？总得在八纲辨证中拿出实际的证据吧。古人没有给阴、阳做出定义，关于阴、阳的分界也没有明确的区分。其次论"寒热"，在临床上，什么叫寒、热？第三论"表里"，表里又如何理解呢？

既然叫"八纲"，其义就是指八个独立的系统，就像八根柱子，它们之间是平行关系，彼此不能相互替代，都是纲领。但是，张景岳却认为："这八纲不能平行。"这是什么道理呢？我们来商讨一下。我是同意张景岳对八纲辨证的看法的。

先说八纲中阴阳与寒热问题。张景岳认为：八纲是不能平行的，因为"阳盛则热，阴盛则寒"，由此得出寒热生于阴阳。从这个意义来讲，寒热与阴阳是不能平行的，阴阳好像母亲，寒热好像孩子，孩子是由母亲生出来的。因此，阴阳与寒热不能是平行关系！既然不平行，就不能都立为纲，那寒热就应该是"目"。如此来看，取"八纲"这个名字就应该商讨了。因此，对于过去先贤给我们留下的医书，我们的态度是要继承，但是要清清楚楚地继承，不要带有模糊性。

再说八纲中表里问题。按照张景岳的说法，表部属阳，里部属阴。这样会出现个问题，里到底有没有阳呢？表部有没有阴呢？"一阴一阳之为道"，"孤阴不生，独阳不长"，表为阳、里为阴的情况应该不能存在。毛主席说："没有矛盾就没有世界。"一切事物必须有矛盾的存在，因此，"表部属阳，里部属阴"的看法不符合辩证法。

再说八纲中虚实的问题。实为阳，虚为阴，这种看法也不符合辩证法。因此，八纲都用阴阳来概括，说不通呀。

下面，说说我们对于八纲的认识和看法，咱们来商讨一下吧。

首先，关于八纲的"阴阳"问题。在《内经》上所讲的阴阳是指广义的阴阳，是宇宙观，与欧洲哲学的"一分为二"相同。所以《内经》的阴阳和《易经》的阴阳是同一个道理，它包罗宇宙，纯粹是宇宙观，是无处不存在阴阳，也就是欧洲哲学强调的对立统一的矛盾双方。如果要研究宇宙观，那就离不了这个阴阳，这是放之四海而皆准的道理，与《易经》上所说的"一阴一阳之为道"同为一理，阴阳它是一个"道"，内涵非常广阔。

但是，如果要把《内经》上的阴阳运用到医学上就困难了，而且难度很大。我们的老师张仲景善于读《内经》，把《内经》上的阴阳抽象出来，提出了狭义阴阳，也就是符合医学辨证的阴阳，真正是医学上的阴阳。仲景抽象的狭义阴阳是什么呢？是"病有发热恶寒者，发于阳也；无热恶寒者，发于阴也"。恶寒是相同的，有热无热是不同的。张仲景高度概括了阴阳，也很简单，只要"有热就是阳，无热就是阴"，这是分阴阳的办法。这个看法符合临床实践，符合辩证法，张仲景算是辨证论治的祖师了。所以，真正把阴阳放到临床上运用，要从张仲景开始。一个哲学概念是内涵越高度集中越好，概括性越强越好，综合性越强越好。仲景根据有热与无热来区分阴阳，解决了临床实践中辨阴阳困难的问题，在临床实践上是完全能够实现的。

其次，关于八纲的"寒热"问题。张仲景是从《内经》"阳盛则热，阴盛则寒"得出来寒热的，也就是从阴阳中分出寒热的。寒证为三个，热证也有三个。以热来说，表部有一个热，里部有一个热，半表半里部有一个热，这三个热都有很明确的证和一定的辨证，不会因为证不清而在临床上没有办法辨证，这就解决了辨证中"热"的问题。寒也是同样，表部有一个寒，里部有一个寒，半表半里部一个寒，这就解决了寒的问题。通过辨证可以定出一定的治疗方法，这就解决了医学中由于寒热概念不清所带来的困难。解决表部的热要用汗法，解决里部的热要用下法，解决半表半里部的热要用清法。机体的热不是用一种办法就可以解决的，必须要分成三种类型，才能在临床实践中加以解决。寒也是这样，表寒要用温通法，里寒要用温中法，半表半里寒要用温阳法，这样才解决了"寒"的问题。所以，解决临床问题要靠张仲景思想，如果只是用八纲辨证，在临床上，寒热是分不清楚的，阴阳也是分不开的。

再次，关于八纲的"表里"问题。这是今天要商讨的重点问题。八纲辨证中的"表里"有没有问题？有什么问题？恩格斯说："一切差异都在中间阶段融合，一切对立都经过中间环节而互相过渡，辩证法不知道什么绝对分明和固定不变的界限。"八纲辨证中关于"表里"存在的大问题是"没有中间环节"。阴阳、表里都要有个中间环节，都在中间阶段融合，与毛主席在《矛盾论》中提出的"统一性"的认识是一致的。由此达彼的中间桥梁称之为"统一性"，所以，咱们在平脉时"关部"即是统一性，因为寸部和尺部两个是对立的，关部使尺部和寸部共处于一个统一体中。如果只有对立没有统一，事物就不能存在，疾病也是如此，"孤阴不生，孤阳不长"。所以，辩证法讲的是对立统一，既有对立，也有统一，矛盾的双方通过互相连接、互相渗透、互相贯通、互相制约形成了互相依存，都在这个统一性上，都在这个中间环节上。因此，在辨证上，只是表里是不能存在的。张仲景的"三部"，要没有半表半里部的连接表部与里部，表部、里部都不能存在，这是符合临床实践的客观事实，给我们解决了医学辨证上的困难。

最后，关于八纲的"虚实"问题。八纲中的"虚实"，其概念也很难理解。中医一般性看法是"邪之所凑，其气必虚"，但是，这个看法在实践中很不容易兑现。如果"邪之所凑，其气必虚"，这样都成"虚"没有"实"了。所以，在临床上辨虚实，这句话就不能应用。凡得病后抵抗力不足就叫虚，但这是宇宙观的问题，不是医学上的问题。那么，在医学上如何讲虚实？病证有实证和虚证，一般的看法是"邪气盛则实，精气夺则虚"。但是，这个道理讲不通，因为邪气盛了精气才被夺去，这句话是一个问题的两个面，因此，不能把这句话理解成虚和实两个方面。所以，八纲辨证中的"虚实"要应用到临床辨证上很困难，我不知大家感觉怎么样？我是很感到困难。

再来看看仲景是如何把握虚实的。仲景辨虚实的原则是"有实就不虚，有虚就不实""三阳皆实，三阴皆虚"。既分为三部，每部有一个虚、实，因此形成六病。这样的虚实在辨证上是非常清楚的，在论治上也丝毫不差。

所以，我们今天只能把八纲辨证作为中医辨证论治的高度概括来看待，真正要把高度概括的抽象变为临床实践确实的依据，还是需要从三部六病入手。因此，我们说辨证论治是从张仲景开始的。《内经》上最清楚的理论还是讲针灸，把机体分成20条经络，每个经络有若干穴位，每个穴位有它的主证。寒证有哪种手法，虚证有哪种手法，热证有哪种手法，实证有哪些手法，都讲得非常清楚，非常系统。在学习、运用时，只要按照一条路线就贯通下来了，一点难处都没有。

《内经》精确的思想是经络学说，运用针灸治疗，从辨证到论治，丝毫不差。但是，涉及用汤方治疗就有困难了，就模糊了。仲景当时已经看出来了这个问题，他用"三部六病"的学说把汤方治疗的思想高度概括起来。

不知大家是否同意我以上的看法？学说是提倡百家争鸣的，核心是分辨是与非。我认为："学说无古今、无中外、无尔我，以是者为是，非者为非，永远以先进代替落后。"三部六病学说要公诸世界的，我这样与大家商讨八纲辨证是希望大家多提出意见来，提出意见这并不是给我出难题。

我这次是给中医经典著作提高班讲课，希望大家在理论上刻苦用功。今天的课程已经涉及辨证论治了，这是医学的核心了。在学习上，我们要丢掉形而上学思想，因为形而上学只有个空洞的理论而没有实际的东西，要从感性认识上升为理性认识，就必须有实践的基础。我的看法是这样的，学说是从感性认识上升为理性认识，而技术是从实践中来，掌握技术最重要的捷径是要传授，如一个外科医生把外科书读熟了，他能不能动手术？我说他不能。他得亲自在人的带领下手术，然后他才能学会动手术。医学就是这样的，既是学说又是技术，今天我讲的就是学说兼技术，是我所知道的一知半解的东西。

我已经这么大岁数了，要抓紧时间将我的这点技术传给你们，你们无论如何要把这个技术带回去。今天，大家和我学习三部六病学说，就应当从理论到实践全部掌握下来，这也是我对大家的希望和要求。因此，你们在听课的时候多加注意，哪一点不清楚在以后的临床实践中都会遇到困难，所以一定要把课完整地听下来。我在临床上运用三部六病学说没有困难，不管啥病，是西医诊断的还是中医诊断的，我在辨证论治上都没有难处，你们听课后也应当是这样的，把这些学会了在临床上就没有难处了。

十九、方剂学与药物学的差别

我们很注重结构和功能的关系，比如，眼要没有眼的结构就不能看了，耳朵没有耳的结构就不会听，看和听这两种功能是建立在眼和耳的结构这个基础之上的。前面我们也说过方剂学是多种药形成的一个结构，通过一定的结构才出现了相应的功能，结构和功能是伴随着的。没有结构也就没有功能，也就没有事物的特征。

今天，我们很强调方剂学，我们的观点是"方剂学绝不同于药物学"。如小柴胡汤价值不在于组成它的这七味药，而在于这七味药形成的特殊结构。这种特殊结构才能产生"上焦得通，津液得下，胃气因和，身濈然汗出而解"这一特殊功能。反之，如果没有小柴胡汤这个结构就不可能出现小柴胡汤的功能。

中国有60万个中药方剂，而我在临床实践中，只有小柴胡汤这一个方有协调整体的作用。看来，除了1750年前张仲景创立小柴胡汤，历史上没有第二个人有协调疗法了。很多方剂自认为有协调作用，到了临床上根本没有协调功效。张仲景的协调疗法没有差错，是真正的协调疗法，有双向调控的作用。例如，我们在临床上反复试验过，调心汤用于高血压可以降压，用于低血压可以升压，有双向调控的作用。有一个病人叫范奎方，他爱人是高血压和心脏病，用的是调心汤。咱们这里的许大夫，从 7 岁时就得下了低血压病，也是用调心汤，服了 15 副药血压就升上来了。后来还生过两个孩子，身体都没有出现问题。

双向调控是中医治疗上的基本特征之一，西医没有这一作用。产生双向调控作用的关键是组方的结构，而现在的中医处方都是随便凑上几味药就是个方子，怎么会有双向调控的作用呢？试想一下，这几味药凑起来要起个啥作用？方子的结构是啥？组方并不是一件容易的事，不能随便凑几味药就是个方子。比如，氢气和氧气通过一定的结构就变成了水，水的功能不再是氢和氧的功能。水不是气体，不能助燃烧，也不能自燃烧，而是具有泼灭燃烧的作用。又比如，水银、硫黄是两味毒药，它们通过化合作用后形成"朱砂"，就没有毒性了。这就说明物质通过结构的变化产生了性质的变化，成了另一种物质。小柴胡汤就是这样，通过这七味药形成一个结构，就不再是各药物的性质了。《伤寒论》的小柴胡汤通过"去渣再煎"后，药的性质发生了改变。日本实验证明，柴胡酮在头一煎结构是 a，而第二煎就成了 b，包括 b1、b2、b3。如果用到治疗上，头一煎的药没有治疗变态反应的作用，而第二煎的药就有治疗变态反应的作用，这是什么道理呢？原因是头一煎的药结构不固定，就像和泥一样，如果没有经过充分混合，泥的黏性就不够。如果水与土混合得充分，泥的黏度就提高了，就有黏性了。所以，张仲景确实是我们的老师，研究出像小柴胡汤这种方剂，连煎服法都非常严格。所以，我们要真正学成一个合格的中医，就得从学习《伤寒论》开始。

如果疾病发生迅速，瞬间即变，称之为易变证。这类证发展得特别快，多是发生在太阳病、阳明病、少阳证、太阴病、少阴病、厥阴病这些整体病上。慢性病的局部反应，往往三年五年病情还是没有太大变化，对于这种的发展缓慢、稽留时间较长的证，称之为顽固证。

我们在治疗上"不换方"原则都是针对顽固证，不是针对易变证。易变证多半发生在伤寒流行的时候，治疗上要随机应变，往往用药三两副就要能够有效控制病情。慢性病形成顽固证，治疗上就要潜移默化，要打持久战，只有持久治疗才能根除病根。例如，大同有个患胆囊结石病人，我们定疗程120副，他吃到80副时，症状完全消失。但是，到医院去检查，结石依然存在，一块儿也没有减少。患者问："我症状消失了，但结石一块儿也没有动，还要不要吃药呢？"我说："我给你定的疗程的是多少副呢？"他说："120副呀。"我说："希望你再喝上40副药。"后来，病人吃完40副回来检查，结石一块儿也没有了。任何事物都有一定的过程，不到过程完结之日是不能消灭的。这是毛主席在《矛盾论》上说的。五里路走了四里半，不能说到达；40层楼上了38层，虽然上得不少，但不能说上到楼顶了；慢性病非到疗程完结之时而不能完全治好的。

我们对"定疗程"也感到很困难，在定证、定方、定疗程这"三定"之中，"定疗程"的准确性最差。疗程是怎么确定的呢？就是把以往治愈同类病情所需要的时间相加之后再平均得到的数字，这是个参考数，并不完全准确，只是大约估计。

"定疗程"不准确的原因是有"两个不可靠"：第一，医生的水平、经验有限，对病情和治疗的把握存在局限性。第二，病人在吃药过程中存在干扰因素，如重感冒、饮食不当、生气等情况，对疗程有影响。因此，将疗程定得完全准确是不可能的，只能是大概情况，作为参照而已。

第二部分

整体辨证论治

一、"证"的概念

下面说说"证"的概念。

"证"是中医辨证论治的唯一对象。但是，究竟什么是"证"？"证"有什么特征？至今还没有一个完整的概念。

"证"是疾病存在的方式，通过"证"人才知道有了病。"证"也是疾病运动发展的一个状态，一切事物都在发展，一切事物都在运动，疾病也不能例外。事物的性质是从它运动的形式中得出来的。没有形式状态我们就没办法知道"证"，同时也无法知道病，这种运动状态或方式直接、间接地表达出来的就是"证"。

"证"的发生必须具有一定的条件，就是机体具有实质性的改变或功能性失调。也就是说，只有在机体里有实质性改变或功能性失调的情况下才能产生"证"，因而"证"是疾病本质的反映。如果没有实质性的改变或功能性失调，那么我们就无法知道"证"，也无法知道病。

我们要理解，"证"并不是疾病本身，而是表征疾病的。也就是说，没有"证"就表明不出来病。疾病发出的消息、情报、数据、信号，这些是"证"所包含的内容。通过"证"的真实记载或描述，可以为当时及以后的人提供借鉴。我们今天知道张仲景，是因为读了他的书以后了解了他当时记载的"证"，并以此作为我们的辨证论治的借鉴。

关于"证"的概念，大致描述如下："证"是疾病物质或能量形态的表现，"证"并不是空洞无物的，它是通过一定的物质或能量表现出来的。如寒和热都是一定的物质和能量在起作用，都有一定的物质基础。如热，在机体中有"血管扩张、体温上升、机能兴奋"这三个物质能量的表现。"热"是中医对一定的物质能量的变化通过高度抽象得出来的一个名词，

"寒"也是如此。寒是"血管收缩、机能抑制、体温降低"，这是寒的高度抽象。但是，有些西医反对中医的这一看法，认为中医寒热概念是空洞无物的。事实并非如此，寒热并不是没有内涵。

热是"血管扩张、体温上升、机能兴奋"，寒是"血管收缩、机能抑制、体温降低"。这是一个原理，大家懂得了这个原理，就不会因为临床上的短缺药而束手无策。在1960年的时候，100味中药就短60多味，但我们从来没有让病人去找过短缺药。因为我们把中药都归了类，分凉药和热药，不管哪种热药的作用都是"扩张血管、升高体温、兴奋机能"，不管哪种凉药的作用都是"收缩血管、抑制机能、降低体温"。

列宁说："类概念是'自然的本质'，是规律。"用药如同做饭，当食物供应充足的时候，我们可以挑着吃。如果饥荒来了怎么办？没有白面不能吃大米吗？没有大米不能吃小米吗？没有小米不能吃玉米面吗？品种虽然不同，但都是食品，都可以充饥。当然，食品中有营养价值高的也有价值低的，但是在食品短缺的时候就不能顾及这个问题了。所以，我们在1960年的时候之所以不找短缺药，就是采取这种替代的方法。没有黄连用黄芩，没有黄芩用栀子，没有栀子用黄柏，没有黄柏用知母，总不能什么药都没有了吧？这就是没有大米吃小米，没有小米吃白面的道理。所以说，我们并没有被短缺药困住。就像我们的小柴胡汤，黄芩短缺时就用了知母或者栀子或者黄柏代替，反正是起收缩血管、压制机能、降低体温等作用的都可以用，因为我们用的是方而不是药，我们配方时只要药物符合这三个作用而相互之间没有禁忌，我们就选用了，以这种方法就把药物归了类。

搞管理也是讲"梳辫子"，其实就是归类，"类概念是本质的"。因为虽然大米、小米、白面、玉米面不同，但它们的本质是食物，都能解决饥饿问题。这样，将来到了临床上，我们和别的医生就有了共同语言。比如治表证是用汗法，如果别的医生要用苏叶或是用羌活、独活等，我们绝不反对，尽管我们用麻黄，因为麻黄与这些药是一类的，这样就与别的医生有了共同的语言，只要用汗法就是对了，我们并不讲究具体用哪味药。又如，对于用清法，我们不反对用黄连或者用栀子或者用黄柏，这就是求同存异，同是原则性的，异是技术性的，我们不要把自己的做法强加于别人，好比我要的是"丈八蛇矛"，但根本不反对别人耍"青龙偃月刀"或"双镟剑"。这是我们的态度，要和别人有共同语言。在学术上，原则不能随便改变，如果该用汗法却用了下法这是不行的。如果是用这种汗法或那种汗法，我们并不反对，这样就能和别人谈到一起了。

二、"证"的获得

"证"是源于疾病的物质和能量，但不是物质和能量的本身。"证"的获得往往需要介体，也就是说，要弄清楚一个证需要一定的条件，就像过河需要桥梁一样，桥梁就是中间介体，通过介体才能得出正确的"证"。

如《伤寒论》209 条："若不大便六七日，恐有燥屎。""恐"的意思是可能有也可能没有，说明存在未知情况，怎么办？这就要通过介体。"欲知之法，少与小承气汤。"给病人用点小承气汤试一试，小承气汤是个介体。"汤入腹中，转矢气者，此有燥屎也。"服了小承气汤，腹中呼噜呼噜转气或放屁，说明有燥屎。"若不转矢气者，此但初头硬，后必溏，不可攻之。"说明没有燥屎，不可攻下，如果"攻之必胀满不能食也"。

这一条说明，"证"不是通过直接判断获得的，而是通过间接判断获得的，是通过小承气汤这个"介体"才知道的。根据使用小承气汤后身体的反应再来判断是否有"燥屎"的存在。

"燥屎"证的发现是通过介体小承气汤，我们把这种获得证的方法叫作"以证测证"。"不大便六七日"是对"证"的感性认识阶段，通过服小承气汤后是否出现转矢气，确定腹中是有"燥屎"还是"初头硬，后必溏"。由此，我们对证的认识也由感性认识上升到了理性认识，这样才算完成"证"

的认识过程。

"证"的获得是靠感觉器官，咱们中医获得"证"的方式正如列宁所说，通过生动的直观到抽象的思维，并从抽象思维到实践，这是认识真理，认识客观实在的辩证途径。中医学说都是由直观到思维再到实践这样建立起来的，但是，由于人的感觉器官的感知范围是有限的，因此，单凭感觉器官直接获得的"证量"也是很有限的。

西方自工业革命后，由于科学的发展扩大了西医的辨证能力，为辨证创造了有利条件，如听诊器、显微镜、血压计、透视机、体温计，以及各科化验方法，对证的认识范围不断扩大。我们认为：中医在理论上是先进的，它的基础是哲学，是超过科学的，如恩格斯所说："不管自然科学家采取什么样的态度，他们还得受哲学的支配。"但是，中医在应用先进工具这方面是落后的，理当迎头赶上。

中医的理论虽然是先进的，但是中医辨证论治的工具却是落后的，这是中医发展中的一个基本矛盾。为什么中医的工具落后呢？因为中国的工业不发达。西医从 18 世纪工业发展以后，就应用了先进的工业成就，因此在诊治上也扩大了范围。所以，我的看法是我们中医在运用先进工具方面应该迎头赶上，充分利用先进的工具，扩大我们辨证的范畴，这就是"洋为中用"。

我看过的医书也很有限，像"溃疡病"这个名称我在中医书上找不到，我对溃疡病的了解都是通过西医的《内科学》。现在西医有内窥镜了，对溃疡病的认识更加确切了。我是一直主张用先进的工具的，这样对证的获得能力就扩大了，认识就不会那么局限了。

三、"证"的产生

再有一个问题是"证"的产生。"证"是怎样产生的？"证"的产生取决于两个方面：一方面由于机体的防御功能有了缺陷，这就是"邪之所凑，其气必虚"的道理；另一方面由于机体有自动调控的作用，病邪在人体不能自由散漫地随便扩大，机体的自动调控功能会迫使病邪进行特殊定位。

病邪定位要通过两种机制：一个是"亲和力"，通过对病邪的强制性作用迫使病邪定了位。关于这一点美国纽约卫生研究所所长诺维克在早年的研究报告上做了说明，他的实验证实有"质粒"的存在，质粒就是亲和力，当病邪遇到亲和力时其作用就扩大了。第二个是"转位子"，它是病邪的载体，可以与病邪结合，结合以后带着病邪去找亲和力，到"粒"那里让病邪定了位。

四、"辨证论治"的内涵

什么是辨证论治呢？《伤寒论》第 16 条："观其脉证，知犯何逆，随证治之。"这一条给我们提供了思路。这句话的字面意思是说，通过对患者脉证的精细观察，弄清楚患者受哪些病邪干扰而出现了什么样的病证，再根据这些病证得出具体的治疗方法。这就是中医辨证论治的内涵，"辨证论治"这四个字就是从这一条产生的。

《内经》的重点是讲"针灸辨证论治"，"汤方辨证论治"是从张仲景开始的。《内经》虽然对汤方辨证也有些散在的看法，但不够系统，很难从

《内经》里头找到一个系统性的线索来。自从张仲景奠定了辨证论治的基础以后，中国才真正开始了汤方辨证论治，所以，张仲景是汤方辨证论治的始祖。

"观其脉证"的意思是，先要看看病人的脉和了解病人的症状；"知犯何逆"的意思是，根据病情进行分析，找出疾病的机理来，也就是中医讲的"证"；"随证治之"的意思是，根据"证"进行相应的治疗。虽然这只是简单的三句话，但是，从"观其脉证"到"知犯何逆"在思维中有一个很长的过程。从辩证法来说，了解病人有什么"脉"和"证"，这属于感性认识；"知犯何逆"是一个抽象思维的过程，从而形成了理性认识；最后，理论联系实践，完成了"随证治之"。

"观其脉证"是对一切病说的，并非只是指伤寒。"观其脉证"之后要"知犯何逆"，这是很不容易的事，我们从《伤寒论》的观点来看掌握"知犯何逆"思路。在辨证时，要先抓大的方面，区分表证、里证、半表半里证，这些证叫作"部证"。部证不是一个，它有阴阳二性的反应，需要区分是阴证还是阳证。一个阴证或阳证都包括若干"汤证"，如柴胡汤证、桂枝汤证等，接下来还要区分是哪个汤证。因此，"观其脉证"之后，必须通过一系列的思维，在思维中找出了三方面的证：第一是部证，即系统证；第二是阳证或阴证；第三是阴证或阳证所包括的若干汤证。这就是"知犯何逆"的思维过程，也是从感性认识上升为理性认识的过程，完成这种思维活动需要一个很长的时间。最后，要"随证治之"，必须在明确汤证以后才能采取具体的治疗方法。

下面，我举两个例子说吧。我在 1946 年的时候看了一个叫杨某某的病人，她现在在西山矿务局工作，已经都 52 岁了，她那时才 14 岁。她当时的病情从表面看完全是个太阳病，"发热恶寒，头痛欲破"。我自以为很好辨证，就用了辛凉解表药，也就是现在的"新定葛根汤"。那会儿，关于"六病"的组方还不够系统，方子里有发汗药，也有银翘散一类的药。病人吃了两三副药后，病情越发厉害了，烧是越发严重，脉也变得浮数。遇到这种情况就需要认真思维了，这到底是不是太阳病？为什么太阳病吃上清解药、发汗药而无效呢？我正在很为难的时候，突然看到病人的眼睛有问题，仔细一看，病人的瞳孔已经扩散到角膜边缘了，比正常要大出多少倍去。我一下子明白了，这是个假阳证，是"真阳外越"表现，不是真正的太阳病。随后就修改了治疗方案，处方以"四逆汤加山茱萸二两"。服药后，病人的脉一下子就变成细小了，浮脉变成沉脉了，大脉变成细脉了，头痛、身热也完全退了。

在临床上，三阳病都有发热，三阴病也有发热，但是三阳病的发热是热邪，应当用祛邪疗法。三阴病的热是"真阳外越"，如《伤寒论》82条"真武汤证"，也有发热；《伤寒论》225条也有发热，伴有"下利清谷"，说明是太阴病的发热；桂枝汤证的发热是厥阴病的发热，如《伤寒论》12条桂枝汤证，"太阳中风，阳浮而阴弱。阳浮者，热自发；阴弱者，汗自出"，这不是热邪而是"阳浮"，特点是"翕翕发热"。如果问一下医生谁见过《伤寒论》太阳病12条的中风证？估计谁也不敢说见过，因为这个证见了也不一定知道是桂枝证。"翕翕发热"的意思是指发热不持续，时有时无，"翕翕"是"一阵就过去，缥缈而散"的意思。

《伤寒论》12条是厥阴病的发热，82条真武汤证是少阴病的发热，225条"下利清谷"是太阴病的发热。不管哪个阴证的发热，其本质都是"阳浮"，都有真阳外出，都是危重症，都得用热药才能挽救回来。不然，身体的"阳"收不回来，要出危险的。人的生命体征中有三个最主要的危险证，大家知道不知道？是"脑死、心死、肺绝"这三大证。

我们用山茱萸"回阳"的办法是跟张寿甫学的，张寿甫对山药、石膏、代赭石、山茱萸等药很有心得。张寿甫的用药特色在什么地方呢？药物作用有一般也有特殊，他能够做到化普通为神奇。山茱萸这味药，一般医生只用二三钱，他敢把山茱萸用到二两，这不是容易的，这都是从长期临床实践得出的经验。如杨娥子这个病人一吃上"四逆汤加山茱萸"以后，瞳仁一下子缩回到正常，功效十分显著。

谈起"观其脉证"，谈一下近来看病时遇到一个特殊的脉象。患者是山西洪洞人，女性，21岁。平脉时，患者脉象搏动是关前一下关后一下游走性跳动，大家知道这种脉象吗？患者精神有点失常，自言自语，有时手震颤，有时心悸、眼跳，曾在各大医院看病，都诊断不清。患者的脉象是稀有脉象，我曾在1970年遇到一个类似的脉象，患者也是女性，当时正是西安医学院的学生，在门诊上实习。患者的这种脉象叫"动脉"，产生的原因是由精神上受过大的惊吓，之后此脉始终存在。人受到大惊之后会影响心脏，由心引起大脑反应，形成条件反射。心脏窦房结存在着4个神经节：雷马克氏、鲁底维西氏、皮多尔氏、道切尔氏，它们直接与大脑皮层相联系。人受大惊后，直接在大脑引起条件反射。西医学诊断工具固然高级，但无法诊断此病，中医学虽然古老，但也有先进之处，因为该病仅暴露在脉象上，西医学诊断则很困难，既不能诊断更谈不上治疗了。而我们根据脉象做出诊断，处调心汤以治疗，患者服药3副，大睡不欲醒。服调心汤10余副，脉搏正常，症状明显好转。

　　关于"观其脉证，知犯何逆，随证治之"，三者之间有一定的逻辑关系。"知其脉证"后，不代表能"知犯何逆"；不"知犯何逆"，就无法"随证治之"。要想知道"知犯何逆"，必须在临床辨证上要抓住三点：部证、病证和汤证。这是关乎具体辨证方法的问题，不仅仅是理论问题，重点是技术操作问题，要求医生能够做到从学术到技术。学术可以通过书本学习知道，但是技术不是完全从书上所能得到的，掌握过硬的技术必须要通过反复实践才行。如果要让西医学承认我们中医学，中医必须把医疗技术掌握好。

五、"辨证论治"的要领

今天，我介绍辨证的三大要领：部证、病证和汤证。

首先，讲讲辨部证。

大家背下来《伤寒论》了吗？对《伤寒论》的态度我主张背诵。不能回忆的东西就不能理解，大凡理解的东西都是能回忆起来的。回忆得清楚，理解才清楚；回忆不清楚，理解也不清楚；忘掉的东西，是理解不了的。中国医学基本的东西是《伤寒论》，应当背下来，《内经》可节选着背。《伤寒论》一共才 398 条，一个小本本，如果这点东西都背不下，学医就一点基本功也没有了。我把背《伤寒论》作为学医的基本功，这是我从学医至今的体会。我也承认《伤寒论》是难背易忘，所以我是屡背屡忘，屡忘屡背。对于《伤寒论》，我有这样一种体会，可以用"取之不尽，用之不竭"来表达。每次背《伤寒论》都有新的体会，像唐诗一样，余味无穷，意在言外。

下面通过《伤寒论》61 条来讲解一下"辨部证"。

《伤寒论》61 条："下之后，复发汗，昼日烦躁不得眠，夜而安静，不呕，不渴，无表证，脉沉微，身无大热者，干姜附子汤主之。"这一条存在明显的错误。昼日可以烦躁，却不能不得眠，这不符合事实。估计是历史上的传抄错误，应改为"昼日安静，夜而烦躁不得眠"。这一条是危证，黑夜病情加重，病人多死于半夜。

辨证论治有规律性，要善于抓住重点，带动全面，涉及很多技术方面的问题。61 条病在何部？根据是什么？通过这一条，要学会辨部证。辨部证是认识疾病的大方向问题，如同国界区分一样。大家有谁知道这一条是在哪一部？理由何在？我们是在讨论问题，大家可以大胆说。做学问要大胆去怀疑，不然就不能进步了。明代灭亡以后，有一个大文学家叫陈白沙，他当时隐居在海南岛，有一句名言："学贵乎疑，小疑则小进，大疑则大进，择其疑处方成悟。"

我认为，本条应属半表半里部。《伤寒论》虽然编乱了，但是太阴篇和阳明篇的次序还是比较好的，如果这两篇也乱，要分清三部的问题就更难办了。下面我们具体分析这一条。"不呕"说明没有太阴证，"不渴"说明没有阳明病。里部有两个证，虚则太阴和实则阳明，寒则太阴和热则阳明。所以，张仲景通过"不呕"和"不渴"告诉我们，里部没有问题。"无表证"是指无太阳和厥阴。人体有三部，排除里部和表部，这样只剩下半表半里部了。半表半里部还有两个病，少阳病和少阴病。少阳为阳，少阴为阴。现在给大家提出一个问题，这个病是少阳还是少阴？本条有"脉沉微"，故应属少阴。微脉是少阴病的危候，平脉时先评出细脉，再加上涩脉，这样形成的是一个复合脉叫微脉。"脉沉微"，实际上是由三个脉组成，"沉"指深度，"细"指宽度，"涩"指节律，属于少阴病的最危险的证候。因此，这就肯定本病不是少阳病，而是少阴病。"无大热"又如何解释呢？无大热，说明有小热，而少阴病本不应发热，为什么会出现热呢？因为，三阳有发热，三阴也有发热，但是三阴发热皆属于"阳浮"，需要用热药回阳，首选"干姜""附子"大热剂以回阳救逆。以上辨证就是从"部证""病证"直到"汤证"，辨到汤证就是辨证的终点了。

"邪之所凑，其气必虚"，病邪侵入人体，要与机体进行一番战斗。如果机体不能战斗，说明死亡了。战斗的结果是迫使病邪在机体上特殊定位，仲景将"位"分为表、半表半里、里三部。从空气中进入的病邪属六淫范畴，要定在表部；通过饮食进入的病邪要迫使其定位在里；通过血液进入的病邪要迫使其定位在半表半里。

定位必须符合两个条件，一是部位与病邪有亲和力，二是病邪对该部位有选择性，这样才能定位。美国纽约市卫生研究所所长诺维克发现"质粒"与"转位子"，这两个东西与病邪定位有直接的关系。病邪在某个部位的作用本身并没有多大的威力，但是质粒是可以帮助病邪的，使病邪影响扩大。转位子也是帮助病邪的，病邪进入机体要与转位子结合，转位子成为病邪的载体，带着病邪转移。所以，机体上有这两个东西，一个是扩大病邪作用，一个是转移病邪。这种看法已经作了科学报告，是通过科学实验证实的。

《伤寒论》124 条"太阳随经，瘀热在里"。这就是转位子的表现，虽然原文没有指出转位路线，但是从中医经络学说中可以找出路线来。经络是正邪分争的道路，转位子转移都是随经络传变、转化的。病邪定位后，在质粒帮助下，在某部扩大势力，必然出现症状；通过这些症状，必然表现出病证的性质来；性质只有阴阳二性，阳性与阴性各有其特征，这样辨证就很容易了。

其次，讲讲辨病证。

病邪定位在某一个部位后，必须暴露其病证的特性来，阴性或阳性，阴阳各有其证，这样我们就可以辨出病证，如果没有特征就无法辨证。

《伤寒论》第 5 条："伤寒二三日，阳明、少阳证不见者，为不传也。"《内经》中有"一日太阳，二日阳明，三日少阳"的说法，但是，张仲景否定了这样的传变规律。仲景认为病变传与不传，不应以日子来说，而应该以证为凭。那个证不出现，就不能定那个病。虽然二日，但是不见阳明证，也不能定为阳明病；虽然三日，不见少阳证，也不能定为少阳病。因此，仲景推翻了《内经》"一日太阳，二日阳明，三日少阳"的说法。

《伤寒论》第 46 条："太阳病，脉浮紧，无汗，发热，身疼痛，八九日不解，表证仍在，此当发其汗。"此条仲景告诉我们要以辨证为主，只要太阳证在，仍须发汗，这就是辨病的原则，对病的认识完全以证为主。证只能出现两种性质的病，即阳性病和阴性病，因为"一阴一阳之为道"，"孤阴不生，独阳不长"，没有矛盾就没有宇宙。因此，证只有阴阳二性，病只有两个病，每部只存在两种性质的病，一个阳性病，一个阴性病。一个病不论经过多少天，甚至若干年，只要证在，就证明病在，治法就不变。

如糖厂吴书记，曾患太阳病，发热恶寒解后，但头项强痛始终存在，长达9年不愈，我们仍然处"新定葛根汤"，9副而愈。说明"证不变，治不变"，不论病情经过多长时间，治法都不能变。我们在门诊多见慢性病，都是顽固证，仍然坚持"证不变，治不变"的原则。

再举一例，1970年曾看过一个女病人，病人经历过两件特殊的事情，一件是她7岁时和5岁的妹妹在野地拣菜，突然来了一只狼，将其妹妹叼走吃掉了，她当场吓死过去；另一件是在她12岁时，到井里打水，被辘轳绳子缠住，但没有落水。她就诊时已经32岁，这两件事情已经过去很多年了，但是，形成的"动脉"仍在，"动脉"的特点就是脉搏跳动"关前一下，关后一下"。我见此脉仍是用调心汤治好的，原则就是"证不变，治不变"。

再举一例，给一女性患者的左手诊脉时发现一分钟没脉，过会儿脉又出现。我就问病人，晚上睡觉时看到什么了，病人含羞而言晚上睡觉看到一个男人进到她屋里来，已经持续7年了。我就处调心汤，患者服药120副后症状消失。3年后，患者病情复发，但病之本质仍在，仍处以调心汤而愈。这种病是大脑的一种幻想，波及心脏产生此脉，过去把这种脉叫"鬼脉"，实际还是大脑和心脏的一种特殊反应。

最后，讲讲辨汤证。

一个部位有阴病和阳病，三个部位中就有六个病。每个病中还包括若干个汤证，如麻黄汤证、桂枝汤证等。病证的阴阳二性是共性的，汤证是个性的，没有个性就没有共性。若干的个性有一个共性，这就是病，一个病中包含的个性叫汤证。虽然汤证是各种各样的，各有其特殊性，但其共性只有一个，不是阴性就是阳性。

《伤寒论》149条："伤寒五六日，呕而发热者，柴胡证具。而以他药下之，柴胡证仍在者，复与柴胡汤。"101条："凡柴胡汤证而下之，若柴胡证不罢者，复与柴胡汤。"从上两条文看出："证不变方不变，证变方变。"不但柴胡汤如此，凡《伤寒论》中所有的汤证，治疗原则都是证不变方不变，这样，中医的治疗才有说服力。有些西医说中医治疗不可靠，是虚无主义，中医只有坚持证不变方不变的原则，才能经得起考验，不遭别人的非议。

有时一个汤证包括若干个证，在这种情况下，但见一证便是，不必悉具。如小柴胡汤证有"呕而发热""胸胁苦满""往来寒热"等；关于大承气汤证，《伤寒论》中就有19条之多。又如，调心汤运用，见肝脾大平脐用之，受到惊吓用之，凡见涩脉者都用调心汤。曾治疗一个病人，怀孕到第六个月，就出现胎死腹中的情况，一共有两次这种经历。我诊治见其有涩脉，便处以调心汤。病人服药后，连续生产二胎，都很健康。这就说明怀孕到第六个月，由于胎儿供血不足引起营养不良而死在腹中，所以调心汤恢复了心脏功能后，怀孕就正常了。

因此，一个汤证，不一定只是治一个病。一方可治多种病，我们要抓住重点，带动全面，可将一系列病证通过一个方子来解决，避免用很多方子治疗一个病所带来的烦琐。

关于辨汤证，大家可能觉得模糊，理解上还不透彻。这个问题我们今后还要细细来讲。

六、"辨证论治"的大法

毛主席在《矛盾论》中说："任何过程如果有多数矛盾存在的话，其中必定有一种是主要的，起着领导的、决定的作用，其他则处于次要和服从的地位。因此，研究任何过程，如果是存在着两个以上矛盾的复杂过程的话，就要全力找出它的主要矛盾。抓住了这个主要矛盾，一切问题就迎刃而解了。"

我们辨证时往往是许多症状混杂在一起，我们要抓主要矛盾，因为人体很复杂，存在着许多矛盾、许多症状，毛主席说："万千的学问家和实行家，不懂得这种方法，结果如堕烟海，找不到中心，也就找不到解决矛盾的方法。"这个抓主要矛盾的方法，在以前的学问家不知道，只有到了列宁、斯大林、马克思的时候才认识到这一方法。抓主要矛盾也是辨证论治的方法，对于复合病来说，必须要抓主要矛盾；就算是一个单纯性的病，细细分析也存在主要矛盾。所以，抓主要矛盾是我们辨证的大法。

"观其脉证，知犯何逆，随证治之"的全过程都需要抓主要矛盾，可以起到"抓住重点，带动全面"的作用。在看病时，知道了病情出现了什么证，属于什么问题，就应当对病情做个总结，也就是归类。归类是执简驭繁的最好办法，列宁在《哲学笔记》中说："类概念是'自然的本质'，也是规律。""随证治之"的"证"字的内涵是归类的意思，根据归类后的"证"去论治，这个"证"是通过了反复观察、思维以及对脉证分析，知道了"知犯何逆"，又经过了归类，才能得到归类证。抓住了归类证再进行论治，就可以执简驭繁，问题也就迎刃而解了。

我们把证归类为"三大类"，即部证、病证、汤证，这三大类就把所有的证都概括了。首先是辨部证。部是指表、里、半表半里三部，部证是发生在三部上的证，包括表证、里证、半表半里证。三部是身体的结构，也是传播病邪的部位，病邪通过空气、饮食、血液三个途径使机体致病。其次是辨病证。一个部只能出现两种病性，不是阴，就是阳。毛主席在他的著作中说："马克思主义哲学认为，对立统一规律是宇宙的根本规律，这个规律不论是在自然界、人类社会和人们的思想中，都是普遍存在的，既对立又统一，由此推动事物的运动和变化。"机体有三个部位，每部有阴阳，必然产生六个病。因此，辨病证就是要辨明六病。最后是辨汤证。汤证是病证中的特殊性，病证是共性，汤证是这一病证中的个性，若干个性结合起来形成共性。共性是个性的共同本质，个性是共同本质下的个别本质。《伤寒论》中112个方子，至少有112个汤证。我从1933年开始用伤寒方，我认为这112个方子完全能应付得了临床，虽然我自己创立了调心汤等整体协调方，但是这些方子也是从《伤寒论》中来的，没有超出伤寒方的范畴。如果没有小柴胡汤，治疗上就毫无协调可言，我也没有能力创立一个小柴胡汤。

从中医文献来看，有 7611 家中医著作、60 多万个方剂，但协调疗法只有小柴胡汤。小柴胡汤是双向调控，它既是泻药也是补药，既是凉药也是热药，既是升药也是降药，既是收药也是散药，寒热、收散，升降、补泻作用都有。协调疗法不是随便说说就行，要在临床上能把病拿下，治疗上能兑现才行。我在临床几十年观察小柴胡汤，确实有协调整体、双向调控的作用，我后来创立的协调方还是根据小柴胡汤，并没有超出《伤寒论》。

证就分部证、病证、汤证三大类，分类到汤证就到头了。但是，汤证数量多，如何区分是一个问题，因此，仲景给每个汤证命了名。仲景命名方法是这样的：如果用此方治愈此病，则该病证就用此方命名。因此，非此方不能治此病，非此病不能用此方，方与证两相辉映，相得益彰。用此方把病治好，用此方命名此证，如柴胡汤治的病，汤证就叫柴胡证，等等。仲景这种命名法有什么好处呢？好处就是汤证之间不易混淆。我们辨证出错的原因常常是把汤证混淆了，如果不混淆就容易把病治好，也利于我们清清楚楚地学医。

辨证论治的大法就是抓主要矛盾，在辨证上要把部证、病证、汤证分得清清楚楚，这样，辨证上就不会存在有似是而非的道理；在论治，我遵循"三定"原则，即定证、定方、定疗程，这样，整个看病过程都是清清楚楚的。

定证、定方、定疗程之中最不准确的是"定疗程"，因为定疗程是根据很多同类病人治疗时间相加的平均数，是经验主义。再者，病人在服药过程中有干扰因素，如感冒等，也造成了疗程的不准确。虽然疗程不准确，但是总比不定疗程要强。对于顽固病，往往是治疗几年都没有好，如果要让病人坚持服药，却不告诉病人疗程，病人就不知道什么时间可以痊愈。病人会边服药边怀疑，我的病到底能不能好？在什么时候好？疗程好比"五年计划"，可以给病人一个参考。这样，可以发挥病人的主观能动性，提高病人对治疗的信心。因此，我们在治疗上坚持"三定"原则，治疗方剂绝对不能轻易改变，这种做法很适宜远路来的病号，越远的病人疗效也越好，因为远路来病人对我们高度信任，服药不打折扣。而附近的病人有坚持服药的，有不坚持服药的，效果因此不如远路病人的好。

所以，依我自己60年临床经验来看，从《伤寒论》学习中医是唯一途径。这样学出来的人是扎扎实实的，技术比较过硬，而且《伤寒论》的方法简要，并不难学。今天，大家可以当老师，我当学生，来考考我，看看我在临床上有什么难题解决不了，大家提出问题，我来解答。

七、"辨证论治"的方法

第一，以治求证。

张仲景为我们提供了很多的学习窍门，"以治求证"便是一法。张仲景在临床上也会遇到困难，有些病也不知如何是好，仲景采取了一个办法叫"以治求证"。《伤寒论》100条："伤寒，阳脉涩，阴脉弦，法当腹中急痛，先与小建中汤，不差者，小柴胡汤主之。"通过条文可知，张仲景在遇到这个病时也有难处，但是，仲景有方法把这个困难解决了。"阳脉涩，阴脉弦，"也就是寸脉涩、尺脉弦的意思，病人只是腹中急痛，再没有其他症状。这样情况在临床上很常见，寸脉涩就是寸脉"大小不等，快慢不等，有力无力不等"；尺脉弦是指尺部脉管较硬，临床上多见长弦脉，提示升结肠内有黏液。

见到长弦脉时，如果十二指肠球部触之有压痛，这是十二指肠有炎性反应的指征，也可以拍片助诊。世界大溃疡病学家弗莱克尔说"十二指肠炎就是溃疡的初期"，不论是炎症还是溃疡，我的治疗都从长弦脉着手。关于长弦脉的形成，十有八九是因为患痢疾后升结肠内黏液存留。黏液存留约 10 年左右会侵犯十二指肠球部，球部初期是炎症反应，后来炎症破溃形成溃疡，所以炎症与溃疡是一个本质的两种现象。

关于《伤寒论》100 条，仲景也辨不清是小柴胡汤证还是小建中汤证，因为这两种情况的脉与证是相同的。仲景为了区分此两证，想出了一个好办法，先用小建中汤治疗，如果无效再用小柴胡汤，因为用小建中汤不会把病治错。

用现在的认识来分析小建中汤证和小柴胡汤证的发病机理，小建中汤证是胃肠虚寒引起的平滑肌痉挛，病机是有虚有寒。所以，小建中汤组成是桂枝汤倍芍药和饴糖而成，加芍药可以使桂枝汤的作用从表部进入里部，芍药和甘草可以缓解平滑肌痉挛，因此可治腹中痛。另一种情况并不是因虚寒引起的平滑肌痉挛，而是因植物性神经功能紊乱，迷走神经偏亢引起腹痛。因此，两种情况的脉、证同，但是治法却不同。如果是植物性神经功能紊乱引起的痉挛，非用小柴胡汤不可。心脏、胃肠均受植物神经支配，迷走神经支配胃肠的分泌和平滑肌的收缩功能，因此要用小柴胡汤。仲景虽然从症状上分不清小建中汤证和小柴胡汤证，但是通过治疗的先后次序，可以得出正确的判断。先用小建中汤作探测，探测必须不妨碍机体，不产生副作用而加重病情，如果小建中汤治疗无效，然后再用小柴胡汤。通过治疗才能得出小柴胡汤证，这就是以治求证。

第二，以证求证。

《伤寒论》237 条："阳明证，其人喜忘者，必有蓄血，所以然者，本有久瘀血，故令喜忘，屎虽硬，大便反易，其色必黑者，宜抵当汤下之。"此为蓄血证。蓄血都在肠道内，一般无明显症状，仅见喜忘，因此此证不容易知道。所谓喜忘，就是忘得很特殊，遇事随之便忘。仲景通过喜忘证，推知里部有蓄血，所以用抵当汤。这就是以证求证，通过喜忘证，求出蓄血证。

关于胃肠道蓄血与大脑皮层的关系，中医治疗有一定线索。中医治疗神经错乱时就是从胃肠道入手，用大承气汤、大陷胸汤、大陷胸丸、瓜蒂散等治癫狂就是一个例证。例如46年前治疗过一妇人，身受刺激，登高而歌，处以大陷胸丸，泻下大便如棋子，像石头一样硬，吃了二剂而愈。说明大脑皮层虽然高高在上，但是与胃肠道关系很大。我猜想，大脑皮层紊乱都是因为从胃肠道吸收了刺激因子刺激大脑皮层产生的紊乱，不然为什么排出大便后，精神紊乱症就好转了呢？西医证明，人每天平均喝水2500g，肠胃测验实际吸收8100g，是摄入的3倍，说明吸收之后还能返回，再吸收。伤寒病产生的狂乱症，非用下法不能好病，就是因为下法将胃肠道刺激因子排除后，大脑就清醒了，所以我们以前治狂证，也用催吐法，也用大承气，也用陷胸汤，疗效都很好。

第三，以日推证。

《伤寒论》301条："少阴病始得之，反发热脉沉者，麻黄附子细辛汤主之。"302条："少阴病得之二三日，麻黄附子甘草汤微发汗，以二三日无证，故微发汗也。"病情一个是始得之，一个是得之二三日，都有发热、脉沉，症状很简单。但是在始得之时，用了麻黄附子细辛汤，而二三日后，虽然还是那些症状却用了麻黄附子甘草汤。这两个汤证不是在症状上有差距，而是在发病的日期上有差距。根据辩证法："宇宙一切事物一直在前进，一直在发展，永不停滞。"二三日在发热上还属于量变阶段，量变达到极点才是质变。发热按推理来看，二三日发热应当比始得之要升高一些，如果还按始得之的发热来治疗就不行了。

这一条可以看出我们的张仲景老师在辨证上的细心，所以何颙说仲景"用思精"。辨证之精细，用思之精良，能够做到按日期辨证，从古至今是很少见的。由于二三日的热与始得之的热完全不同，仲景就把细辛的辛热换成甘草的甘凉，如此很细的差别，仲景都做出了区分，可见仲景之精细。

第四，以脉测证。

《伤寒论》214条："阳明病，谵语，发潮热，脉滑而疾者，小承气汤主之，因与承气汤一升，腹中转矢气者，更服一升，若不转矢气者，勿更与之，明日又不大便，脉反微涩者，里虚也，为难治，不可更与承气汤也。"

关于脉滑而疾，一息六至为数脉，一息八至为疾脉，疾脉相当于心率每分钟140次左右。如果心率再快，就产生了心房纤颤，无法计数了。疾脉是一个关键性的脉，容易出现错误，易被假象迷惑。滑脉标志体内有实有热，热实证多数出现滑脉。所谓滑脉，需要先平出脉的柔软度，如《伤寒论》113条"其脉不弦紧而弱"，脉管柔软则为弱，脉管硬则为弦。虚实是平脉管中血浆的充盈度，血浆越多，充盈度越大。热则膨胀，寒则收缩，膨胀脉管变软，收缩脉管变硬。在平基础脉的时候，弱脉和弦脉是相对的，柔软是弱脉，硬脉叫弦脉，滑脉是复合脉，是柔软脉和充盈脉复合而成，是实热的重要表现。近三百年来，把紧脉去了，变成了弦滑脉，紧脉实际上就是弦脉和实脉复合起来，脉管充实有力。滑脉一般是（平素）身体很好，有热，而且非常充实，滑脉代表的是实证。从214条来看，"谵语、发潮热"如果是滑脉，都属阳明证。但是，如果出现疾脉说明病情变化了，提示是危候。所以，仲景小心谨慎、战战兢兢地对待这个病，先用小承气汤试探一下。因为小承气汤的性质是阳明病与太阴病的中间方，厚朴、枳实治疗太阴病，大黄治疗阳明病，所以小承气汤是个中间方。所以张仲景在测试阳明病和太阴病的时候都是用小承气汤，如果服后转矢气者属阳明，不转矢气者属太阴。

　　仲景为什么要小心翼翼地做测试呢？就是因为病情出现疾脉的缘故。支配胃肠道平滑肌的是植物性神经，交感神经和迷走神经这两种神经有主次之别，以迷走神经功能占优势，有利于胃肠道分泌功能，并且使心率减慢。因此，胃肠病见到迟脉，一般问题不大。长期患胃肠疾病的患者，一旦出现疾脉，则必死。因为疾脉的出现说明迷走神经功能低下，胃肠机能衰竭了，所以，胃肠病见疾脉要小心对待。如果这种情况下，误以为是阳明病，用了大凉药，治疗一下子就出大问题了，巴普洛夫把这个叫作"负诱导"，病情由兴奋转成抑制。

　　下面，讲述一个特殊的脉象，叫趺阳脉，我叫"看家脉"，《伤寒论》原序上提到了趺阳脉："按寸不及尺，握手不及足，人迎、趺阳，三部不参，动数发息，不满五十，短期未知决诊，九候曾仿佛；明堂阙庭，尽不见察，所谓窥管而已，夫欲视死别生，实为难矣。"

由此，我引一段故事。1960 年，西山矿务局有 3000 多矿工，突然有一天就死了 16 个，卫生局王局长把我、杏花岭医院的内科主任谢惠芬、中心医院的赵秀平 3 个人找来，指示说："你们堵不住矿工的死亡，都不能回来。"我们吃住在矿务局，当时正有 3 个紧急病人，我们 3 个人都去会诊。4 点钟看完后回到办公室，有 2 个院长和 1 个主任，加上我们 3 个人，一共 6 个人一起讨论病情。谢惠芬主任和赵秀平都是西医，他们先发言，认为病人是因为缺钾导致心衰而死亡。咱们中医只平脉，我只把平脉的情况说了一下："一床危在倾刻，二床没危险，三床有陈旧性心脏病。"院长一听，立刻生气地说："散会。"把灯一关，当时天已黑了，不欢而散。院长心里肯定在想：你们中医落后到了什么地步，竟断出这样荒唐的结果。

第二天中午，一床病人坐起来了，喝了点米汤，说话也如常，谢惠芬对我说："你看，这个病人没什么危险。"意思是说我的判断不对。但是，到了下午 3 点多钟，一床的病人突然不行了，二院张主任还有一院的几个大夫赶紧抢救，至 5 点多病人去世了。关于二床病人，在第二天中午 12 点出院了。三床病人的心电图诊断报告也出来，确诊为陈旧性心脏病。当时矿务局医院的心电图机坏了，请市中心医院的人带心电图机来诊断的。我们在矿务局医院一共 16 天，曾有个外科的陈大夫，是北医毕业的大专家，他很着急地把我请去看一个病人，病人腹胀很严重，他问我："你看一看这个病人怎么样？是不是危险？"我说："是蛔虫证，没事。"后来，病人大便出了 60 条蛔虫，肚子里头还是有蛔虫。

关于这次在矿务局医院的治疗，曾在当时引起不小的轰动，掀起了一个"摸脚脖子"的高潮，就是摸跌阳脉，我把这个脉叫"看家脉"。当时为什么可以做出正确判断呢？因为人到了危险的时候脚上的脉先绝，手上脉还是与正常人一样，也不快不慢，老百姓说是临死不带灾。第一床病人的足脉已绝，第二床病人的足脉是正常的，第三床病人的手和足的脉搏有间歇，脉有间歇是陈旧性心脏病的表现。

作为中医首先要看重自己的本钱，趺阳脉是"看家脉"，如果病人脚上脉没了还给病人用药，病人很可能死在当下。出现这种情况，病家可能认为是医生给治死的，会引起很多麻烦事。这样的话，医生就没有看好自己的家，把本钱都丢了。

在遇到危证时，医生不能急着用药，《伤寒论》上"通脉四逆汤""四逆汤""白通加猪胆汁汤"都是治疗危证的。但是，仲景治疗时都是在摸脉后再治疗，并且要与病家事先协商好。如果不说清病情的危险性，如果病人去世了，那医生就麻烦了，所以要注意这些情况。

最后，我们介绍徐灵胎的一段话，作为我们今天讲辨证方法的一个总结吧。徐灵胎在《兰台轨范》说："知病必先知证，凡一病必有数证，有病同证异者，有证同病异者，有证病相因者，有证病不相因者，合之亦曰病，分之则曰证。同此一证，因不同，治法亦异，变化无穷，当每证究其缘由，评其情况，辨其异同，审其真伪，然后求其治法，辄应手而愈。不知者以为神奇，其实皆有成法也。"

"凡一病必有数证"，如六病纲领就有数证。

"有病同证异者"，如阳明病篇 242 条："病人小便不利，大便乍难乍易，时有微热，喘冒不能卧者，有燥屎也。"252 条："伤寒六七日，目中不了了，睛不和，无表里证，大便难，身微热者，此为实也。急下之，宜大承气汤。"这两条病是相同的，但证是不同的；前者是"乍难乍易，小便不利"，后者是"目中不了了，睛不和"。

"有证同病异者"，如 100 条："伤寒，阳脉涩，阴脉弦，法当腹中急痛，先与小建中汤；不差者，小柴胡汤主之。"这一条中，小建中汤证与小柴胡汤证是相同的，但是这两种病完全不同。

"有证与病相因者"，如 182 条："问曰：阳明病外证云何？答曰：身热，汗自出，不恶寒，反恶热也。"这里是阳明病的外证，内外是相因关系，"诚于中，形于外"，里热外也热。

"有证与病不相因者"，如少阴篇317条："少阴病，下利清谷，里寒外热，手足厥逆，脉微欲绝，身反不恶寒，其人面色赤；或腹痛，或干呕，或咽痛，或利止脉不出者。通脉四逆汤主之。"本条本是大寒证，却出现"面色赤"，说明证和病不相因。

"合之亦曰病，分之则曰证"，如148条："伤寒五六日，头汗出，微恶寒，手足冷，心下满，口不欲食，大便硬，脉细者，此为阳微结，必有表，复有里也。"本条这六个证，分开来算是证，合起来算是个病。

"同此一病，因不同，治法亦异"，如311条："少阴病，二三日，咽痛者，可与甘草汤，不差者，与桔梗汤。"同样是个咽喉痛，先与甘草汤，不差者与桔梗汤。

"不知者，以为神奇，其实皆有成法。"辨证有方法，有窍门，掌握了方法才能做到准确辨证。

八、再谈"经"与"病"的关系问题

在《内经》上已经把表部的界限分得很清楚了，为什么《内经》不突出"三部"呢？这与时代有关系。《内经》中最好、最科学的记载是经络学说，治疗疾病的主要方法是针灸，汤方只有13个，而且这十三方还是残缺不全的，也可能是后人补加的，什么疾病也解决不了。相比之下，《内经》对针灸讲得特别详细。把人体划了20条经线，每一条经线有若干个穴位，对每个穴位都定出了它治疗疾病的功效，内容编辑对我们的学习和运用都带来了很大的方便。人体上600多个穴位掌握起来是很困难的，《内经》就根据经络这一特殊构造，划出20条经线，将600多个穴位由分散到高度集中。这样，我们要通过《内经》来研究经络学说就再清楚不过了，非常好学！

我们要纠正一个中医存在了 900 年来的错误思想，就是"把经络当作疾病"，这是完全错误的。《内经》上对病的区分是按照寒热虚实来分的，针对的是经络的寒热虚实，如寒证扎哪个穴，该用什么手法等。热证、虚证、实证也都是同理。通过 20 条经线标记出的经络是组成人体的物质，并不是病。每一个经络有 4 种病出现，即寒证、热证、虚证、实证，这些内容《内经》上记载得非常清楚。可是，中医传统势力特别顽固，就改变不了这个旧脑筋，认为经络就是病。也许，是因为有太阳、阳明、少阳、太阴、少阴、厥阴这些名称起了误导的作用。既是如此，这才只有 6 个名字。六经加上手经是 12 条，这还差着 8 个呢，还有任脉、督脉、阴跷、阳跷、阴维、阳维，难道这些就不算数了？传统的习惯势力因为经络有三阴三阳的名字，就把六病叫经络了。

张仲景的六病是对疾病的命名，与经络学说是完全不同的体系。《内经》讲的都是热邪在经络上面的传变，一天是太阳，二天是少阳，三天是阳明。热邪是随着经络传变的，热邪头三天用汗法，后三天用下法，而仲景的太阴病、少阴病、厥阴病，能用下法吗？《内经》上的太阴病、少阴病、厥阴病，讲的是同一个热病，是随着经络传变的，今天在太阳、明天在阳明，后天在少阳。如果在阳经上就用汗法，在阴经上就用下法。

关于"六经"与"六病"的问题，我们在座的各位未必能完全弄清楚。这个问题在《内经》上说得很清楚，在《伤寒论》上也说得十分清楚，可是到宋代的朱肱以后，也就是近一千年来，这个认识就乱了，硬要把"病"当"经"来讲，而且对"经"的解释各家也不相同，有的讲"经"是六经，有的讲"经"是十二经，有的当"部"讲，有的把"经"叫界限的界，彼此各不相同。

我认为，不管对"经"如何解释，只要把"经"当成"病"来解释都是错误的。"经"是组成人体最大的一个组织，与血液、肌肉、骨骼、神经一样，都是组成人体不可缺少的东西。经络上可以得病，得了病是要按寒热虚实来解决了，病的名字叫寒热虚实，与得病的经的名字结合起来。

"经"是一条线，因此在扎针时就出现"循经感传现象"。我在西安的时候，有个叫刘子平的医生，当时西安那么多针灸家，只有刘子平一个人能做到"循经走穴"，扎上针让病人说反应走到哪里了，其他人谁也不行，这是手法的问题。石华明是最著名的针灸家，他也搞不了这一套，他不能扎上针让病人保持这种"循经走穴"的反应。

对于经络，我们始终要清楚，它是组成人体的一部分，不要当成病，不能仅因为与六病的名字相同就当成病，其实是名同而实异。如儿童医院有个刘绍武，市中研也有个刘绍武，从名字看是一个，可不是同一个人。经络上的太阳经与太阳病也不是完全相同的，太阳经是一条经线，太阳病是全身性的，整个表部都属于太阳病的范畴，而各经络在表部都有，太阳经它能包括得了太阳病吗？不知道中医怎样就生搬硬套地把经络与疾病强拉成了一个了。这是中医一千年来的错误，只因为是权威人士提出了，后来人就跟上来了附和，尽管从古到今对六经的说法也不统一。

学说要区分"是和非"，对就是对，不对就是不对。刘渡舟曾把胡连玺写的《试论〈伤寒论〉"六经"当为"六病"》这篇文章放到他的手提包里反复看。后来卢祥之问他如何看待"六经"和"六病"的问题？他说，我是主张经络的，但我有个徒弟王琦主张"六病"，我也不反对。学说应是无古今，无中外，无尔我，以是者为是，非者为非，永远以先进代替落后，哪能说得都对呢？病人也是好人，好人也是病人，这是什么道理？治学态度应当是严肃的，是分是非的，对就是对，不对就是不对。今天我们要纠正我们头脑中的错误，病就是病，病不是经。病不是常在的，经络到任何时候都是常在的，是组成身体的一部分，可以得寒证，也可以得热证、虚证、实证，存在寒热虚实的反应。

《内经》对三部划得很清楚，但是，因为重视了针灸，就对三部不太突出了。针灸可以顺着这一条经线，通过"感传现象"循经取穴。汤药的反应却不同，汤药是从里达表有大面积的治疗作用，如不划分为三部，就不符合事实了。因此，汤药的反应就得按部来，药性大面积地扩散就如同用拖拉机大面积耕种一样，是由里达表的全身性反应。

九、表部

关于"辨证方法"的问题就告一段落了，下一步是讲解"三部的划分"，进入技术操作的范畴，之前讲的主要是学说研究方面的问题。

三部的划分、六病的建立、合病、并病等内容是属于操作技术范畴的问题，临床看病必须要掌握技术，没有技术，给病人治疗就有困难了。因此，我们要把学术讲通，同时也要技术过硬，要在学习上打一场攻坚战，希望大家多加努力。我的表达能力有限，一些问题表达不出来，因此，大家在涉及技术方面问题时要多提问。我年纪大了，迫切地想把我所知道的一知半解的东西告诉给大家，"知无不言，言无不尽"。

"三部"就是表部、里部、半表半里部，"三部"构成了整体，整体是三部的共性，三部是整体的个性，没有个性就没有共性，整体由三个个性联系起来形成了整体性。我们在"整体的概念"一节讲解了整体，今天我们要把整体的个性介绍一下。三部各有它独特的功能，这独特的功能在得病时，反应各不相同，这对于辨证论治有很大的影响。因此，医生必须知道三部个性以后，才能使辨证论治有精确性。

下面，我们先介绍表部。

人体与大自然的空气发生密切关系的这个部位叫表部，它有它自己的独特性，不仅表现在结构上，而且表现在功能上。人体受病只有这样三个路径：一是来自大自然的空气，二是来自进入里部的饮食，三是来自半表半里部的血液。

凡接触空气的地方都要划为表部，第一是体表，接触空气平均是 $2.5 \sim 3.5 \text{m}^2$；第二是肺，肺接触空气的面积最大，有四亿个细胞，与空气接触面积是 60～100m²。关于肺的表面积，苏联一个大生理学家巴甫洛夫的徒弟见克弗的《生理学》介绍是 60m²，现在测量是 100m²。总之，还是肺与空气接触面大，接触疾病的因素也多，所以中医讲"肺与皮毛相表里"。另外，还有一个"体温"的问题。人体热量一共是 2470 千卡，通过体表辐射、对流的热量是 1795 千卡，因此，体内热量的发散大部分集中在肺与体表上，只 1.8% 热量通过二便放散。如果体表散热不足，这些热量就要集中到肺里去代偿性散热，这样，肺就出现出毛病了。现在有人在青蛙身上做试验，青蛙割掉了肺还能活 6 天，割掉了皮肤立刻就死。有些低等动物没有肺，完全用体表呼吸，所以，肺和皮毛的关系是十分密切的。

里部完全是由平滑肌组成，上自食道，下至肛门，这么连成一个整体。半表半里部是血液，人体有 10 斤血，周而复始，连成一个整体。肺和皮毛根本不在一块儿，它们怎么就成了一体了？里部是通过平滑肌连起来的，半表半里部是通过血液连成一体的。肺与皮毛是怎么连成一体的，大家知道吗？是用"气"连成一体了。《内经》讲："肺，气之帅，诸气皆属于肺。"所以，肺和皮毛虽然从结构上看不是一套，然而气把它们连起来形成了一个整体。

下面说说表部受病的问题。《皮部论》说："风者，百病之始也，是故百病之始生，必先于皮毛。"现在叫空气，古代叫"风"，这里的"百病"不是指发生在三部范围上的，而是指表部范围上生的百病。表部上的百病都是从空气产生的，通过空气到了人体，一个作用于体表，一个作用于肺，中医叫六淫，包含"风、寒、暑、湿、燥、火"；西医把表部病因叫细菌、病毒、立克次体等这些名称。

关于表部的病因，是西医看法对还是六淫提法对呢？还是两个看法都对？咱们都生在西医时代，对中西医学都要做到知彼知己。现在，医学面临这样一个社会问题：患者把西医的认识和传统医学的认识都混在一起了。我们为患者服务，如果不了解中西医学的看法，与患者交流就没有共同语言了。现在人们的文化程度都增高了，都有知识，我们要讲出一个没有道理的话，就交代不了患者。有些患者总要问医生一些问题，病的来龙去脉，你今天解释不了，患者就不满意，尤其是受过现代教育的病人，医生必须把有关疾病的道理解释清楚。

首先，我们来分析一下"六淫"这种看法对不对。中国古代时候没有显微镜，也无法知道病毒、细菌这些实体。但是，中医懂得一个道理，不管哪一种病毒或细菌都必须有它生活的环境、土壤，没有一定的生活土壤它就不能存在。中医清清楚楚地认识到，造成病的环境都要通过这六种情况，即风、寒、暑、湿、燥、火。所以，古时候中医治疗就是通过改变细菌、病毒的生活环境和土壤，就把病给解决了。就如我们要消灭水里的鱼，只要把水淘干，鱼也就死了。

病原微生物致病必须具备一定的条件，美国的培登考夫斯基提出了"三因论"：第一个是必须有病邪，即病原微生物；第二个是病体，即"邪之所凑，其气必虚"的机体；第三个是适合于病原微生物生活而不适合于机体的环境。必须具备这三个条件才能产生疾病，单单是细菌不能产生疾病。美国的培登考夫斯基做过实验，在身体健康时，把500单位的霍乱弧菌喝进去也不能致病。我们也看到，一些伤寒病人痊愈后肠道内仍有伤寒杆菌却不发病，霍乱病人痊愈后胆管内还能找到霍乱弧菌，脑膜炎病人好了还能从脑脊液查出双球菌来，等等。所以，如果没有适合细菌生存的环境，即使有细菌存在，也不能致病。

西医也不是"唯菌论"，如青霉素抑制转肽酶的生成，使细菌吃的黏肽不能产生，导致细菌死亡。因此，凡不吃黏肽的细菌，青霉素都不起作用，这说明青霉素的作用也不是直接杀菌而是间接杀菌。磺胺的作用使二氢叶酸和苯甲酸不能产生，凡吃二氢叶酸和苯甲酸的细菌因为得不到养料而死亡；对于不吃二氢叶酸和苯甲酸的细菌来说，磺胺无效。

中医"六淫"学说认为，如果细菌因为病邪"风"而繁殖的就要用祛风药，因为"寒"而繁殖的就用祛寒药，因为"湿"而繁殖的就用祛湿药，因为"燥"而繁殖的就用润燥药，等等。这种用药的方法就是利用"细菌需要在一定的环境中才能生存"这一原则。因此，我们只要改变细菌生存的环境，细菌就不再产生。事实上，中医这种方法比杀菌药效力要大得多，而且安全。比如结核菌，硝酸、硫酸类的药物都能杀死它，但是人不能服用。

细菌到了机体上起作用都需要有一定的土壤、一定的环境、一定的生活条件，我们中医把细菌的生活条件拿掉，它就不能活下来，这就是对付六淫的办法。所以，中医通过改变细菌的生活条件，恢复了人体正常的条件，这是治疗表部病的一个大法。

十、里部

里部的构造比较系统，就是这条由平滑肌构成、上自食道下至肛门、曲曲折折形成的一个管腔。里部也是有其特殊性，即适应饮食，除了里部，其他器官都适应不了。里部是上至食道、胃，下至小肠、大肠、肛门，因此，里部是容易理解的。

在里部，胃起着主导作用，其他起着辅助作用，处在次要和服从的地位。《素问·五脏别论》："胃者，水谷之海也，六腑之大源也。"《灵枢·玉版》："胃者，水谷气血之海也。"《灵枢·师传》："六腑者，胃为之海。"这些都是在讲胃的主导性。

每一部都有一个重心，表部的重心是肺，起着主导作用；里部的重心是胃，起着主导作用。明确每部的重心，对于学习是很重要的。毛主席在《矛盾论》上说，诸种矛盾存在，只有一个矛盾做主导，其他处于次要和服从的地位。

胃肠道上自食道，下至肛门，曲曲折折，形成了一个形态多端、在脏腑中最为绵长的器官，其总作用正如《灵枢·本脏》所说："六腑者，所以化水谷而行津液者也。"说出了里部总的作用，为气血之源，精神之本，故有"纳谷者昌，失谷者亡"之说，而在脉诊上也有"脉弱以滑，是谓有胃气，命曰易治"的垂训。在诊断生死上，胃脉非常重要，先天之本是肾，后天之本是胃，要判断一个病能治不能治，胃脉也是一个关键。

我们介绍一下平脉的方法。中医对于平脉很混乱的原因就是对脉的几种基本情况分不清，因为分不清，所以平出的结果就不准确了。机体上有七个基础脉，即长度、深度、宽度、硬度、幅度、充盈度、节律，把这七个基础脉弄清楚以后，平脉就不易弄错了，不然的话，就会出现一个人平出一个样来的情况。

什么是胃脉？"脉弱以滑，是有胃气"，意思指脉特别细小、软弱，却带有滑象，这个脉象的特点是"不管脉怎么细，仍然要中间搏动有力"。临床上，有些病情危重的病人，脉的宽度只有正常时的三分之一，叫细脉。如果不到三分之一，不能叫细脉。滑脉是一个复合脉，首先平出脉管的柔软度，这是平脉的硬度，再加上中心搏动有力，这是平脉的充盈度。脉管柔软，而且中心按之有力，为滑脉。如果脉管硬，加之脉管中心搏动有力叫紧脉，又称弦脉。近三百年来，自叶天士以后，把紧脉去掉了，改为弦滑脉。我们在临床看病时，遇到病程很长的病人，身体也垮了，要判断病情有没有希望治好，平胃脉也是很重要的。脉弱以滑，说明有胃气，说明还可以治。平胃脉是医生在临床上需要过硬的地方，关乎实际操作。如果一个很危险的病人请你去看，你要对病情做出正确决断，不能有任何含糊。

在目前看来，六腑有 40 多种胃肠激素的分泌，在胃肠道起着消化作用。这些激素都是肽，肽在蛋白质中属简单分子，这些肽通过彼此促进、彼此制约而构成功能上的合胞体，其中最主要的是胃黏膜分泌的胃泌素。通过胃泌素的刺激能引起其他器官分泌胃酸、胃蛋白酶、胰酶、胆汁、胰岛素等以消化饮食，这就与中医所说的胃主"腐熟水谷"的道理是一致的。胃泌素还能增加食管下段的张力，松弛幽门、胆道、回盲部的括约肌，从而有助于胃的排空过程。把胃的食物排到小肠去的作用，叫排空。不同食物的排空时间也不同，水10分钟排完，糖2小时排完，蛋白质和脂肪3—4小时排空，所以我们每天吃三顿饭是有道理的。这一有规律的排空下降过程，符合中医"胃主降"的功能。

消化系统主要有两个作用，一个是吸收，一个是排泄。一般吸收功能都在小肠中段，"食之于胃，散精于肝"。人进食后，食物经过胃的消化后进入小肠，从小肠吸收后到了肝脏，在肝脏转化成人体所需的各种营养，如糖转变成葡萄糖，脂肪变成脂肪酸和甘油。蛋白质首先在胃中经过胃酸、胃泌素的消化，进入小肠后转化成20种氨基酸，经血液吸收到肝脏后转化为球蛋白、白蛋白、纤维蛋白原等以供应机体各组织的再生作用，机体的酶类、激素、抗体等都需要蛋白质的参加才能合成。

中医讲"脾主运化"，这个问题西医不好理解。在西医看来，脾明明是个造血器官，与消化有什么关系？苍、白二术为何又是健脾燥湿的药？关于这个问题，我们认为，所指不同，求之亦异。

中医所讲的"脾的功能"如果表现在运化方面就是指小肠中段的吸收作用，就叫"脾主运化"。"饮入于胃，游溢精气，上输于脾，脾气散精，上归于肺，通调水道，下输膀胱，水精四布，五精并行。"从这段精辟的论述来看，中医把统帅吸收的功能归于脾，指的是功能上的而不是解剖上的脾。

小肠的吸收功能与脾的运化作用不无关系，就像司令员在司令部指挥打仗，运筹于帷幄之中，决胜于千里之外，指挥地点与战场虽分两地，实则相连。现在是脾在发号施令，"游溢精气"。用"游溢"二字形容吸收作用很形象，"游"是指小肠的动作很缓慢，似鱼在水中游动；"溢"是由于运动使肠管内压力增大，促进水谷精微进入乳糜管的过程，肠腔的压力高于肠壁乳糜管内的压力，则出现"溢"的现象。"游溢"形象地说明了脾的吸收运化功能。这就是脾的功能，由于脾统帅，在小肠才产生了吸收功能。

如何理解"健脾燥湿"？把脾的功能建立起来，游溢功能才能得到加强。"湿"的定义是什么？机体任何地方的水分停留而不能被身体所支配，叫"湿"。湿的最早症状是"重"，身体自觉沉重，严重时的症状是水肿，"重"与"肿"是一个本质的两个现象。

湿在里部的表现是：小肠内不能吸收的水分停留于肠内，在下表现为腹泻，在上表现为呕吐。所谓燥湿，就是增强小肠的吸收功能，把肠道内多余的水分吸收。虽然很抽象，但与西医看法是相符合的，中西医在这个问题上没有冲突。

中药两千六百多味药就是苍、白二术能健脾燥湿，而西药里面一个也没有。如果临床上遇到这类病情，医生该如何处理？实际上，小肠吸引功能减弱是临床上经常出现的问题。就这一点而论，西医也应当学习中医。我认为，中西医之间只是存在对病情表述方面的不同，但问题本质是同一个道理。

十一、半表半里部

半表半里部以血液为中心，血液循环周身，灌注百骸，没有一个器官、一个细胞、一个关节不需要它的灌注。如果哪一部分得不到它的灌注就会立刻坏死，任何地方得不到血液就失去了它的功能。

《素问·五脏生成》上说"肝得血而能视"，这就是夜盲证的道理。肝脏得血才能产生维生素 A，维生素 A 刺激视网膜色素体，才能看得见；要是缺维生素 A 就成夜盲证了。所以，夜盲证的病人吃动物肝脏、鱼肝油之类的食物就能看得见了。

"肝得血而能视"的道理乍听起来觉得荒唐，但是完全合理。所以，我们要重视我们老祖先的聪明才智啊，《内经》是在公元前几百年形成的，都有如此合理的认识。

人一切活动都是从血而来的，没有血液的供应，一切功能都要失灵，都要坏死。半表半里部起主导作用的是心脏，"心者，五脏六腑之主也，心动则五脏六腑皆摇"。

毛主席说："诸种矛盾存在，只有一个矛盾做主导，其他都处于次要和服从的地位。万千的学问家和实行家，因为不懂得这种方法，结果如坠烟海，找不到中心，也就找不到解决矛盾的方法。"所以，抓主导是治学的方法，在马克思以前没有人认识到这个方法，之后才认识到这一方法。这就是抓住重点，带动全面，是执简驭繁的方法。治学找不到重心，找不到主导，就得不到要领，是一团乱麻。三个部位分别有三个主导，这样在认识问题和解决问题上就比较简单了。

我们在临床上，也学习抓主导的方法，如遇到"聚关脉"，不论是什么样的疾病，都要用调胃汤；遇到"涩脉"，都用调心汤；遇到"上鱼际脉"，都用调神汤，这就是在治疗上抓主导的方法。十三冶公司有一个蛛网膜下腔出血的病人，瘫痪六年在床，我在诊断上发现她有上鱼际脉，用调神汤3副，病人就可以下床了，服6副就可以外出了，前几天有大夫还见到这个老太太，身体很好。还有一个江阳化工厂的工人，李文铎大夫诊断是"脊柱炎"，陆建诚大夫诊断为"脊髓空洞症"，后来去了北京，又到了上海，最后还是回来找我们看。我发现有上鱼际脉，吃了140副调神汤，一切恢复正常。所以，抓重点很重要，这是个执简驭繁的好方法。只要在诊断上准确无误，治疗上越简单越好，不要搞烦琐主义。

关于血液中的营卫问题。《灵枢·营卫生会》曰："人受气于谷，谷入于胃，以传于肺，五脏六腑皆以受气，其清者为营，浊者为卫，营在脉中，卫在脉外，营周不休。"《内经》把血液中两种精华的物质"营"与"卫"的性质、来源、变化的情况介绍出来了。《灵枢·营气》："营气之道，内谷为宝，谷入于胃，气传之肺，流溢于中，布散于外，精专者行于经髓，常营无已，终而复始。"也说明了营卫都是通过中焦的水谷精微而来的。为什么要提到"气传之肺"呢？因为水谷精微由中焦入血，到肺与氧气结合。如果不经过氧化，不能生成营。经肺与氧结合的血液从里达表，表里相关，相互作用，从而生成营卫。营和卫的体积不同，卫的体积小，营的体积大。因此，"营行脉中"，营只能行于脉中；"卫行脉外"，卫则可以行于脉外，而不受脉道的限制，这就是血液中两种精华物质的运行。

从"清者为营，浊者为卫"来看，卫在机体上起保卫作用，它有吞噬作用，把侵入体内的"浊"的东西，如细菌、病毒和代谢产物吞噬掉，就变浊了。营纯粹是起营养滋润的作用，它是清的，营周不息，供给机体各组织器官营养物质。

营者，营养的意思；卫者，保卫的意思。这两种精华物质共同组成机体正常活动的基础。营和卫是性质不同的，它们的作用在《素问·痹论》就解释清楚了："营者，水谷之精气也，和调于五脏，洒陈于六腑，乃能入于脉也，故循脉上下，贯五脏，络六腑也。卫者，水谷之悍气也，其气慓疾滑利，不能入于脉也，故循皮肤之中，分肉之间，熏于肓膜，散于胸腹。"

营的功能在于"和调五脏，洒陈六腑"，我们的老祖先对营卫的功能从概念出发，所作的定论与西医基本相符。机体五脏各有其功能，且产生不同的物质，因此，需要"和调"。所谓"和调五脏"，就像是做菜，厨师的技艺在于将辛、甘、酸、苦、咸等各种味道根据每道菜的不同，分别配以不同的比例，达到食之可口，别有风味，这是很不容易的。各味多少，比重大小，如何调剂才能达到适中，这是一个复杂的有机调和过程。

机体组织器官产生出各种物质，如酶、激素等，有机物、无机物等，相互交织在一起，调和作用不是简单的功能。体内的化学元素就有 60 余种，如脑垂体后叶素、前列腺素、肾上腺素、胸腺素、性激素、胰岛素等这些激素，对于这些物质，机体不能光管分泌不管和调。"和调"靠什么？西医主要讲是酶作用，现在发现两千多种酶。中医上讲"气化"作用，因此，有人把"气化"叫作"酶化"。这看法也对也不对，因为"酶化"只是"气化"的一部分，不能包含"气化"的全部。身体内有这么多复杂的东西，如果没有一个"和调"的机制在里头掌管，其作用就不能正常发挥。

所以，身体虽然产生了各种物质，但是在供应方面必须靠"和调"机制来掌握，因此"和调于五脏"是非常重要的。如肾上腺素到了肺脏产生了加压素，然后供应机体，不多不少；前列腺素控制肾素，互相制约，互相促进，这必须有一个和调的机制。

和调的功能在于"营"，和调的目的是为了新生。同时，机体也得有个"报废"的机制存在，通过新陈代谢，把"报废"的东西，也就是代谢产物排出体外。中医把这个机制叫作"洒陈六腑"，"陈"就是陈旧的东西，就是废物；"洒"就是洒水似的均匀地向外喷洒，排到六腑，让六腑向体外排。以上说明了营的功能，而营的功能只是半表半里的工作的一部分。

第二个是"卫"的作用。"卫"是悍气，用现代的语言表达就是"勇敢善斗"的意思。经脉之间、皮肉之间卫全能到。"熏于肓膜"，肓膜就是肠系膜、胸膜这些地方，这些地方它虽然不能到，但它可以通过"熏蒸"式作用对这些地方产生一个影响。"散于胸腹"就是通过熏蒸而产生布散作用。

"卫"有这些功能起什么作用？"卫"的总功能是什么呢？就是对身体起保卫作用。保卫有两个方面含义：第一个功能就是敌人进攻的时候能善战，第二是敌人没来进攻时能防御，如战士要是不能打敌人，同时也就不能防敌人。所以，防和战都是一个本质的两个方面。"卫"就是具备这两个方面的功能，见了敌人勇敢善战，"慓疾滑利"，反应特别迅速；要不见敌人时有防卫的作用。

所以，血液里有营和卫这两种宝贵东西，一个是"和调于五脏，洒陈于六腑"，另一个是"慓疾滑利"，起保卫作用，能够与疾病做斗争，同时也能预防疾病。中医在两千多年前的这些看法与西医的认识是否相合呢？完全相合，而且说得够清楚了，营和卫是以功能进行命名，哪一个地方的生长都是靠"营"的作用，哪一个地方的保卫工作都靠"卫"的作用，这就是营卫的意思。

十二、三部六病和系统论的关系

"系统论"是现代最新的一门学说，是奥地利生物学家贝特朗菲创立的。贝特朗菲在 1936 年创立了"系统论"，之后，维纳创立了"控制论"，香农创立了"信息论"，普里戈金创立了"消耗结构论"，哈肯创立了"协同论"。这些学科都是研究系统的，也就是研究整体的，不是研究局部的。现在，世界各国的科学家都在应用系统论，通过系统论有了许多新发明。"系统论"虽然起源于生物科学，但目前已经广泛运用到各个学科去了。所以，系统论在当今社会的影响力非常大。但是，西医现在不用系统论。我们看中外杂志，没有发现一个西医讲系统论，这是什么道理呢？这还是与魏尔啸发明的"细胞学说"有关，这个学说永远也不能讲系统论。因为西医讲的细胞，细胞是最低单元，不和其他发生联系。

19 世纪初期魏尔啸在德国提出的细胞学说，西医理论就是根据细胞学说形成的，西医从辨病到治疗都是根据这个学说，西医的这个基础，在中国、外国都是一个样子，属于微观学说。虽然巴甫洛夫创立了神经学说，但不能代替细胞学说，为什么？因为西医从辨病到治疗都是依据细胞学说，已经形成了一个规范，处理疾病就是从这个方法，确实有些病也解决了。巴甫洛夫没有创出一条治疗方法，只有"巴氏合剂"，太简单了，所以不能取代细胞学说。所以，现在世界上仍然是魏尔啸的细胞学说，系统论在西医里边不适用。

今天，咱们把系统论搬到中医里边看看怎么样。"系"就是联系，"统"就是统一，"系统"的意思是联系起来组成一体。也就是说，把组成系统的各要素联系起来组成统一的整体，这是整体的概念，如组成汽车的各个零件联系起来组成一个汽车。为什么系统论成为很受重视的一门学说呢？是因为它与客观事实是一致的，能够生动地反映客观事实。所以，世界各国都在搞系统论。

我们讲，三部是三个子系统，如果六病不在三部中还能不能产生六病？如果不构成三部系统，在一个部里一个脏器能不能形成六病？经络能不能形成六病？我们说："不能。"但是，现在最顽固的学说是经络学说，中医杂志上连篇累牍讲的都是经络学说，我们今天就把经络与六病的关系分析一下。

构成人体有 20 条经线，不是"六"，是以一条线的形式存在的。经络是组成人体不可缺少的部分，如神经、骨骼、肌肉、气血一样，是生理性的。20 条经线从表到里，以网络的形式布满全身，像神经一样是组成人体五大件的一部分。

"六病"与"经络受病"是否一致呢？六病是在三部上反应，如里部，完全是由平滑肌连成的一个系统，我们讲的"部"应该理解为系统，并不单独指一个脏器，是多个脏器连成一体形成一个部。里部有了病可能出现两个病，实证是阳明病，虚证是太阴病，这就是对立统一法则。只要里部的吸收功能在增强，它的热力在增强，这就叫阳明病；只要它的热力在减低，吸收功能在下降，这就叫太阴病。吸收功能下降必然造成大便溏泻，吸收功能增强必然造成大便干燥，所以"实则阳明，虚则太阴"。这些是里部病理变化，同一部上会有两种病理变化，形成阳明病和太阴病。如果病消失了，既没有阳明，也没有太阴。大家想想，这些问题是不是经络？是不是阳明经、太阴经？

学术是完全讲是非的，对就对，不对就不对，绝不能"指鹿为马"。鹿就是鹿，到任何时候也不能变成马。所以，今天我们要讲"系统论"就是为了解决这个问题，要把"六病问题"与"经络问题"区分开。

三部就是三个系统，这些系统并不是一个脏器。系统是怎么构成的？系统不是各个脏器的简单相加，而是通过互相联结、互相渗透、互相贯通、互相促进、互相制约、互相依存，从而构成一个统一的整体，形成了不可分割的"整体性"，系统论上把整体性称为"系统性"。这样，各个脏器就失去了许多各自的功能，形成一个相互统一的功能，构成了系统本质，叫系统性。

里部如果没有这么一个系统本质，就不可能出现阳明病和太阴病。如果把里部各脏器划分开，不管哪个脏器也不能出现阳明病和太阴病。必须把它们联成一个系统，才能出现系统质，才能产生阳明病和太阴病。整体功能上增强了，变成了热和实，这才产生阳明病；整体功能抑制了，变成寒和虚，这才产生太阴病。所以，今天我们不研究系统论，我们能搞清这些道理吗？

里部以"胃"为主，《伤寒论》称之为"胃家"，意思是说，在里部选家长，胃就是家长。形成一个系统后，系统的行动是一致的，系统的功能不是一个一个要素功能的简单相加。所以，今天必须认为三部是三个系统，这样，在里部这个系统才能够产生出阳明病和太阴病。像半表半里部，必须是充血，形成"热"证，才能产成少阳病；必须是贫血，形成"寒"证，才能产成少阴病。半表半里部必须构成一个系统，才能产生出少阳病和少阴病。

所以，"系统论"就是三部论，每一部都是一个系统。在三部上出现的症状有两种：凡是实证、热证都是阳性反应；凡是虚证、寒证都是阴性反应，这样构成阴阳二性。实际上，每个部上只有阴阳二性，再没有其他，"孤阴不生，孤阳不长"，阴阳是互相依存的。今天，我们强调"三部论就是系统论"，目的就是纠正学术上出现偏差，鹿到底是马不是？经络到底是病不是？经络根本不是病，不能指鹿为马。要回答这些问题，特别需要认真地研究系统论。

下面，我把对系统论的相关知识给大家介绍一下。

系统论也叫系统方法论，是近30年代的产物，是一种新型的科学方法论，因发展迅速引起了现代科学家的普遍重视。中医要搞现代化也离不开系统论的思想，今天就一些系统论符合中医辨证方面的问题进行一些探索性的阐述。

所谓"系统"是由相互联系、相互作用的若干要素所组成的，它具有一定的综合功能和整体属性，也就是从系统的整体与各要素组成的相互联系、相互作用中揭示所研究对象的本质和功能。系统方法论起源于 30 年代奥地利理论生物学家贝特朗菲的"有机论"，它本来是一门生命科学的系统方法论，是研究疾病、生命等问题，按其性质来说应当受到医学界的重视，但因西方医学重视微观分析，忽视整体联系，因此，对系统方法论不予重视。目前，系统方法论已经广泛渗透到科学、技术、工程、管理、战争等社会各个领域，特别是对大的复杂系统的研究，如自动化系统，起了决定性的作用，成为方法论的一大创新，很受欢迎。

系统方法论是"科学"和"哲学"的中介环节，非科学也非哲学，很类似中医的辨证观点。贝特朗菲在"有机论"中指出"生物体不是一个部件，也不是杂乱无章的堆积物，而是一个统一的有机体。这种有机体具有一种新质即系统质。"系统质能够把若干要素连成一个"质"，如氢和氧结合成了水这一个质；土和水结合起来形成泥这一个质，叫系统质。

三部的自动组合，它不同于各部分质的相加和，而是系统各要素集成化的产物，通过彼此间相互联系、相互作用形成集成化产物。系统质在结构上可以没有具体的物质形态，只能作为系统状态的一般特征而存在，往往不能直接观察，只能借助系统分析才能解释它，只有把它当作一个系统，才可能解释它的功能和作用。比如，在表部，肺和皮毛是通过自动组合以适应空气，虽然肺和皮毛不在一个部位上，但是形成一体为了适应空气；在里部，胃、肠通过自动组合以适应饮食；在半表半里部，心脏、动脉、静脉、淋巴管都是通过自动组合以适应血液循环。三部从系统论观点来看是整体中的子系统，当然，三部组合起来就是整体。因此，不能把它从整体中孤立开来进行研究。三部在机体中遵循着一定的顺序性和动态平衡性，它有一定的次序，而且有平衡性，始终谁也不占优势，而是共同向前发展。表部肺节律性的呼吸，皮毛机动性的舒缩；里部顺序性消化和扩散；半表半里部规律性的周而复始的循环……凡此种种，都可表明三部系统的顺序性和平衡性。关于这一问题，哈肯在《协同论》里称之为"目的点"和"目的环"，系统只有在目的点和目的环上才能显示出它的稳定性来。在三部都有一个目的点，都有一个主导，主导都是向着目的点和目的环，不是杂乱无章的。在表部，都是以适应空气为目的；在里部，都是以适应饮食为目的；在半表半里部，都是以适应血液循环为目的。都是向着一个目的来的。构成系统的都是为了一个目的，这样才能保证机体的稳定性。

医圣张仲景通过他的生动直观和抽象思维，又通过勤求古训，悟出了三部辨证，所以"三部六病辨证"是张仲景创立的。张仲景勤求古训，博采众方，并撰用《素问》《九卷》《八十一难》《阴阳大论》《胎胪药录》，从《内经》上悟出了三部，但是，他并没有生搬硬套地把《内经》上的某一句话搬到三部六病中来。张仲景做不到的事情，搞经络学说的人却可以做得到，可以说是超过了我们的老师。现在，各种杂志上连篇累牍地刊登的都是经络学说，他们说《伤寒论》讲的就是六经辨证。大家看看，《伤寒论》有 137 处写太阳病，没有一处写太阳经。但是，自宋代朱肱开始直到今天，一千多年来却一直要以经络注解《伤寒论》。

三部是构成人体的三大要素，在整个机体上既互相联系又各自独立，里部适应饮食，表部和半表半里部绝不可能适应饮食；表部适应空气，里部和半表半里部绝不能适应空气；半表半里部是适应血液，表部和里部绝不可能适应血液。三部有各自的区别，有各自的特殊性，而仲景在他的长期临证实践中证实了这一点。因此，在当时，在经络学说和藏象学说的基础上，仲景用三部学说观点扩大了辨证的范围。今天，如果三部上出了问题，如果在里部上至食道下至肛门这么一个大系统出了问题，能按经络这么一条经线来解决吗？是解决不了的。所以，仲景的三部学说提高了论治的效率，并且树立了理、法、方、药的典范，从而达到了整体系统辨证论治的目的。

以仲景时代来说，三部六病是一个创举；就从现代系统论来说，三部六病也是一个伟大先驱。三部六病学说不得了，三大系统产生六类病，这种观点不仅在中医，放在当今医学上也是了不得的事情。如果没有张仲景的三部六病学说出现，我们中医辨证论治就辨不好、治不好。

三部六病辨证可以用种地打比方。在古代靠人力耕种，受人力、牲力的限制，耕种的面积是较少的，收获也是较少的；在现在用机械耕地，所耕的面积是较大的，所收获的果实是较多的。所以，三部六病辨证如同用机械耕地。相比之下，针灸治病是循经取穴，脏腑定位，所治面积较窄，而治愈的范畴也较小。

仲景通过深思熟虑，认清了这种情况，创出了系统性大面积的汤方治疗。通过汤液的吸收和扩散，可使药力由上及下，由表达里，使药效沟通上下，网络全身，达到了整体治疗的目的。汤液进入身体后，并不是顺着经络这条线发挥作用的，它是由上及下、由里达表大面积扩散的。今天如果不把人体分成三部，都没有办法实施汤液治疗，就不会出现六病的辨证论治。这样，我们就没有办法进行整体辨证论治。所以，张仲景三部六病辨证论治开创了伟大的整体辨证论治，对今后医学的发展具有重大的意义。

十三、漫谈当前中医的主要问题

人的身体为什么要受病？受病的外在因素有多少？大家想一想。

维金斯基把受病因素概括为四个方面：机械性的、理化性的、生物性的、第二信号。疾病无论千种万种，病的来源超不出这个四个范畴。这四类致病因素对机体的影响有一定的关联性。斯普伦斯基总结为：致病因子先作用于神经系统，引起机体不同组织细胞发生一系列的反应，组织细胞对四种病因发生程度不同的生理效应作为机体的内在刺激，又反作用于神经系统，在体内形成周而复始的恶性循环。各种致病因素进入人体内刺激机体，出现不同的病理变化，呈现出不同的、各式各样的症候群。

　　那么，同一刺激能出现多少证呢？为什么要"同病异治"？

　　关于"同病异治"，吴又可在《温疫论》上说，同病就是同一个致病因子，产生了无数的现象。由于它产生了无数的现象，你就必须按照这无数的现象来治疗。这就是"同病异治"的原理，吴又可借酒做比方说明这个问题。《温疫论》："邪之着人如饮酒，然凡人醉酒，脉必洪而数，气高身热，面目俱赤，乃其常也。及言其变，各有不同，有醉后妄言妄动，醒后全然不知者，有虽沉醉，而神思终不乱者，醉后应面赤而反寡白者，应萎弱而反刚强者，应壮热而反恶寒战栗者，有易醉而易醒者，有难醉而难醒者，有发呵欠及喷者，有头眩眼花，揉头痛者，因其气血虚实之不同，脏腑禀赋之各异，更兼过饮少饮之别，考其情状，各自不同，至论醉酒一也，及醒，一切诸态如失。"

　　吴又可是我很佩服的一位大医生，还有一个是王清任。他们的长处在什么地方呢？他们不但学历丰富，那王清任家里是三代行医，都是大学问家。而且，他们更可贵之处在于，著书时只讲自己的经验和体会，自己没有体会的不写，不做抄书匠。所以，他们两个的著作都特别小，但是价值特别高。中医对传染病的真正认识是从吴又可开始的，活血化瘀现在成了中医治疗的重心是从王清任开始的。

　　《温疫论》影响很大，吴又可虽然没有显微镜，但他通过推理判断能知道这种传染病依靠天地间的一种"疫气"传播，不是正常的气候，实在是不简单。

　　吴又可通过醉酒这一事例说明同一个致病因素作于机体可以出现不同的现象，咱们讲六病就是这样，同一个致病因素可以产生六病。不管它有多少致病因素仍然是六病，不管多少致病因子进入机体形成刺激，刺激产生的反应只有阴阳两个。《素问·阴阳应象大论》上说："善诊者，察色按脉，先别阴阳。"这句话指出治疗的总纲。我们治学要讲方法，治学最不好的就是烦琐主义，抓不住要害，只有抓住重点才能带动全面。所以，辨阴阳是治病的主导，又简单又扼要，又能概括一切。《景岳全书·传忠录·阴阳》曰："凡诊病施治，必须先审阴阳，乃为医道之纲领。阴阳无谬，治焉有差？医道虽繁，而可以一言蔽之者，曰阴阳而已。"

阴阳产生的机理是什么？巴甫洛夫的老师维金斯基是这样说的：无论是机械的，无论是理化的，无论是生物的，无论是第二信号的（第二信号是语言，语言作用于身体也会引起一定的反应，如《三国演义》上诸葛亮通过语言刺激把周瑜气得吐血），到了机体只能产生两种反应，一个阳性反应，一个阴性反应。阴阳的产生和刺激的频率和强度有关，只要刺激的强度和频率不超过机体的灵活性就是阳性反应。反之，超过机体的灵活性就是阴性反应，这就是阴阳的产生机理。

有些人说咱们中医讲阴阳是空洞的，什么也说不清楚，没有什么道理。人家巴甫洛夫的老师维金斯基就讲清楚了阳性反应和阴性反应，三阳病都是阳性反应，三阴病都是阴性反应。三阴证、三阳证并不是在物质基础上没有现象，阴性反应就是收缩血管，抑制机能，降低体温；阳性反应是扩张血管，兴奋机能，升高体温。所以，今天我们讲阴阳都有实际的物质基础，并形成了高度的抽象。我们讲的阴阳二性是通过高度抽象抽出来的，并非没有物质基础。阳性反应出现的"扩张血管，兴奋机能，升高体温"反应，这就是因为刺激的强度和频率没有超过机体的耐受性和灵活性。如果超过机体的耐受性以后就成了阴性反应，这就是我们理论的物质基础。我们中医要有自信，不管任何人提问，我们首先要站在自己的角度，自信地说我们中医讲的道理都是有物质基础的，不是空空洞洞的，不是"民族虚无主义"。所以，咱们讲阴阳要讲得实实在在。张公让最近介绍了一个材料，把阴阳叫"双相"，我给大家念一遍。第一相是阳性反应，包括：白细胞增加，骨髓细胞增加，核象左移，血液酸度增加，新陈代谢亢进，血糖上升，血红蛋白反应亢进，发热，血液的胆汁量减少。第二相是阴性反应，与第一相正是相反。

咱们中医讲阴阳不要讲空了。如今，社会不同了，中医今后的发展要搞现代化，尤其要重视系统论、控制论、信息论"三论"的研究，这是社会发展的必然需要。现代化是什么？第一是科学化，第二是哲学化，第三是逻辑化。在我年轻的时候，社会上文盲很多，现在社会已经是半文盲了，等你们年老的时候，社会扫除了文盲，普通人对于科学、哲学、逻辑学都是有认识的。你们看病时，要负责地给他们做出解释。如果解释不了，他们是不能接受的。如果你讲不出道理来，或者你讲的空洞无物，就不能征服病人，他还能让你给他看病吗？

刺激因子达到了机体，刺激的强度和频率就产生了阴阳二性，兴奋性和抑制性，兴奋性要扩张血管，升高体温，兴奋机能；抑制性要收缩血管，降低体温，压抑机能。阴阳只有两个，怎样就能产生六病呢？怎么形成六病呢？这就是三部的问题了，因为身体有三个系统，每个系统有它的独特性，因为它的独特性要反映在阴阳二性上，因此，就形成了六病。

在一个部位只能产生两个病，一个阴病，一个阳病，任何病不能超过阴阳二性的反应，所以三部位只有六个反应。这就是张仲景的"三部六病"，仲景在1750年前已经绘出了这张蓝图，我们今天就顺着这张蓝图分析问题就行。

以上咱们论述了阴阳，找出了一些论据。以后，别人提出问题，我们就有一定的依据进行答辩。"同病异治""异病同治"都是以阴阳为标准，不然就找不出规律来。不管哪一种病，它的病位不会超过三部，它的病性不会超过六病，因此三部六病是对疾病的高度概括。这是张仲景给我们指出的一条路子，我们没有本领创立这一学说。

张仲景的学说因为《伤寒杂病论》这本书被散乱了，丢失了，林亿等人在整理的时候，条文只是乱七八糟地堆到一块儿，把病的本质都弄错了。例如，太阳病178条，寒、热、虚、实都有，就无法辨证，因为一个病只能有一个本质，不能有多少个本质。《矛盾论》上说："不同质的矛盾要用不同质的方法解决。"

《伤寒论》那么乱七八糟，谁能辨证？所以，中医学了《伤寒论》，只能讲却不能用。注解《伤寒论》的 400 多家，谁把《伤寒论》真正用到实践上去了？《伤寒论》就分不清什么叫太阳病，一个太阳病里面寒、热、虚、实都有，那么什么叫太阳病？病性只有寒、热、虚、实这四个方面，可是太阳病条文里都有，因此就无法辨证。无法辨证的根本原因是没有"一分为二"，没有区分阴性和阳性，把阴阳证混到一块儿了。

搞理论就要按列宁所说："理论在变为实践，理论由实践赋予活力，由实践来修正，由实践来检验。"但是，现在中医有一个大问题，中医理论里充满不实在的东西，充满了不能落实的东西。可是，如果不搞这些空洞的理论，就当不成中医，因为中医就是按这些空洞的东西来考试的。举个例子，有谁能把五运六气落实到实践中去呢？

为了研究"五运六气"，我学了《周易》，学了"推八字""推流年"等，最后结果是"搞不懂"。五运六气可以当作一个学术来研究，但是不容易在临床上兑现。逻辑学有一个基本原则叫"异类不比"，意思是说"同类的可以开比，异类的不能比"，如羊和羊开比，牛和牛开比，老鼠与老鼠开比，但是，不能让老鼠与牛和羊开比，这样就不对了。金木水火土和心肝脾肺肾不是同一类东西，因此不能开比。五行这种学说用来作什么呢？可以作宇宙间一切事物互相联系、互相制约的代名词，以五行作为代名词把宇宙间的互相制约、互相促进的关系表达了，这样就能讲通。如果硬要用五行与心肝脾肺肾对号入座，那就不对了。我搞了几十年中医，我就对不了这个座。

今天我们讲三部六病，要讲得实实在在的，"知之为知之，不知为不知"。理论必须联系实际，凡是与实际联系不起来的，我们都要放到研究对象里去，不要把它当作一个事实来看待。陈修园复古主义最强，是最崇尚五运六气的人，但是《陈修园医书七十二种》却说："运气不及气。"

今天，咱们讲三部六病的难处在哪儿？难处在于把经与病混淆了。咱们讲了几次"六病不同于六经"，可是有些人的脑筋中还是以经络解《伤寒论》。看来，这个问题很难解决，就像唱歌一样，唱错了调，要是扭转过来很不容易。墨子谈染丝说"染之苍则苍，染之黄则黄"，如果要改变染过的颜色实在是难了。很多人已经把《伤寒论》解读成六经了，要"从六经变为六病"那是不容易的，往往是转来转去就转到经上去了。我就是个过来人，最初研究《伤寒论》时也是以六经看问题，改变可难了。

今天，要改变"六经"观念很难，从哪里看出来的呢？你看，全中国这么多杂志、报纸报道出来的还是经络嘛。经络根本不是病，非要把它当成病，就是赵高"指鹿为马"了，如果鹿就是马，你多会儿也认不出马来了。今天不分清经和病，研究《伤寒论》最终还是一塌糊涂。所以，我是一直强调"正确处理经与病的关系"这个问题。

我当初也是从经络上学的，先入为主，脑子里第一版的印象很难改变。但是，如果不把六经去了，把六病弄清楚，你多会儿也是糊涂的，你怎么能谈辨证论治呢？辨证论治是辨六病而不是辨六经。如果要辨经，也不能辨六，要辨就辨二十经。经络与六病本没有共同之处，但要改变已有的认识很难，改变一个错误更难。如清代女人"缠脚"，但是，新中国成立后还有人缠脚，说明人的旧观念实在是难以改变。

今天，我为什么讲这些话？我讲的是六病，不是六经，大家就不要扯到六经上去。因为经讲的不是病理变化，是始终存在的；病的表现是证候，病在证候在，病好了证候就没有了。三部上每个部位有阴阳二性的反应，所以这三部是特别要紧的。每个部位只有阴性病和阳性病，这种看法不仅仅是一个理论问题，而要与实践结合起来，还要到临床实践中兑现。如果按六经那样讲了，临床上就兑不了现，你将来怎样看病？所以，我们一定要认清一个基本事实：人体分三部，每个部位上有阴阳两种病。

十四、表部辨证

"肺与皮毛相表里"，表部只能出现两种病，一个叫作"太阳病"，另一个叫作"厥阴病"。

张仲景的三阴病、三阳病是用阴阳来命名的，因为阴有三种，阳有三种，因此用了不同的名词，而且是沿用了《内经》上经络的名称，把《内经》上的名称用到了《伤寒杂病论》上面了。但是，《内经》是指经络，《伤寒杂病论》是指病。如果拿《内经》与《伤寒论》上名称对照，相同的只是两个字，不同的是一个字，如太阳经与太阳病。因为有两个字相同，所以这1000多年来，研究《伤寒论》的人就生搬硬套地把"经"拉到"病"上了，把水搅浑了。可怕的是，这种情况已经成为习惯势力，是权威人士说的话，谁都不能更改。尽管今天我给你们讲六病，如果要考试，你们还得用书本上六经那一套，不然你就考不过；如果要写病历，你也得按书本上那一套来。关于六经的东西，已经形成大众化、规格化，有具体要求，所以不容易改变。不过，我们心里应当知道哪是真的、哪是假的，在临床辨证的时候要知道怎么用才行。要改变把经当成病的这种学术风气那是将来的事情，现在不用改。

表部是"肺与皮毛相表里"，它有独特性。那么，我们如何区分表部阴性病和阳性病呢？关键是确定阴性病和阳性病存在的核心部位。"头为诸阳之会"，所以我们把"头部"划为表部阳性病存在的核心部位。因此，太阳病的核心证就是"头项强痛"。阳都是向上、向外的，太阳病核心部位在"头"，确定这个部位是非常重要的。因为只有出现了核心证，在辨证上才是可靠的。没有核心证，在其他部位上出现的症状都是不可靠的。辨证要定位、定性，定了位才可定性。对表部阳性病来说，"头"是核心部位，它出现"头项强痛"是核心证。

"足为至阴之所"，脚是身体上最冷的地方，因为脚离心脏最远，血液循环也是最困难的。哪里血多就叫热，哪里血少就叫寒。当身体上血不够用的时候，出现了阴证，脚是最先发病的，表现是"手足逆冷"。冷"上过肘，下过膝"就叫"逆冷"。

表部辨证时不能离开表部这个部位。在表部出现了阴阳二病，"头为诸阳之会，足为至阴之所"，阳性病以"头"为核心部位，阴性病以"脚"为核心部位。因此，我们在表部辨阴阳时，要先从这两个部位上去辨。这样，在辨证上就不混淆了，很清楚。

《伤寒论》第 1 条："太阳病，脉浮，头项强痛而恶寒。"这一条在辨证阴阳时不够完整。因为第 7 条"病有发热恶寒者发于阳也，无热恶寒者发于阴也。"是辨阴阳的总纲，分阴阳是以"发热"与"不发热"为基础的。第 1 条没有发热，因此就不够完整，必须加上发热。

今天我们学了《伤寒论》要学以致用，我们的治学态度是"古为今用，洋为中用，推陈出新"。这也是中医现代化的最大目标。如果学了《伤寒论》不用，这是干啥？要用就要准确，不能有偏差。所以，在表部分阴阳时，必须抓住这两个纲领：辨阴证就是"手足逆冷"，辨阳证就是"头颈强痛，发热"。只要你这个纲领把握住了，表证辨证你就不会弄差了。

在《伤寒论》中，完全把"厥阴病"弄错了部位。《伤寒论》326 条："厥阴之为病，消渴，气上撞心，心中疼烦，饥而不欲食，食则吐蛔，下之，利不止。"这个病在什么部位？上头是"消渴，气上撞心，心中疼烦，饥而不欲食，食则吐蛔"，下面是"下利不止"，从上到下属于哪个部位？这个部位完全是里部，上自食道，下至肛门，发病完全在这条线上。可是，里部已经有阴阳二病了，不能有第三个病性。对立统一，阴和阳不能多，也不能少，任何事物都是这样。里部已有阴阳二性，如果加上厥阴病，就成了三个病，两个阴一个阳。阳就是阳明，阴就是太阴和厥阴，这样就无法辨证论治了，和事实也不相符合。

实际上，326条出现的症状全是太阴病的症状，应当归到太阴病范畴。里部要真正辨证过关，就得真正弄清楚什么是太阴？什么是厥阴？要按一分为二的原则来辨证，那才能清楚明白。如果是一阳二阴，谁也辨不清证。阳明病有发热，有胃家实、大便难；太阴病有腹满，有或吐、或利。胃肠道吸收功能增强的就是阳明；吸收功能减弱的就是太阴。里部只有这两个现象，没有第三个，那么把厥阴病搬到里部来干啥？

《伤寒论》这个经典著作我能背下来，如果里部辨证我也是按"一阳二阴"这样的思想来讲，你们能弄明白？一个部位只能出现阴阳两个病，大凡热性、实性的都是阳病，虚性、寒性的都是阴病。所以，咱们就将厥阴篇中的337条"凡厥者，阴阳气不相顺接，便为厥。厥者，手足逆冷是也"作为厥阴病的纲领，以此确定了表部的阴性病。

临床上出现"手足厥冷"是一个大病，西医里叫什么病？死亡有这两种情况：一个是心衰而致死亡，一个是微循环障碍而致死亡。

以前我们研究所吴所长出现的问题就是微循环障碍，他在家中犯病时，打电话到中医研究所，我和刘干事过去抢救，因为路上需要15分钟，等我们赶到他家时，他已经休克了。我赶紧急救，我的办法是针刺"承浆穴"，其实是承浆穴下一点的"地颏穴"，用针刺穴，用力挤出血来。针刺穴位很难出血，需要用力挤，会流一点黑血，是微循环障碍造成的。我给吴所长连刺两针，流出一点黑血，他慢慢苏醒了。后来，他在开会时又一次发病，我当时不在，送他到省二院，抢救不及去世了。所以，我把"针刺承浆穴"当成救命针，我用这种办法救过很多人，大家学会了，要在临床上多加应用。

关于表部辨证，一个是厥阴病，核心证是"手足逆冷"；另一个是太阳病，"头颈强痛、发热"。只要抓住这两个病，在表部辨证时就有了基本思路。不管是什么原因造成的表部问题，机械的、理化的、生物的、第二信号的，不管什么因素，只要作用到了机体上，它在表部出现症状就是这两个，再也没有别的。懂了这个道理，表部辨证就可抓住重点，带动全面。

我们到临床上治病要讲实际，认识要过硬，只讲一些空洞的道理，到实际上就不行了。咱们今天讲三部六病，既是讲理论也是讲技术，不管人家承认不承认三部六病，只要我们在辨证上没有差错就行。宿明良大夫他那里就有一个手足逆冷的病人，得病 2 年了，吃过很多药，病没有好。他得的就是厥阴病，我们用当归四逆汤，病情很快就好了。

当归四逆汤治这个手足逆冷末梢循环衰竭的效果怎么样呢？当归是厥阴病的主药，葛根是太阳病的主药，这两大主药是重要的，是方剂中挂帅的药。现在，出现手足逆冷最多见的是脉管炎。以前我管住院病人时，有十几张脉管炎病床，治过很多脉管炎。咱们讲讲这个当归的效力，举一个典型事例。以前治过一个病人，叫李德全，他是上党梆子的名演员，在长春拍电影时得了"脉管炎"。就诊时，大拇指上的肉已经脱落，露出骨头来。我跟在杏花岭医院外科郭主任说："你们给他截了这一段吧，因为它现在已经皮肉脱落了，只有骨头了。"郭主任说："大拇指很快就会掉的，何必再去手术？"于是，就介绍到咱们这里服中药，我用的正是当归四逆汤。药吃到最后，皮肉都长起来了，把骨头包住了，只是还有绿豆大一块没有愈合。不料，病人在服药期间，本来已经包住骨头皮肉，又退下来了，又退到原先那个位置。对于这种情况，我们一时也说不清是什么原因，后来到药房里一检查，发现 40 天没有给病人用当归。当时正是 1960 年，是三年自然灾害时期，物资非常匮乏。因为李德全在当时很有名望，还是想办法弄来了 5 斤当归。用上之后，皮肉又长起来了。通过这件事，说明咱们对中药也不够了解，尽管成天都在用中药，也不知道当归有多大的本领。这样，我们就肯定了当归四逆汤作为厥阴病主方，以当归为主药，桂枝为副主药。桂枝有活血作用，是温通血脉的。现在，我们在临床上不管诊断是什么病，也不管是不是脉管炎，只要有手足逆冷，我们一概用当归四逆汤。

我们治疗太阳病用"新定葛根汤"，"新定葛根汤"是什么呢？就是麻杏石甘汤加葛根。因为太阳病是热性病总要按热和实来治，用麻黄汤不行呀。麻黄汤是麻黄甘草汤和桂枝甘草汤合方，桂枝是热药，麻黄与热药结合就发汗，这个不行，所以麻黄汤治疗太阳病不管用。

麻黄汤证在临床上是稀有病，最少见，恐怕你们一生没有见过几个麻黄证。我们用麻杏石甘汤加葛根治疗太阳病，这个方子是 1972 年才确定下来。1972 年时，宿明良大夫跟我学习，那年冬天，感冒病也不多，我们就用麻杏石甘汤加葛根，一共治了 60 多个病例。后来广泛应用，病例就多了。现在把"新定葛根汤"确定下来了，葛根是主药，麻黄是副主药，只要是有头项强痛的阳性反应，我们一概使用新定葛根汤治疗。曾经有两个病人，一个得病 3 年，一个得病 5 年，只有头项强痛，没有恶寒现象，我们用"新定葛根汤"。一个吃了 3 副就好了，一个吃了 5 副就好了。这些是我的临床实践，你们也都需要在临床上去实践。我有一个原则：道理必须实实在在地在临床辨证上行得通，古代的医术必须能为现在临床工作服务。今天讲《伤寒论》，不是搬文字、搬教条，而要把《伤寒论》这本书搬来为我们的临床服务。

我希望大家把实际应用《伤寒论》的方法都要掌握起来，大家对临床不熟悉的东西要多提出来。今后讲学术是一方面，重点是讲技术，有技术才能把病拿下来。大家要多提问题，不要只是钻到《伤寒论》的文字里。通过我这几十年的应用，要把《伤寒论》的这本书与实践结合起来，重点是临床辨证上的实际应用。我们不在乎别人说我们"离经叛道""割裂经文"，我们重点只有一个目标，就是要为临床服务，就是要学在看病的时候如何应用《伤寒论》。

十五、里部辨证

关于里部辨证，在《伤寒论》中是比较好理解的。因为里部上至食管下至肛门，由平滑肌构成了一个系统，从形式看也够一个系统。《伤寒论》原文上对阳明证和太阴证论述很符合三部六病这个事实。你看，阳明证的核心证"胃家实"，太阴证的核心证"腹满"，都在这个消化系统上，"实则阳明，虚则太阴"，辨证清楚，特别好辨。

《伤寒论》215条："阳明病，谵语，有潮热，反不能食者，胃中必有燥屎五六枚也，若能食者，但硬耳，宜大承气汤下之。"这一条的关键问题是"燥屎"是在什么地方？临床上，"燥屎"都在降结肠这个位置，如果到了横结肠接近肚脐时，人就会出现腹痛症状；如果燥屎在降结肠，人就不感到疼痛。张仲景为什么说燥屎在"胃中"？仲景所说的"胃家"是指整个消化系统，不单指胃，因此"胃中"就是指肚脐这个位置。"胃家实"在哪里？都在横结肠，横结肠里有燥屎，并伴随腹疼。"胃家实"有两重含义，一个是实有其物，一个是实证。

今天很少有人谈中医的腹诊，要讲到腹诊呀，拿来的都是西医腹诊的方法，说中医没有腹诊，人家非常小看咱们中医。我本人非常重视腹诊，我在腹诊的时候，要按照一定的次序摸，就可以把燥屎摸出来。如果燥屎到了横结肠时，病人会疼痛难忍，并且会出现"下利清水，色纯青"的情况。这种极其少见，临床上很少有人见过，宋代的医生没有见过，就是《伤寒论》注解者也没有见过这个证，现在社会更不可能出现这个证。这个证在旧社会有，一般是患伤寒病三四十天以后，会出现这个证。病人神志不清，也不吃东西，口中黏腻，是苦的，只能喝点水，如《伤寒论》原文212条所述病状："伤寒，若吐若下后，不解，不大便五六日，上至十余日，日晡所发潮热，不恶寒，独语如见鬼状。若剧者，发则不识人，循衣摸床，惕而不安，微喘直视，脉弦者生，涩者死；微者，但发热谵语者，大承气汤主之。若一服利，则止后服。"之所以出现"下利清水，色纯青"的情况，是因为实热内结，先欲饮水，水饮入胃，到十二指肠和胆汁混合，此时肠道吸收功能低下，到了结肠沿干结粪便间隙顺流而下，热结旁流，所以大便出清水，色纯青，如洗菠菜水样，它就是水和胆汁混合后形成的。

这种情况多在瘟疫流行，发热十余日后出现，虽便出清水，体内燥屎像棋子一样，一粒一粒的，故仍需用大承气汤治之，所以张仲景的这种辨证对治疗很是有帮助。这种情况现在应该不会有了，因为人不可能病到三四十天不去医院就医。"胃家实"，燥屎都在大肠，大便干且久，摸降结肠可触及一块一块燥屎，摸得可清楚了。因为病久，肌肉都消耗尽了，人都已经皮包骨头了。

阳明病重点是讲"三承气汤"。"腹胀"是大肠排气不利引起的病，如果腹部鼓成一块，里面是气体，触诊时腹部是软的，用小承气汤。如果不腹胀，病人就是发高烧，在肠胃里尤其在升结肠这个位置贮留一些黏液和粪便，这是大承气汤证。贮留的黏液和粪便形成热源物质，吸收以后刺激机体一直发高烧，属于阳明热，如果不用泻法，永远也不能治好。热源物质都是从肠内吸收来的，进入血液引起高烧，特点是"发潮热"，一到下午就高烧起来，这非用调胃承气汤不行，调胃承气汤就是将热源物质排出去。如果以发热为重者，用调胃承气汤；如果腹胀、发热、大便秘结同时存在者，选用大承气汤。

热有太阳之热、少阳之热、阳明之热的区别。太阳之热是"发热的同时恶寒"，是表热，用汗法解决；阳明之热是"发热的同时恶热"，不仅有发潮热，还有自汗出，是里热，用下法解决；少阳之热是介于太阳之热与阳明之热两个中间，"没有恶寒也没有怕热"，是半表半里热，用清法解决。不管产生发热的原因有多少种，但热的类型只有这三种，治疗要按病来治，采取"异病同治"办法，病种虽不同，用的是同一个方子。阳明热必须用下法，少阳热必须用清法，太阳热必须用汗法，这是治疗三大热的三大法则。不管病因如何，是机械的、物理的、生物的，还是第二信号的，只要是发热，都在这三个热的范畴。

除了三阳热以外，还有"三阴热"，那是真阳外越，都是临死时出现症状，是亡阳、亡津液、阳浮的结果，都要用热药才能发挥作用。咱们讲三阴的时候再论述这个问题。

我们现在用伤寒方并不局限在伤寒范畴，杂病我们也用伤寒方，仲景原著是《伤寒杂病论》，只要有同样的症状，就可以用同样的方法，并不区分病源，这就是辨证论治。如果病情是以腹胀为主，我们用小承气汤；如果以发热为主，我们用调胃承气汤。

我曾用调胃承气汤这三味药治疗过一个发高热的病人，病人服药 3 小时以后，大便就开始泻了。泻了以后，他的体温从 39.5℃降到 37.7℃，等黎明的时候，体温就正常了。所以，阳明发热如果不用泻法是不能解决的，阳明发热是由于热源物质刺激引起的发热，热源物质从肠胃吸收入血，如果不把它排出体外，发热就不能退。

如果腹胀，伴随高热，这就是大承气汤证，大承气汤证是调胃承气汤证的"发热"与小承气汤的"腹胀"两个证的合证。腹胀用小承气汤，发热用调胃承气汤，腹胀加高热用大承气汤，这是三承气汤的用法。

三承气汤证都是由于食物在胃肠贮留引起的问题，也就是说，"食"是致病因素。那么，除了"食"这个致病因素以外，还有其他东西致病吗？有。引起阳明证还有"血"，血在胃肠里贮留的时候，形成"瘀血证"，也会出现阳明证的表现。"瘀血证"是很少见了，都是伤寒病在三四十天以后产生的。此外，阳明证还有"痰饮证"和"水饮证"。

关于阳明瘀血证，辨证的时候要注意与水饮证区别开。瘀血证有两个特点：一是"小便利"，小便通利说明瘀血并不在膀胱。《伤寒论》124 条、125 条就说明了这一点。124 条："太阳病六七日，表证仍在，脉微而沉，反不结胸，其人发狂者，以热在下焦，少腹当硬满，小便自利者，下血乃愈。所以然者，以太阳随经，瘀热在里故也，抵当汤主之。"125 条："太阳病，身黄、脉沉结、少腹硬、小便不利者，为无血也；小便自利，其人如狂者，血证谛也，抵当汤主之。"二是"大便黑"，大便容易，色发黑，如 237 条："阳明病，其人喜忘者，必有蓄血。所以然者，本有久瘀血，故令喜忘。屎虽硬，大便反易，其色必黑者，宜抵当汤下之。"用抵当汤治之。这些是阳明瘀血问题。

再一个问题是阳明痰饮证。身体产生"痰"只有两个地方，大家认为哪个地方产生痰？痰是如何产生呢？痰是黏膜分泌的黏液，没有黏膜也就没有痰。痰产生最大的地方是消化系统，其次是肺，肺也能分泌黏液。所以，咱们说"痰"的大本营就在胃肠道，黏液一般贮留在升结肠这个部位，咱们的调肠汤可以解决这个问题。病人十几年、二十几年贮留的黏液，最后会导致十二指肠溃疡，病人肚子里经常"辘辘有声"，说明不是太阴病，太阴不会出现"辘辘有声"的问题。辨痰饮证最好的一个指标是舌苔，舌苔是黏腻的，像抹了浆糊一样，那就确实是肠道里有痰饮。我们讲诊断，不要讲乱七八糟的东西，那样还是弄不清，在准确的前提下越简单越好。解决黏液问题，我们用大陷胸汤，最好的一个方子是大陷胸丸。大陷胸汤与大陷胸丸有什么区别呢？大陷胸汤中只是解决肠胃产生的黏液，大陷胸丸有葶苈子、杏仁，因此胃肠里的痰和肺里的痰能一起解决，方子特别有效。大家注意，要诊断痰，要以辨舌苔为主。

　　还有一个问题阳明水饮证。里部水贮留主要在腹腔，是腹腔积液，胃肠道积攒水是很有限的。腹腔积液现在也很好诊断，让病人躺下，水往低处流，因此有水的地方是实的，没有水的地方是空的。腹腔积液必须有"小便不利、胁满疼"，要让病人躺下诊断，用十枣汤治之。

　　关于阳明病大概就是这些。阳明病完全是实证、热证，即使没有热，它也有实证。所以，我们治阳明病完全讲究排除。排除什么呢？排除痰、水、血、食四个方面。阳明病以消化道为主，因此都是通过大肠排出去的。

　　大家要注意，治阳明病最忌讳的一个脉象，大家知道是什么脉象吗？如果出现了这个脉象，不能排血、排水、排食、排痰，否则，吃了阳明证的药能造成虚脱，会出危险，这是什么脉象？"脉滑而疾"。《伤寒论》214条："阳明病，谵语，发潮热，脉滑而疾者，小承气汤主之。因与承气汤一升，腹中转气者，更服一升，若不转气者，勿更与之。明日又不大便，脉反微涩者，里虚也，为难治，不可更与承气汤也。""脉滑而疾"，只要出现这样的脉象，千万不敢用排血、排水、排食、排痰这四个方法，也不可用催吐的方法，用上就出危险。出现脉滑而疾时，张仲景是如何处理的呢？仲景一见这个脉，用了最稳妥的泻药小承气汤，小承气汤这个方子里有"厚朴、枳实"，具有双重性，太阴证能用，阳明证也能用。即使这样，仲景也非常小心翼翼，"与小承气汤一升，腹中转矢气者，更与一升，若不转矢气者，勿更与之。""明日又不大便，脉反微涩者，里虚也，为难治，不可更与承气汤也。"所以，脉滑而疾是一个最危险的脉。滑脉是阳明病的真脉，疾脉是什么呢？心跳大约是 140 次 / 分左右。遇到这个脉千万不敢用下法，不管有什么证，张仲景也不敢用下法，用了是要出危险的，造成虚脱。

阳明病最好的一个脉是"迟脉"。如 208 条："阳明病，脉迟，虽汗出，不恶寒者，其身必重，短气，腹满而喘，有潮热者，此外欲解，可攻里也；手足濈然汗出者，此大便已硬也，大承气汤主之；若汗多，微发热恶寒者，外未解也，其热不潮，未可与承气汤，若腹大满不通者，可与小承气汤微和胃气，勿令至大泄下。"为什么迟脉是好脉呢？因为胃肠道是植物神经统帅，在植物神经中起主导作用的是迷走神经而不是交感神经。如果迷走神经能主导，出现的是迟脉，是胃家实；要是迷走神经衰弱了，不能主导了，迟脉就变成疾脉了。你看，在临床上，大凡胃肠病都是这样，如果迷走神经起不了作用了，胃气就绝了。胃肠道正常情况下是迷走神经兴奋，交感神经并不兴奋。如果迷走神经衰竭，交感神经就"独裁"了，所以脉就"数"了。临床上，大多数病人死亡都是这种情况，所以数脉不是一个好脉。因此，我们见了阳明病，要很注意这个数脉，出现数脉就不敢用泻药。

下一个就说说太阴病吧！在里部，"实则阳明，虚则太阴"，太阴病就是这个系统的虚和寒，是这个系统的虚寒证。阳明病的重点都在结肠，太阴病的重点都在小肠，一般是小肠吸收功能降低，病人自述是"腹满"。太阴腹满的特点是"病人自觉腹满，但触诊按之柔软，并且不发热"。这是与阳明病的区别，阳明病是通过触诊而不是自述来判断的。太阴病有两个大症，"上吐"和"下泻"。所谓上吐，是由于贲门到幽门蠕动、排空不利，实际上都是胃的问题；所谓下泻，是由于肠道吸收功能减弱，就要下泻。

要是贲门排空不利，会产生打嗝、嗳气，咱们有什么方子治疗？大家在临床上用什么？此证的病机是"胃气不降"，要用旋覆代赭石汤，这是贲门出现了问题。要是幽门排空不利，会产生上逆，就是呕吐，用吴茱萸汤治疗，这是幽门出现了问题。

在《伤寒论》中，关于吴茱萸汤有三条：阳明病的243条，少阴病的309条，厥阴病的378条，都是贲门和幽门痉挛形成梗阻造成的。十二指肠痉挛，用手按下感觉硬，那就叫"心下痞硬"，心下指心尖下边，也就是幽门的地方，幽门不通了，用吴茱萸汤治疗，效果可理想了。有个病人一点水都喝不去，用上吴茱萸汤就治好了。服了吴茱萸汤后，她觉得药下到哪里就舒服到哪里，等服药50分钟的时候，放了一个屁，幽门痉挛通了。我在凉州时，也遇到这么一个病人，幽门痉挛，一口水也喝不下去，发病两年了。后来用了吴茱萸1两，生姜2两，服药后，自觉胃中烧灼，2—3个钟头以后，就听到胃中"哗"的一声，幽门开了。关于幽门痉挛，轻的时候按着觉得疼，重的时候按着呕吐了，用吴茱萸汤可有效了

再一个问题是十二指肠、小肠出现的问题，主方是苍术汤。苍术汤里主药就是苍、白术，能促进小肠吸收，中药2600多味药只有两味药能促进小肠吸收功能。太阴病就是小肠吸收功能下降，中医称脾虚了，病机是"脾气不升"。怎么样能把肠道的吸收功能加强起来呢？只有苍术和白术。我喜欢用苍术，苍术比白术的功效大三倍。古代的时候，不分苍术和白术，都叫"术"，后来才区分苍术和白术。张仲景所说的苍术最多是生长在安徽黄山，张仲景居住在南阳、大别山一带，出产苍术，按理说张仲景《伤寒论》上写的应该是苍术。而且，我们在临床上的体会也是苍术效果好。

苍术它的主要作用是增强肠道的吸收功能，中医讲"脾升"作用。苍术增加吸收后，水进入到血液和组织间增多，还有一个运化问题，怎么办？所以，张仲景总是通过苍术配茯苓"燥湿利水"来解决这个问题。太阴病都是寒证，所以用了干姜，干姜配甘草组成了甘草干姜汤，增加肠道

的温度，这样解决了太阴病"寒"这一方面的问题。太阴病"虚"这方面的问题怎么办呢？"下焦"这一带吸收功能不好怎么办？有些病人看着身体也还可以，吃饭也行，就是一直大便溏稀，多半是"下焦"升结肠这一带吸收功能减退造成的，这个问题该用什么方子解决？用"五苓散"。"五苓散"不涉及正常吸收功能障碍的问题，主要是解决升结肠这一带吸收功能障碍的问题。五苓散的作用机理是这样的：五苓散也是要用苍术增强吸收的，但是增加吸收功能不是方剂作用的重点。加上桂枝的目的是增强活血作用，这也不是方剂作用的重点。方剂作用的重点是要把多余水分排出体外。五苓散为什么不用一味茯苓，而用茯苓、猪苓、泽泻三味药呢？这样做是很有道理的，增加了方剂的"群性"。法国一个大生物学家布根说："凡数种药物的联合作用大于单一药物作用。"这就像我们生火一样，一块炭不容易烧着，如果把炭砸成好几块就容易着。这就是"群性"，通过"相互作用"产生了力量。你看，张仲景也摸索出这个规律来了，用茯苓、猪苓、泽泻三味利尿药，利尿效率就提高了。

　　当机体组织间严重缺水时，下丘脑产生抗利尿激素，作用到肾脏近曲、远曲、集合管，抑制泌尿功能，因此小便量减少。只有茯苓、猪苓、泽泻三味利尿药同时使用，产生"群性"，才能对抗抗利尿激素的作用增加小便量。身体正常的泌尿功能是通过肾脏近曲、远曲、集合管把 99% 的水分要重吸收回去，只有 1% 的水分排到膀胱小便出去。典型的五苓散证是由于肠道吸收已经停止了，导致组织间严重缺水，一方面嘴里觉得特别干渴，渴望饮水；另一方面喝水不解渴，水喝多了呕吐，吐了还想喝，喝了又吐。同时，由于抗利尿激素的作用出现小便不利。张仲景是如何化解这个矛盾的呢？第一个用苍术增加肠道的吸收功能，促进水分吸收；第二个用桂枝把水分在血液中运布开；第三个用茯苓、猪苓、泽泻三味药增加小便量。所以，五苓散是最好的利尿药。但是，在有炎症情况下不能用，因为五苓散是热药。

　　降结肠容易出现"直肠利"，由于乙状结肠和直肠这一带分泌增多产生

"下利"，病人一会儿一次大便，一天能拉几十次，这就是桃花汤证，要用桃花汤。桃花汤以赤石脂为主，能防止直肠里分泌过剩。

里部重点在腹部，咱们讲太阴病要分段来看，针对每一段具体分析。太阴病虚寒证是共性，从贲门、幽门、小肠中段、小肠下段和直肠各段都有其个性，也分别有针对性的治疗方法。

十六、半表半里部辨证

半表半里部的重点是血液，重心是心脏，小循环和胸导管的问题也很重要。半表半里部也有两种病，一个是少阳病，一个是少阴病。少阳病在《伤寒论》上一共有10条，却没有一个真正少阳病方子与之对应。

少阳篇有一个小柴胡汤，但它并不是专治少阳病的方子，它是一个合方。生姜、半夏组成了小半夏汤，是治太阴的；柴胡、黄芩是治少阳的。因此，小柴胡汤实际上是治疗太阴少阳合病的方子。

"热"以半表半里为中心，最热热不过胸，什么是热呢？第一个是血液增多。哪里血多就热，哪里血少就寒，这是热的基础；第二个是体温升高。胸腔是血液的集中点，血液超过正常量以后，就要出现"热"。如果伴有体温升高，那就更热了。所以胸腔这个地带应当多用"清法"，"热"的问题就是要用清法来解决。

《伤寒论》少阳篇针对少阳病就没有一个对应的方子，那么，张仲景对清法到底有没有介绍呢？我们可以从"栀子豉汤"里看出线索来了。身体上有这样一个地带，汗法也够不着，吐法也够不着，下法也够不着，这是什么地方？大家知道吗？发汗只能解决表的问题，催吐只能把胃上部问题解决了，下法只能把胃肠道下部问题解决了。通过《伤寒论》关于栀子豉汤条文，我们可以看出，身体上有这样的一个特殊的地带非用清法不可。

76 条："发汗后，水药不得入口为逆。若更发汗，必吐下不止。发汗吐下后，虚烦不得眠，若剧者，必反复颠倒，心中懊恼，栀子豉汤主之；若少气者，栀子甘草豉汤主之；若呕者，栀子生姜豉汤主之。"77 条："发汗，若下之，而烦热，胸中窒者，栀子豉汤主之。"76 条和 77 条说明：汗、吐、下三法都不管用。

168 条："伤寒，若吐若下后，七八日不解，热结在里，表里俱热，时时恶风，大渴，舌上干燥而烦，欲饮水数升者，白虎加人参汤主之。"这一条说明：催吐够不着、下法也够不着，也不是表证。

170 条："伤寒，脉浮，发热无汗，其表不解，不可与白虎汤；渴欲饮水无表证者，白虎加人参汤主之。"这一条说明：既没有表证，也没有里证，这个病到底在什么地方？

根据以上分析，说明栀子豉汤证在胸腔，胸腔这个地带的问题不可能以汗、吐、下三法解决，只能用清法。

《伤寒论》少阳病把"口苦，咽干，目眩"作为纲领，这显然不合理，因为"口苦，咽干，目眩"这三症三阳病都有，所以不能作为提纲。后来，我们把栀子豉汤证"胸中热烦"确定为少阳病的核心证。

辨证如果定不下核心证，少阳病就找不到重点，也诊断不了。阳明病核心证是"胃家实"，太阳病的核心证"头项强痛"，少阳病的重心到底是什么？所以，我们把 77 条栀子豉汤证的"胸中热烦"作为了少阳病核心证。

我们在确定少阳病主方时也颇费心思。最初我们选了"栀子豉汤"，后来感觉这个方子做不了主方。我们又选了"黄芩汤"，但"黄芩汤"对胸满没有作用。后来我们把"黄芩汤"加柴胡，仍然叫黄芩汤。

三阳病皆热、皆实，清法只解决了"热"的问题而没有解决"实"的问题。太阳病的"无汗"是太阳病的实，阳明病"大便难"是阳明病的实，少阳病也应当有个实证，是什么呢？是"胸满"，胸满是少阳病的实证。

为什么会出现"胸满"呢？胸满的机理很好理解。胸中有个胸导管，这是淋巴细胞的一个集中点，淋巴细胞是与疾病做斗争的主要力量，多半是由吞噬细胞组成，它们把细菌、原虫这些致病原吞噬后都要集中到胸腔来。如果集中得过多了，造成胸导管堵塞，就会出现胸满的表现。淋巴细胞这些"战斗兵"吞噬了过多的病毒就有可能堵塞在胸导管，淋巴细胞也会死亡到胸导管，这样就更增加了胸导管的堵塞问题，这就形成了"结胸证"。

所以，我们解决少阳病，疏通淋巴的作用是非常重要的，不能单用清法，总得把"胸满"这个少阳病的实证给解决掉，除了柴胡没第二味药能有此作用，柴胡是治疗"胸胁满闷"的唯一特效药。我们在黄芩汤里加了柴胡，还是叫黄芩汤。

半表半里以清法为主，有清法作用的中药以黄芩最好。李时珍曾咳嗽二年，胸中热烦，没办法治，他父亲是最好的医师，也治不了。李时珍当时才 22 岁，最后他用了黄芩一两，把胸腔热烦的问题解决了。现在进行实验，黄芩能杀 11 种菌，杀菌力很强。所以，我们把黄芩汤中黄芩作为主药，把柴胡看成副主药，共同解决胸中"热、烦、满"的问题。

治疗少阳病除了黄芩、柴胡这些起正面治疗作用的药以外，还应当有辅助的药，因为有了"热"就必然产生体温升高，黄芩汤解决体温升高是有困难的。降温用什么药？用石膏。

"火"和"热"在辨证上怎么区分？什么叫火？什么叫热？火就是炎，热就是体温升高。有了体温表，对发热的诊断就不发愁了。高热都是体温中枢兴奋，当热源物质通过血液刺激了丘脑下部纹状体内的体温中枢，体温中枢兴奋就要产生高热。消炎药是黄芩、栀子、黄连、知母这些，白虎汤不属于消炎药，不是专门消炎的，而是降温药，能压制体温中枢的兴奋。石膏的主要成分是硫氧氢钙，所以说"一钱石膏，三桶凉水"。因此，消炎用黄芩汤，降温是它的弱点；降温用白虎汤，消炎是它的弱点。

热久了，还会出现一个新的问题是"伤阴"。"阴"就是津液，"伤阴"就是津液减少了。

实际上，仲景关于少阳病的认识是完整的，并没有什么缺陷。但是，由于《伤寒论》少阳篇没有一个治少阳病的方子，因此就出现了一个温热派。叶天士创立了温热派，包括叶天士、吴鞠通、王孟英。温热派能出了人家张仲景讲的少阳病吗？上焦还是用了白虎汤，中焦还是用承气汤，下焦还是用黄连阿胶汤，能出了人家仲景这些方法吗？叶天士就抓住了《伤寒论》少阳篇没有一个治少阳病的方子这一个缺陷，用了清法治温病，所以产生了温病派。但是，温病能始终是温病吗？它的缺陷在哪里？宇宙间没有一成不变的事情，温度退下去了就可能是寒证，《伤寒论》强调转化，没有一成不变的病情，疾病一直在变化，一直在发展。

现在，江南的温病派在中医界占了大优势了，上海中医学院、南京中医学院都是温病派占主导。温病派光一个清法能把病治好吗？不可能。三部就有六个病，表热不用汗法始终不能解决，因为它的热源物是病毒，都是从空气里来的，要不发汗把病毒排出去，解决不了表热的问题；致热物质到肠道里去了，如果不用下法始终解决不了；半表半里不用清法始终解决不了。所以，温热派只学会了少阳病的清法，在治疗上是远远不够的。对照一下，温热派的方子并不好用，如银翘散，当初我用的时候，病情控制不了，经常弄到最后山穷水尽，没办法了。如吴鞠通所说用桂枝汤，那真是"桂枝阳盛，下咽则毙"。我曾治了一个病人，吃下桂枝汤，当夜就说胡话，神昏，谵语。后来用银翘散一包又一包，始终拿不下病来，最后还是用麻杏石甘汤把病拿下了。真是要遇见了传染性热性病，温病派的方子都不行，不解决问题。所以，关于清法，谁也超不过张仲景的清法。

阴亏了该用什么方？要是火亢阴虚了该用什么方？对于少阳病，张仲景的方法虽然简单，但大法皆具备。《伤寒论》397条："伤寒解后，虚羸少气，气逆欲吐，竹叶石膏汤主之。"1931年我曾遇到一个人，是屯留人，叫李严渡，是前清秀才。他给病人治病就用了桂枝汤，一下子热气上来，病人就昏厥了。脖子都缩进去了，舌头都快咬断了，李严渡急忙叫我诊治。我是从长治赶去屯留的，去了一看，是用桂枝汤出的问题，于是就用绿豆水让病人马上喝上。本村也有药铺，我开了黄连阿胶汤加鸡子黄，喝药以后我就到后边休息了，李严渡也在那儿，他说："估计病人三两天都活不过了。"过了15分钟，病人手足震颤停止了，效果真是立竿见影。吴鞠通把鸡子黄叫"定风珠"，确实是有效。具体方法是：鸡蛋打开，鸡蛋清流出去，等药放凉了，然后把鸡蛋黄浇进去。注意，药液切不可热，鸡子黄一受热就无效。现在我治帕金森综合征，也是用竹叶石膏汤加鸡子黄，这个方子特别有效。

关于少阳病，小结一下。少阳病是清法为主，其他方法为辅。高热时，用白虎汤；阴亏以后，用竹叶石膏汤或黄连阿胶汤。总体上看，治少阳病就是"清、散、降、滋"四法。

少阴病就是心衰，心衰就是心脏搏血不足，所以形成了"脉微细"。但仅凭一个脉微细不能作为少阴病的诊断标准，因为太阴病也会出现脉微细，厥阴病也有脉微细，所以，"脉微细"不能算少阴病的核心证。

我们把炙甘草汤证中"心动悸"一证作为少阴病的核心证，理由是核心证必须在本部位上出现，这样诊断才是最准确的。如果以不是在本部位上出现的症状作为依据，诊断都不准确。"心动悸"就是从心脏上出现的症状，能够反映心脏的情况。正常情况下人是感觉不出心跳的，只要觉得心动或心跳，就说明心脏就有问题了。

"背恶寒"也是少阴病的特殊的一个症状。《伤寒论》304条："少阴病，得之一二日，口中和，其背恶寒者，当灸之，附子汤主之。""当灸之"应该改为"当温之"，因为附子汤是温药。"背恶寒"是指后心手掌大小这一块感觉寒冷，是判断心阳衰的最大的特征。甚至在高热的情况下，也会出现背恶寒，那就是"附子泻心汤证"。现在，我们在临床上见"背恶寒"就加附子5g，吃上就解决问题。

关于心阳衰，背恶寒，附子有特效。所以，少阴病主药我们就定了附子。附子能回阳救逆，能使衰竭到极点的心脏恢复起来。日本小营卓夫曾对附子做过实验，他使青蛙心脏停跳，把附子注射液注进去，青蛙心脏能重新跳起来。附子是中药里面唯一强心药，是少阴病的主药。

少阴病的副主药是人参，人参是兴奋心肌的，所以，治少阴病就是这两味药最有特效，可以起死回生。人参是兴奋心肌的，类似洋地黄的作用。人参没有毒呀，而洋地黄有毒性蓄积作用。现在，对人参药物的研究遇到一个问题，一点提神作用也没有，说明人参有效成分提不出来。因此，苏联《药物学》还是用的人参原药，不用化学提取物。人参有一个副作用，到了极危险脉搏将要停跳或者已经停跳的时候，切不能用人参。原因是人参是兴奋心肌的，使传导系统受压抑，会让病人死亡得更快，这种情况非用附子不行。洋地黄也是这样，到心衰抢救的时候，洋地黄用上就出问题了。所以，人到极危险"脉微欲绝"的时候就不要用人参了，即使用也是配上附子，这是中医抢救方法。关于回阳救逆作用，附子是唯一的灵药，是强心药。

少阴病会出现小便不利。心衰会导致小便不利，这与钠吸收多了产生的小便不利是不同的，后者属于肌原性小便不利，就是近曲、远曲、集合管三管痉挛形成的小便不利，如肝硬化腹水也是肌源性的，是肾炎、肾小球肾炎的小便不利。心衰导致小便不利要用真武汤，真武汤是治心衰性小便不利最主要的方子。其中，主药是白芍，有平痉挛作用。

少阴病会产生传导系统的问题，如脉结代，心动悸，脉有停跳、早搏等，这些是心脏传导系统出现问题的表现，仲景针对这些问题用的是"炙甘草汤"，也叫复脉汤。我们运用的时候要用原方，并遵守古法；一般人不用原方，因此就失效。复脉汤是水、酒各半煎，用酒煎才有效，才能解决了这个病。从前我们单位有个鲁家成大夫，现在调到中心医院当神经科主任，他就是脉结代，二三年不好，胡连玺大夫给他治疗，吃上炙甘草汤完全好了。所以，用古方，一定要用古法，不要随便加减，牵一动万，方子就失效了。炙甘草汤治疗脉结代、心动悸是最好的方子，但要遵守古法。

十七、四类

疾病与其他事物是相同的，有其单纯性，也有其复合性。"六病"就是它的单纯性，每一部位有两种病，向两极分化，一阴一阳，这是它的单纯性。疾病常常是这个部位也有问题，那个部位也有问题，有阳和阳合病，有阴和阴合病，也有阳和阴合病，这就形成疾病的复杂性了。如果不细心分析，复杂性会使思想很混乱，治疗找不出一个头绪来。

确立了三部六病，不管疾病如何复杂，它总还在这三部里吧！不管怎样复杂，它还是不能超出这六种范畴吧！所以，三部六病就把疾病高度概括了。疾病万变不离其宗，不管怎样变，变不出三部六病去，因此，我们在辨证论治上都可以找出它的头绪来。

运用这种辨证方法治病，我们要感谢张仲景老师，要不是他给我们立了这个典范，我们真是对这些复杂的病就没办法了。相比之下，《脾胃论》只讲消化道病，能概括一切疾病吗？仅有清法能概括一切病吗？仅一个滋阴法能概括一切病吗？仅一个温病能概括一切病吗？根本不能！虽然我们的张仲景老师给我们列出了诊治疾病的典范，但是，临床上还有它的局限性和片面性，这些局限性和片面性就容易使我们犯错误。列宁告诉我们要具体问题，具体分析，全面看问题。如果有局限性和片面性就不容易形成"具体问题，具体分析，全面看问题。"

今天，我们要讲讲疾病的复杂性，主要是"四类"问题，包括"合病""并病""合证""兼证"。"四类"不是《伤寒论》原文中明确记载的，是我读了《伤寒论》，并根据自己的临床实践提出的看法，但思路都是依据《伤寒论》原文的。因此，大家在学习的时候要多与《伤寒论》加以对照。

什么是合病？指两个独立的病合在一起形成的病，但是，本部位的两个病是不能形成合病的。也就是说表部病不能和表部病形成合病，里部病不能与里部病形成合病，半表半里部病也不能和半表半里部病形成合病。合病只能是不同部位的病相合，如表部病与半表半里部病能合，表部病也能与里部病相合。

作为医生，临床多年以后，都应当好好总结，要弄清楚哪些病的辨证是清楚的，哪些病的论治是不清楚的，不要似是而非。自己要好好回忆回忆，看一看自己有多少真东西。把那些完全可以准确辨证论治的分到一个类，把那些知道一些又不完全知道的分到一个类，把那些完全糊涂的分一个类。关于完全糊涂的问题，是我们要研究的对象，不要把它当成能在实践中兑现的认识加以看待。

实践能兑现的认识有什么具体要求呢？第一，概念要明确；第二，判断要恰当；第三，推理要有逻辑性；第四，论证要有说服力。把符合这四个要求的认识总结出来，这才能算是自己的学说。至于那些知道一些又不完全知道的或者完全糊涂的东西，都应当算成是研究对象。自己要摸自己的底，了解自己到底有多少本领。因此，要研究学术必先要研究自己，自己不足的地方就是要学习的目标，要向别人学习，做到有的放矢的学习，这样学来的东西才比较扎实。

大家思考一下"本部病之间为啥不能合病呢"？这是什么道理呢？你们将来临床要辨证论治，要用这个方法来分析病情，这个道理弄不清是不行的。因为本部位有阴阳二性，阳是热，阴是寒，"同时间同空间不能并存二理，也不能并容二物"。这是自然界的规律。有表热不能同时有表寒，有表寒不能同时有表热，因此，同一部位两种不同性质的病不能相合，在另一部位可以相合。"合"的意思是指两个病同时存在，不分高低。

那么，同部位两种病性同时存在的情况叫什么呢？叫作"并病"。从辩证法来说，并病是矛盾双方共存于一个统一体中，经过互相连接、互相贯通、互相渗透、互相依存，从而形成的一种疾病状态。所以，我们把两种不同性质的病混淆在一起，彼此界限分不清楚的情况叫作并病。

下面介绍一下合证。病是由证构成的，既成病就不是一个证能形成的，若干证合起来才是病。所谓合证是指不同部位的证合在一起的情况，可以两部相合，也可以三部相合。但是要明确，既然是合证，说明疾病是以"证"的形式存在，不能以"病"的形式存在。

再介绍一下兼证。在某一部位存在一个完整的病，同时又出现了另一个病里的证，这种情况叫"兼证"。何谓"病"？指"在这个部位上形成了占着绝对势力的、有控制性的、独特性的、起主导作用的疾病状态"。所谓"证"，是构不成病的，也不能代表病。比如说，一个日本人到中国，他既不是中国人，但也不能代表日本这个国家，只能说是到中国的日本人，这样的就叫作兼证。

关于我们提出的"四类"，要具体对照《伤寒论》条文进行学习，从《伤寒论》原文上找证据。下面举例说明。

首先，是三阳相合的情况。

268条："三阳合病，脉浮大，上关上，但欲眠睡，目合则汗。"

219条："三阳合病，腹满身重，难以转侧，口不仁面垢，谵语遗尿。发汗则谵语；下之则额上生汗，手足逆冷。若自汗出者，白虎汤主之。"

其次，是三阴相合的情况。

317条："少阴病，下利清谷，里寒外热，手足厥冷，脉微欲绝，身反不恶寒，其人面色赤；或腹痛，或干呕，或咽痛，或利止脉不出者，通脉四逆汤主之。"

这一条虽然没有明确提出"三阴合病"，但条文表述的是合病。从条文看，"少阴病"说明是半表半里部，"下利清谷"说明是太阴病，"手足厥冷"是厥阴病，说明本条是三阴合病。

这是三部阳合和三部阴合。在什么情况下三阳或三阴能形成合病呢？三部中寒、热是共性，虚、实是个性，三阳或三阴相合只能在寒、热上合，因为寒热是整体性的，寒热不分家。因此，不管哪个部位，在寒热方面，三阳或三阴都可以合。三阳都能用共同的方子"白虎汤"，三阴能用共同的方子"四逆汤"。《伤寒论》225 条:"脉浮而迟,表热里寒,下利清谷者,四逆汤主之。"下利清谷是太阴病,可以用四逆汤。323 条:"少阴病,脉沉者,急温之,宜四逆汤。"脉沉者为少阴病。说明四逆汤治少阴病,也治太阴病和厥阴病。

六病的形成不是因为寒热,而是因为虚、实。寒热是共性,虚实是个性,没有个性就没有共性,共性存在于个性之中。如表实"无汗证"非用汗法不行,里实"胃家实"非用下法不行,半表半里实"胸满"非用散法不行。太阴病是脾虚,肠道吸收减低,治用苍术;少阴病是心虚,治用人参;厥阴病是末梢循环衰竭,治用当归。所以,六病是因虚实而分成六病的,寒热只分出阴阳二个就行了,虚实就必须分成六个。

三阳、三阴相合是因为它们有共性,那么,阴阳之间能不能相合呢?能合。357 条:"伤寒六七日,大下后,寸脉沉而迟,手足厥逆,下部脉不至,喉咽不利,唾脓血,泄利不止者,为难治。麻黄升麻汤主之。"条文中"手足厥冷"是厥阴病,"泄利不止"是太阴病,"喉咽不利,唾脓血"是少阳病。方中 14 味药,其中当归、桂枝、白芍、甘草是当归四逆汤的基础,治厥阴病;苍术汤是太阴病主方,有苍术、干姜、茯苓、甘草四类药;黄芩、知母、石膏、葳蕤、天门冬这些是治少阳的。此条为不同部位上的阴阳相合。

这样,三阳、三阴均能相合,不同部位的阴阳也可以相合。但是,关于合病有一个绝对条件,就是同一部位的阴阳不能合,同一部位寒热不能合,比如表部有厥阴就不能见太阳,里部见了太阴就不能见阳明。

如果在同一部位,矛盾双方共存于统一体中,称之为"并病",我们根据事实确定了三个并病。阴阳二性是两极分化,一旦形成了统一性,就既不是阴病也不是阳病。考考大家,表部的并病是什么?表部有没有既不是太阳病也不是厥阴病的情况?有!没有形成两极分化,而是矛盾双方存在于一个统一体中,形成了统一性。把这种情况不能排除到表部以外。咱们在临床上见过这种情况没有?这种情况该怎样辨证论治?《伤寒论》31 条里的"葛根汤证"就是这种情况，31条："太阳病，项背强几几、无汗、恶风，葛根汤主之。"关于表部的阴阳，实和热是太阳病，虚和寒是厥阴病。葛根汤里葛根、麻黄是治太阳的，桂枝汤是治厥阴的。所以在表部，实和热就用葛根麻黄汤，虚和寒就用当归四逆汤。葛根汤证这种情况是既辨不清太阳也辨不清厥阴，是矛盾双方共存于一个统一体中，这些病在临床上我们将其另归为一类，称为并病。

比如，风湿、类风湿关节炎怎么办？我们多年来用葛根汤解决了这个问题，效果还是非常好的。西医说类风湿关节炎是治不好的，我们用葛根汤把它解决了。

里部的并病是什么？有些里部病，既分不清阳明也分不清太阴，而是矛盾双方共存于统一体中，这些病在临床特别多见，该怎样治呢？请看157条："伤寒汗出，解之后，胃中不和，心下痞硬，干噫食臭，胁下有水气，腹中雷鸣，下利者，生姜泻心汤主之。"这一条是太阴病还是阳明病呢？从干姜、生姜来看，是属太阴；从黄芩、黄连来看，则属阳明。对这样的病只能算成并病，这是里部的并病。这个方子我在临床上用了几十年，效果理想，真是灵效无此。我曾治过一个慢性肝炎2年的病人，服调肝汤后病情好转，转氨酶由600多降至200多。后来，患者因吃油条，出现食欲不振。故而暂且舍掉调肝汤，先把胃口开了，处生姜泻心汤6副，服后食欲大增。还有一河北患者，吃什么呕吐什么，吃了生姜泻心汤2副就好了。生姜泻心汤的确是一良方。

这些都说明一个道理，有些事情辨不清楚不能强辨，这就是模糊逻辑。氢和氧结合形成水后，就分不清楚哪个是氧哪个是氢。水和土形成泥以后，分不清哪是水哪是土。鸡蛋孵出的小鸡有骨有肉，但是在鸡蛋里面就无法挑出骨挑出肉。

病也是这样，有此情况分不清阴阳，大凡这些都得按并病来治，不要去强分。好在我们的老师张仲景给我们创立了方子，在治疗上有了办法，我们拿上用就行。如果让我们去创立这些方子，这可不是容易的事。所以，里部病辨不清是阳明还是太阴时，尽管放胆用生姜泻心汤，不会有错，我是完全试验过的。

半表半里部的并病是什么？大家知道吗？这个应当知道，看 96 条："伤寒五六日，中风，往来寒热，胸胁苦满，默默不欲饮食，心烦喜呕，或胸中烦而不呕，或渴，或腹中痛，或胁下痞硬，或心下悸，小便不利，或不渴，身有微热，或咳者，小柴胡汤主之。"此为半表半里部的并病。从柴胡、黄芩来说是少阳，生姜、半夏、人参来说是少阴，因此是并病。

为什么半表半里部是整体辨证的重心？表部接触空气，里部接触饮食，其实，表部和里部都是"表"，不是纯里，只有半表半里部才是真正的"里"，是人体的中心。因此，半表半里的并病既是本部位的病，也是全身的病，故而小柴胡汤可以治疗全身的病。这个道理大家知道吗？

《伤寒论》必须背下来，背不下来不能成为你的东西。你学了一辈子中医，不能把《伤寒论》背下来的话，就是空洞无物的，什么收获也没有。没有下过这样的功夫，你的基本功不扎实，肚子里就没有实实在在的东西。所谓理解，都是能回忆起来的东西才能理解，绝不可能忘掉了还能理解，那就是没有的事。《伤寒论》总共才 398 条，如果你不能背下来，下不了这个基本功，那你在中医上就是空的，认识都是模糊的，看问题是"起了头，忘了尾"，不可能把技术搞精。《伤寒论》虽然存在，再好也不能变成你的东西，还是张仲景的东西。要变成自己的东西，非通过背下来不行。所以，背不下来就不是你的东西，这个基本功，大家回去了还是要去做。不过，背《伤寒论》的时候，一天不要超过两条，不可多背，多背非失败不可。背了生的条文，再返回来背熟的条文，熟的条文要一直背，反复背。背不下来《伤寒论》，你中医还有东西吗？其他都是一些不实在的学说，还能把技术搞精吗？就像唱戏一样，你背不下台词，拿着个本子去唱戏，那还能行吗？不行。所以，大家回去好好背《伤寒论》，一天两条，经过半年多时间就都背下来了，以后就是温习而已。

军事学家都得背下《孙子兵法》十三篇，背不下来就不算是个大军事学家。据说德国皇帝威廉二世被流放到大西洋岛上的时候，才看到《孙子兵法》十三篇。他看了以后感慨要是早读《孙子兵法》十三篇，这一次世界大战就绝对不会失败。他就是失败在战略上了。咱们中医的技术核心就是《伤寒论》，取之不尽用之不竭，越读越觉得有意思。俞根初写成《通俗伤寒论》以后，一直到70多岁，他案头上只有《伤寒论》一本书。陈修园16岁就开始读《伤寒论》，到临死时还在读《伤寒论》。所以，我们中医治病的技术要过硬，非从《伤寒论》开始不可。

《伤寒论》148条："伤寒五六日，头汗出，微恶寒，手足冷，心下满，口不欲食，大便硬，脉细者，此为阳微结，必有表，复有里也。脉沉，亦在里也。汗出，为阳微。假令纯阴结，不得复有外证，悉入在里，此为半在里半在外也。脉虽沉紧，不得为少阴病，所以然者，阴不得有汗，今头汗出，故知非少阴也。可与小柴胡汤。设不了了者，得屎而解。""脉细"不是少阴病，"大便硬"不是阳明病，"心下满"不是太阴病，"头汗出"不是少阳，"微恶寒"不是太阳，"手足冷"不是厥阴病。因此，这一条是整体病，哪个部位也有，哪个病邪也有，归到哪一个部位也不行。所以，我们建立的整体协调疗法就是根据这一条，小柴胡汤是我们老师张仲景给我们确立的方子。

这样，三部的"并病方"都有了，表部的葛根汤，里部的生姜泻心汤，半表半里部的小柴胡汤。六病的主方也有了，还有《伤寒论》的112汤方，这样，我们临床治疗的工具都具备了，取之不尽，用之不竭。不管哪个病都能在《伤寒论》中找出根据，而且都有相应治法。我用《伤寒论》方子是从1934年开始的，一直到现在，临床上没有一个病开不出方子来，我就是按上面讲的这个思路开方的。整体有方子，三部有方子，六病也有方子，还有112汤方，这就叫抓住重点带动全面，这样的辨证论治就把全部问题都包括了。

关于合证，是不同性质的两个证合在一起。举一个例子，大家了解这个意思就行了。301条："少阴病，始得之，反发热，脉沉者，麻黄附子细辛汤主之。"发热"是表部太阳,"脉沉"是少阴,不在一个部位,而且不是完全的两个病而是两个证相合,麻黄治发热,附子治脉沉,细辛的作用是联络表里,这就是合证。

关于兼证,举一个例子。155 条:"心下痞,而复恶寒汗出者,附子泻心汤。"泻心汤证是一个少阳病,复恶寒应当是背恶寒,"复"是错字,背恶寒是少阴证,咱们在临床上经常见这种情况,一个大热证,伴随后心发冷,这是心阳衰的最早特征。全身是发热的,就是后心这一片冷,都是用附子。背恶寒这一个证是属少阴的,其余是少阳病,这就是一个少阳病兼着一个少阴证,我们该怎么样?这样在泻心汤方上加附子,治少阴证。

六病有 6 个汤方,其中有 6 个主药和 6 个副主药,共是 12 味主药。这十二主药将本草全部概括了。本草虽多,我们用 12 味药就将本草全部高度概括了。张仲景大凡有兼证的时候都是用了主药或副主药,比如桂枝加葛根汤,葛根是太阳病的主药;桂枝加大黄汤,大黄是阳明病的主药;柴胡加芒硝汤,芒硝是副主药;白虎人参汤,人参也是副主药。主药的选择是很讲究的,能成为主药的中药是很不平凡的,主药必须具备疗效高、性味平和、治疗面概括的特点。因此,这 12 味药很重要,不是平常药所能取代的,临床一定要注重主药的使用问题。选主药如同选将,一个平常药不是解决不了问题,就是容易闯出乱子。

附　整体病主方六方①

一、太阳病

主证：头项强痛，发热恶寒，无汗，脉浮，或咳喘。

治则：发汗解表。

主方：葛根麻黄汤。

葛根 30g　　麻黄 10g　　杏仁 15g　　生石膏 30g

甘草 10g

煎服法：上药五味，加水 500mL，煎取 150mL，温顿服，取微似有汗为佳。小儿酌减。忌辛、温之品。

二、厥阴病

主证：手足逆冷，脉细，恶寒，肢节痹痛。

治则：温通血脉。

主方：当归桂枝汤。

当归 15g　　桂枝 10g　　赤芍 10g　　细辛 10g

木通 10g　　甘草 10g　　大枣 10 枚

煎服法：上药七味，加水 800mL，煮取 300mL，去滓，温服 100mL，日三服。忌食肉类、戒房事。

---

① 整理者注：以下根据刘老后期逐渐规范和厘定的方名、用法整理，与早年讲课录音中可能略有出入，还望读者悉知，领会要义。

三、少阳病

主证：胸中热烦，胸满，身热或寒热往来，咽干，口苦，小便赤黄。

治则：清热除满。

主方：黄芩柴胡汤。

黄芩 30g　　柴胡 15g　　白芍 15g　　石膏 30g

竹叶 10g　　知母 30g　　甘草 10g　　大枣 10 个

煎服法：上药八味，加水 1000mL，煮取 500mL，去滓，温服 150mL，日三服。

四、少阴病

主证：心动悸，背恶寒，短气，或脉微细。

治则：强心壮阳。

主方：人参附子汤。

人参 10g　　附子 15g　　茯苓 15g　　五味子 15g

麦冬 30g

煎服法：上药五味，加水 800mL，煮取 300mL，去滓，温服 100mL，日三服。

五、阳明病

主证：胃家实，发潮热，自汗出，大便难。

治则：泄热除实。

主方：大黄芒硝汤。

大黄 15g　　芒硝 10g　　枳实 30g　　厚朴 20g

白芍 30g

煎服法：上药五味，加水 1000mL，先煎厚朴、枳实、白芍三药，取 500mL，去滓，纳大黄，再煎取 300mL，去滓，纳芒硝，更上微火一两沸，分温再服，得下，余勿服，以病愈为期。

六、太阴病

主证：腹满，或吐，或利，时腹自痛。

治则：温胃健脾。

主方：苍术干姜汤。

苍术 30g　　干姜 10g　　茯苓 30g　　甘草 30g

煎服法：上药四味，加水 800mL，煮取 300mL，去滓，温服 100mL，日三服。忌食生冷。

十八、三部六病的转化

历史上没有把张仲景关于"三部六病的转化"这个问题继承下来，离开了三部六病的转化，就无法辨证。三部六病都能转化，但是无论金元四大家还是温热派都将这个问题遗漏了。由于金元四大家、温热派遗漏掉这一问题，跟他们学中医就很困难了。

不讲转化就没法学习，为什么呢？不讲转化就不是事实，不是事实怎么学？恩格斯说过："转化过程是一个伟大的基本过程，对自然界的全部认识都综合于这个认识过程，正是这种认识构成了辩证自然观的核心。"毛主席在《矛盾论》中说："被根本矛盾所规定或影响的许多大小矛盾中，有些是激化了，有些是暂时地或局部地解决了，或者缓和了，又有些是发生了，因此，过程就显出阶段性来。"

下面举例说明三部六病的转化，重点说说太阳病转阳、转阴，太阴病转阴、转阳。

以下是太阳转少阳和阳明：

266 条："本太阳病不解，转入少阳者，胁下硬满，干呕不能食，往来寒热；尚未吐下，脉沉紧者，与小柴胡汤。"此条为太阳转少阳。

220 条："二阳并病，太阳证罢，但发潮热，手足漐漐汗出，大便难而谵语者，下之则愈，宜大承气汤。"此条为太阳转阳明。

以下是太阳转太阴、少阴和厥阴：

279 条："本太阳病，医反下之，因而腹满时痛者，属太阴也，桂枝加芍药汤主之；大实痛者，桂枝加大黄汤主之。"此条为太阳转太阴。

82 条："太阳病发汗，汗出不解，其人仍发热，心下悸，头眩，身瞤动，振振欲擗地者，真武汤主之。"此条为太阳转少阴。

354 条："大汗，若大下利而厥冷者，四逆汤主之。"此条为太阳转厥阴。

以上条文说明：阳可以转阳，阳也可以转阴。为什么要举太阳、太阴转化的例子呢？因为太阳和太阴皆为"表"，两者都是开始，表部病从太阳开始，里部病从太阴开始。

以下是太阴转少阴和厥阴：

384 条："恶寒脉微而复利，利止亡血也，四逆加人参汤主之。"此条为太阴转少阴。

390 条："吐已，下断，汗出而厥，四肢拘急不解，脉微欲绝者，通脉四逆汤加猪胆汁主之。"此条为太阴转厥阴。

下面是太阴病转太阳、阳明和少阳：

276 条："太阴病，脉浮者，可发汗，宜桂枝汤。"此条为太阴转太阳。

187 条："伤寒脉浮而缓，手足自温者，是为系在太阴。太阴者身当发黄，小便利者不能发黄，至七八日，大便硬者为阳明也。"此条为太阴转阳明。

375 条："下利后，更烦，按之心下濡者，为虚烦也，宜栀子豉汤。"此条为太阴转少阳。

通过以上条文可以看出，转化是很清楚的。我们看金元四大家，看

《温病条辨》，或者看叶天士的《温热论》都不谈及转化问题。尤其寒热问题，一般来说，三阴病之间或者三阳病之间的相互转化多半是自然转化，不经过什么条件，是自动转化的。太阳病转阳明病时，要是当下没有把太阳病解决，二三日后它就会转化为阳明病，是自然转化，不经过什么手续，也不经过什么条件。可是，阳病要转阴病的话，都得有条件，条件就是治疗上采取过汗法或下法。好比一条水平线，水平上就叫热，水平下就叫寒，通过发汗或泻下把体温降到水平线以下，阳病就成了阴病，如果还在水平线以上仍为阳病。

吴鞠通、叶天士、刘河间、李东垣、张子和、朱丹溪等，他们能不遇见这些病吗？能不遇见这些转化吗？阳性病通过汗、下能不转成阴病吗？而且，他们对这些病的变化没有什么详细的记载，好像这些病就不经过转化，但是临床事实却是转化。所以，我们学习他们的书只能学一个开始，不能学到最后，学着学着就糊涂了。我们看他们写的书会遇到困难，在理解上很有困难，因为他们没有把实在的事实描绘出来。你读《伤寒论》就没有这些困难，人家张仲景都有记载。因此，如果我们不把读《伤寒论》的这个基础打扎实，没有了基本功，再读其他书就很有困难了。

你读了各家写的书，但是在运用的时候就很有困难了。例如，吴鞠通"无汗"要用桂枝汤。温病用上桂枝汤那还了得？热性病在第一个阶段有表证的时候都有"恶寒"，恶寒越厉害，体温是越高，用上桂枝汤那还了得？别人有误用桂枝汤把病治坏过的案例，我自己也有用桂枝汤把病治坏过的经历，病人用上桂枝汤后3个小时，就说开胡话了。这些本是临床事实，可是这些书上写得与事实并不相符，看来这些书写得实在有问题。又如，《温病条辨》中"玉女煎"，没有叙述证，只有个名字。"气血两燔"这是一个病理而不是病证，"燔"是"烦热"的意思，高热为燔，高热产生了气血两燔。写书的时候，应当记载出"气燔"是什么症状？"血燔"是什么症状？气血两燔是气燔与血燔的合证，又是什么症状？如果这样写书，读的人就没有难处。可是，书上关于"气血两燔"表现一点儿也没有叙述。

读这样的书，我们谁有这个天才能知道哪是气瘄？哪是血瘄？我们怎么来用玉女煎？无法用。因为没有感性认识，不了解什么是气瘄，什么是血瘄。所以这样写书很有问题，而且对病情转化也没有记载。世上就没有不转化的事，病变要不就好了，要不就一定转化了。

关于转化问题，再讲一条，重点看看张仲景针对不同体质经过同一治疗所发生的不同类型的转化。《伤寒论》149 条："伤寒五六日，呕而发热者，柴胡汤证具，而以他药下之，柴胡证仍在者，复与柴胡汤，此虽下之，不为逆，必蒸蒸而振，而发热汗出而解。若心下满而硬痛者，此为结胸也，大陷胸汤主之；但满而不痛者，此为痞，柴胡不中与之，宜半夏泻心汤。"关于这一条看看仲景是如何处理的。不同的体质都出现了同一症状"呕而发热"，应当用小柴胡汤。由于有发热，可"以他药下之"。下了以后，有的人病情没有转化，因此，"证不变，方不变"，仍然给他用小柴胡汤，用后"必蒸蒸而振，却发热汗出而解"。现在，伤寒在城市里就很难遇到，在农村还是能见到，但不是大流行。只要伤寒病二三十天不好的，最后退热大都是用小柴胡汤。这种发热不是太阳病，也不是阳明病，发热的稽留性很强，有少阳病的特点但不是纯少阳，而成了半表半里部的并病，因此，大都是用小柴胡汤解决。病人吃了小柴胡汤以后的反应是"先发冷"，大概持续两三个小时，盖上多少被子也还是怕冷。发冷过后出现"发热，出汗"，汗出三个钟头。之后，就热退身凉。咱们看到的伤寒病都有这些现象，先寒战，后出汗；出汗以后，脉静身凉，热就退了。大凡热性病到最后，解热都是通过小柴胡汤。以上是"柴胡证"用了下法，病情没有发生改变，仍用小柴胡汤。同样是呕而发热，还有一种情况，有的人用了下法病情发生了变化，出现结胸证，变成大陷胸汤证了，这样就不能再用小柴胡汤了。还有一种情况，有的人也是呕而发热，下之后"心下满，但不痛"，这就叫痞证。痞指局部高起，气体排不出去，这是里部的合病，要用泻心汤。

可见，同一种病在不同人身上，用了同一种下法，却产生三种不同的情况：一个是原证还在；一个变为大陷胸汤证；一个变为半夏泻心汤证。你看，我们的老师张仲景，给我们举出的这些事例是活生生的，使我们学习有了路线。你从金元四大家、温热派上能看到这种事例吗？他们的书不把转化写出来，我们在临床辨证上就有困难，我们就难以学习。

所以今天要学好中医，要把基础打好，必须从《伤寒论》下手。我的体会是：要是没有张仲景的《伤寒论》，中医就残缺不全。关于辨证论治，除《伤寒论》外，哪家著作能作代表？最有名的就是金元四大家和清代温热派，哪个也不能作代表。难道我们学一个"攻下"就能当专家？学一个"健脾胃"就能当中医？学一个"火"能当中医？学"滋阴"能当中医？学一个"温热"能当中医？根本不行。你看，张仲景用三部六病将疾病完全高度概括起来，万变不离其宗，哪个病能逃出三部去？哪个病性能逃出阴阳二性去？最难的是阴阳二性共存于统一体表现出同一性问题，仲景也都给我们列出了具体辨证方法，如表部的葛根汤，里部的生姜汤泻心汤，半表半里的小柴胡汤，都给我们列出来了。

下面，我们把今天讲的内容小结一下。我们从《伤寒论》中学中医才能真正学成中医，因为整体辨证有方，三部辨证有方，六病辨证有方，六病中其他零碎问题也有 112 方，因此我们在辨证论治上就不会有什么不清楚的。"一本散为万殊，万殊复归一本。"既有纲，也有目；既有综合，又有分析。相比之下，跟金元四大家、温热派学中医很有困难，因为他们的理论都是片面性的，有局限性的。我们用发展的眼光看待他们，他们的东西在医学的一方面很有发展，但是不全面。我们单学某一方面的东西不能当一个合格中医，只有学张仲景的三部六病才能学成一个完整的中医。

第三部分

局部辨证论治

一、局部辨证论治的原则与思路

之上，整体辨证就算讲完了，下面我们讲局部辨证。关于局部辨证论治，纯粹是交流经验，谈不上什么学术问题。

局部辨证重点讲我临床所用的十几个方子，大家运用起来也很简单，因为我是"一方定底不中途换方"。运用这些方子都是以四脉为准，即上鱼际脉、聚关脉、涩脉、长弦脉，也比较容易掌握。最后，再把"平脉"说一下，把 14 种基础脉弄清楚，平脉就没有困难了。

回去以后，在辨证论治上有什么困难，希望大家提出来。站在我的角度上，我觉得讲清楚了，但有人可能还是不懂。

关于局部辨证论治，重点是讲我的临床经验，不讲那么多理论。这些方子我每天都在用，你们回去也要用。在运用上，有两个问题要多加考虑。

第一，思想上要重视运用这个问题。如果你们回去还是不能用，说明我们这次经验交流搞得不成功。因为中医报道的大都是经验，经验性的东西很难重复。因此，我也担心我所讲的这个经验，你们学完了也不能重复应用，这就是个问题了。

第二，你们应用我的临床经验时会产生一定的思想顾虑。关于我们治疗局部病的方剂，不但要做到"一方到底不中途换方"，而且不能随意加减。我们的方子就像和好的泥一样，不稀也不稠，如果添点水、添点土就不能用了。方剂中各药有一定的比重，并且组合形成了一定的结构，随意加减就破坏了方剂的结构。一旦破坏了结构，疗效就看不到了。虽然这些局部病的方子是我创立的，但是我也不敢随意加减，因为一加减，方剂的结构就破坏了。

治疗要靠方剂学而不是药物学，各种药物都有一定的功能，通过彼此相互作用形成了一定的结构，因此就具备了一定的效能。方剂的效能是从方剂的结构上产生的，不是从各味药上产生的，这才是真正的方剂学。随意加减的结果是把方剂的结构给破坏了，结构一破坏，效能也就不存在了。

咱们中医对方剂的加减养成了习惯，我当初学医也是这样，如果不加减，对这个方子总感觉不放心。可是，加减之后方剂的效能就不可能存在了。尽管如此，咱们中医要改掉临床随意加减药味与药量的习惯并不容易。因此，我建议你们回去应用时先不要加减，可以观察一段时间，等全面了解了方剂的功能之后，再考虑是否需要加减。这样，你们可以做到心中有数，才能知道该方子到底能解决什么问题。如果一上手就随意加减，你就永远也不知道这个方子到底解决啥问题。我希望大家注意这一点。

我们临床用的是方不是用药，方剂学绝不等同于药物学。方剂是多少药先形成一个结构，通过这个结构实现它的效能。就跟和泥一样，土和水正好就成了泥，水多水少都不可能形成泥。就像形成水一样，H_2O 可形成水，破坏此结构就形不成水了，还是氢气和氧气。因此，徐灵胎讲过："方剂既成，能使药各全其性，亦能使药各失其性。操纵之法，有大权焉，以方之妙也。"能够对方剂学认识如此深刻的只有徐灵胎，所以方剂学不同于药物学。

关于局部辨证论治，重点要介绍协调疗法的小柴胡汤。小柴胡汤的功效不单是建造在这七味药上，而是这七味药形成了一定的结构，通过结构产生一定的效能。所以，如果按药物学来解释小柴胡汤，就无法知道小柴胡汤的效能了。临床运用小柴胡汤，不但方剂不能改变，小柴胡汤的煎药法也不能弄差，否则起不到小柴胡汤的作用。日本研究小柴胡汤的煎药法，"去滓再煎"的汤药与"一次性煎成"的汤药在效能上并不相同。例如，去滓再煎的汤药可治变态反应，不去滓再煎的汤药不能治变态反应。如果小柴胡汤与其他药复合以后，就可以不去滓再煎；如果单纯使用小柴胡汤，就必须去滓再煎。因此，我们现在对"生姜泻心汤""半夏泻心汤""干姜泻心汤""小柴胡汤""大柴胡汤"都要去滓再煎。

局部辨证与整体辨证的本质区别是什么呢？整体辨证有易变性，治疗时必须有灵活性；局部辨证有稳定性，治疗时必须有肯定性。

关于整体和整体性，可以用这样几句话概括：机体的整体性表现在气血上，通过气血的循行达成机体的统一。人体内的血有 10 斤左右，一分钟要在全身循环一次，周而复始，一天要在身体上循环 5 吨血，即 1 万斤血。整体有一个整体质，整体质就是气血，通过气血的循行达成机体的统一，机体的统一就是靠气血形成的。所以，整体出现的症状就有其易变性，很容易变化，因此辨证要根据其易变性采取灵活措施。不管整体病怎样变，万变不离其宗，就是"病位不超过三部，病性不越六病"，这样我们可以对疾病进行高度概括，起到"抓住重点，带动全面"的效果，这就是整体辨证。

局部辨证带有稳定性，因此治疗上不能随意变化。我们没有看见一个局部病在身体上从这里变到那里的，都有稳定性，因此，在治疗上就要有肯定性。岳美中就提出慢性病的治疗要"守方"，他有一个体会，他在跟老师学的时候，发现老师能治好病而他却治不好。他问老师这是什么原因，老师回答说问题在于他不能守方。因为局部病有它的顽固性，病总是在那里，治疗如果没有肯定性就治不好病。所以，既然知道要"守方"，就不能变方。

最近看了一个从西安来的患者，体温高达 39 ～ 40℃，长期持续不退。他来太原经过六个医院检查，西医不能诊断他得的是什么病，最后怀疑是伤寒病。因为诊断不明确，治疗也就无效。我们认为这个是局部病，不是伤寒病，因为他的病没有易变性。如果是伤寒病，一定要"一日太阳，二日阳明"这样传变，而病人的病情是不变的，一直是这样。另外，患伤寒病，病情最多能延长 30 天左右，一个重要特征是得伤寒病会麻痹听神经，7 天就要耳聋。而这个病人的病情远远超过这个期限，而且也没有影响听神经。再一点，这个病人虽然高热，但行走如常，如果是伤寒病，病情会很严重，根本不能随意走动。所以，我们判断这肯定不是整体病，只能是局部病。还有一种情况是结核病，可以一直低烧，病人也能行动如常，但是结核病医院可以诊断出来。对西安来的这个病例，我考虑是局部病，诊断为心肌炎。那么，为什么各大医院就查不出是心肌炎呢？因为一般的心肌炎都有心脏扩大，而他心脏一点也没有扩大，体积很正常，因此各大医院很难诊断。我们是根据"涩脉"经过推理判断，确定其为心肌炎的，处方用"小柴胡汤加竹叶石膏汤"，配合"六神丸"。病人吃了5副药热退了，继续巩固半个来月后彻底好转，昨天出院回西安了。

通过以上这个病例可以说明两点：第一，根据病情的稳定性，我们判断此病不是整体病而是局部病；第二，根据涩脉找出局部病灶一定在心脏，而且这么长时间的发烧，符合心肌炎的表现，因此我们给他下了这个诊断。治疗结果证明了我们的推理判断是完全对的。

疾病有整体辨证与局部辨证，我们承认西医学的先进性，但并不意味我们中医都是落后的，至少在局部病治疗这一点上，我们就跑到西医的前头了。对于心肌炎这个病，即便西医已明确诊断，也治不好心肌炎。宿明良西医学大夫在二院实习的时候，遇见过一个心肌炎病人，患者是大同第一人民医院的王家济大夫。当时，患者心脏已经扩大，发高烧不退，经西医治疗8个月毫无成效。后来，服调心汤十几剂时高热就退了，服80剂调心汤病情痊愈。如果我们不及时救治，王大夫非死不可，因为心脏扩大，病情已经很危重了。今天我们承认中医有落后的一面，但是也要承认有先进的一面，就像心肌炎的诊断和治疗，在心脏没扩大以前我们能诊断出来，并且能够治好，至少这一点是先进的。所以，先进与落后不是绝对的，是对比而言的。

什么叫局部？局部的定义："机体每部中凡具有独立结构和特殊的功能，就称之为局部。"关于局部与整体的关系，我们常常讲这么一句话："每个局部都服从于整体，只有整体的协调，才有局部的改善。在整体协调的基础上，突出局部。"关于这个看法，我们最早是根据推理判断提出来的，因为在当时还没有找到科学的论据，所以我们认为是个假说。1982年

4月《科技报》刊登了内蒙古张颖清在"生物全息论"中提出的看法："凡具独立的结构和特殊的功能就形成局部。"中医不但是把张颖清"生物全息论"这个学说肯定下来，而且在"藏象学说"和"表部外科学说"上通过辨证论治已经肯定下来了。所以，局部辨证就是根据这个原理，"凡是有独立的结构和特定的功能"我们就叫它"局部"。

我们辨证就到局部为止，再辨就烦琐了，而且也抓不住要点了。所以，到局部辨证就到头了。整体辨证与局部辨证的特殊分界是：整体病有易变性，论治时采取灵活性；局部辨证有顽固性，治疗要有肯定性。因此，局部病的治疗原则"证不变，方不变"，要一方到底，这是我们局部辨证方面的最大技术。

不过，我有一个担心，你们虽然跟我学习了，但回去后还是要变方，一直要加减，继续走"头痛医头，脚痛医脚"的老路。这样的话，局部辨证就达不到治疗目的了，尽管我所讲的这些是从理论到事实完全一致的。

在《伤寒论》上有没有关于整体辨证的论述呢？大家回忆一下，张仲景在哪个条文里谈到整体辨证了？咱们中医说自己是整体治疗，依据是什么呢？别人要反问我们："有整体证没有？"我们回答："有！就是小柴胡汤证。"别人还会问："有没有整体治法呀？"我们回答："有！就是小柴胡汤。"小柴胡汤是半表半里部并病的一个组方，也是整体证的一个组方，完全针对整体证。

《伤寒论》148条："伤寒五六日，头汗出，微恶寒，手足冷，心下满，口不欲食，大便硬，脉细者，此为阳微结，必有表，复有里也。脉沉，亦在里也。汗出，为阳微。假令纯阴结，不得复有外证，悉入在里，此为半在里半在外也。脉虽沉紧，不得为少阴病。所以然者，阴不得有汗，今头汗出，故知非少阴也。可与小柴胡汤。设不了了者，得屎而解。"从这一条来看，"头汗出"属少阳，"微恶寒"是太阳，"手足冷"是厥阴，"心下满"是太阴，"大便硬"是阳明，"脉细"是少阴，说明三个部位六种病的表现都有。既然小柴胡汤能解决这些问题，就说明小柴胡汤是整体辨证论治的一个组方。有了小柴胡汤证和小柴胡汤，别人就不能说中医在整体辨证论治上是空洞无物的。

我们在上一回就说到"三部证"：表部证是葛根汤，里部证是生姜泻心汤，半表半里部是小柴胡汤，这是部证；再一个就是"六病证"，六病有六个主方：新定葛根汤、当归四逆汤、附子汤、黄芩汤、苍术汤、大承气汤。六病主方里头各有六味主药和六味副主药，这样就把药物学全部概括在其中了，可谓"一本散为万殊，万殊复归于一本"。再下一步就是六病内部的"汤方证"，《伤寒论》提供了 112 个方子，这么多汤方足够在临床上灵活运用，随证加减了。这样，我们就构成了一个完整理论体系，从认识问题到解决问题，从概念到逻辑都非常清晰。

关于汤方的运用问题，一般不是加减药而是加减方，即使加药也多半是加主药。用方如用兵，加药如派一个小兵打仗，力量有限；加方是派大部队作战，力量就大多了。

今天，咱们就说说小柴胡汤的组方思路。相比之下，桂枝汤的组方是很容易理解的，芍药甘草汤就是复阴的，苦甘以化阴；桂枝甘草汤是复阳的，辛甘以化阳，它是通过化阴、化阳两个方面形成了桂枝汤。

张仲景到底怎样组出来小柴胡汤的？这个问题我多年回答不了。大概在 1972 年左右，有一天，忽然想到"一阴一阳之谓道"，一下子明白了。

组成一个完整方子总得有一阴一阳，桂枝汤是一阴一阳，小柴胡汤也是一阴一阳的。因此，从一阴一阳开始分析小柴胡汤组方。"胸为至阳"，热都在血中，胸是血液的集中点，最热不过了，因此胸这个部位是"最阳"的；"腹为至阴"，肚里有大便、小便两个通道，都容易排泄热力，因此腹这个部位是"最阴"的。张仲景的《伤寒论》379 条："呕而发热者，小柴胡汤主之。""呕"是太阴证的一个症，抓住这个症用了小半夏汤，生姜加半夏就是小半夏汤；"发热"是属少阳的，因为太阳发热是发热的同时伴有恶寒，阳明发热是发热的同时伴有潮热，单纯发热是属少阳。379 条仲景抓住了"少阳的热"和"太阴的呕"这两个重心，也就是一阳一阴，组成了小柴胡汤。

学习了张仲景的"组方法"，我们组方才有方法。通过对小柴胡汤组方法的研究，我们认识到小柴胡汤是治疗整体病的，以一阴一阳为总纲组成了整体治疗的方子。在临床上组一个方子并不足为奇，重要的是在实践中看看能不能治疗整体病，这才是最重要的。自张仲景组成小柴胡汤以后，历代各家的著作共有 7641 部著作，记载的方子有 60 万个左右。但是，在临床上有整体协调作用的方子只有小柴胡汤这一个。

整体疗法的方子如果没有经过实践检验不行，理论和实践要相符合。小柴胡汤咱们用了一生，证实了它的整体协调作用，完全是和《伤寒论》230 条"上焦得通，津液得下，胃气因和，身濈然汗出而解"的论说是一致，通过由上及下、由表达里作用，能够负担起整体疗法。

关于局部辨证，我们分三个方面来谈：局部病局部治疗、局部病局部整体治疗、局部病整体治疗。

关于局部病局部治疗，主要有两种措施，一是使用单味药治疗，李时珍的《本草纲目》有 2 万多个单方都是针对局部病的，中医对局部病的治疗是相当丰富的。二是贴膏药、温敷、针灸以及手术等，这都是局部病局部治疗，都有文献记载，关于局部病局部治疗这个问题咱们就不过多介绍了。总之，病变种类多样，处理办法也多，哪里有病治哪里，手术也算其中之一，这就是局部病局部治疗。

关于局部病局部整体治疗，这是最重要的，也是介绍的重点。局部病局部整体治疗是一条创新之路，咱们要开辟这条路。开辟这条路的指导思想是什么呢？有两点：一个是张颖清说的"每个局部都是整体成比例的缩小"；另一个是我们说的"每个局部都要服从整体，只有整体的协调才有局部的改善"。现在，咱们就在走这条路，要把这条路一直走下去。

咱们每天接触的病人都是一些局部病，这是为什么呢？因为整体病都去找西医治疗了，不可能来咱们这儿；那些整体性传染病都跑到传染病院去治疗了，也不来咱们这儿了。所以，咱们接触的都是一些多年不好的慢性病，都是局部病，都有它的顽固性。因此，我们要把治疗思路肯定下来，用固定的方子。而且，这些方子里头都含有一个小柴胡汤。

二、调神汤

调神汤方：石膏 30g，牡蛎 30g，桂枝 10g，大黄 10g，车前子 30g，柴胡 15g，黄芩 15g，党参 30g，苏子 30g，川椒 10g，甘草 10g，大枣 10 枚。

煎服法：上药十二味，加水 1000mL，煮取 300mL，倒出药汁，再加水 800mL，煮取 200mL，去滓，两次药汁相合，煮沸，温分三服，以空腹为宜，忌生冷、油腻。

适应证：植物神经功能紊乱，癔症，精神分裂症，内耳眩晕症、头痛、失眠、心烦等症的上鱼际脉情况。

调神汤是《伤寒论》107 条"柴胡龙骨牡蛎汤"的变方，首先说一下"调神汤"中药味的增减问题。

我们把小柴胡汤中"半夏"换成了"苏子"，把"生姜"换成了"川椒"。我们之前说过，仲景的方子不可随意改动，为什么又要改动呢？这不是自相矛盾吗？我们这样改动纯粹是被逼上梁山。1960 年时，自然灾害非常严重，半夏、生姜一点儿也没有，我们开方真是山穷水尽了，开不出小柴胡汤，这该怎么办呀？如果小柴胡汤没有半夏、生姜还能成为小柴胡汤吗？经过苦思冥想，想起宋代《局方》上有个"苏子降气汤"。半夏的作用是降气，因此我们想，如果用苏子代替半夏效果会怎么样呢？用苏子代替半夏必须有效才行，要符合小柴胡汤原方的整体协调作用才行，能够"协调上下，宣通表里"，有"上焦得通，津液得下，胃气因和，身濈然汗出而解"这种作用才行。当时，找我看病的病号相当多，那会儿我是上、下午都看病，一天要看一百多号病人，挂号的病人搬着铺盖连夜排队挂号，给我抄方子的有四五个人，谢惠芳那会儿也在其中。我们经过大量的实验，发现苏子确实能代替半夏，并且苏子没有副作用，效果也很好。后来，有了半夏和生姜，我们也不返回原方了，一直还用苏子代替半夏，用川椒代替生姜。不过，遇到呕吐的病情，我们还是要用生姜不用川椒。

川椒这味药很好，温中且不刺激发炎，镇痛作用非常强，《金匮要略》上"大建中汤"用川椒就是起这个作用的。"心胸中大寒痛，呕不能饮食，腹中寒，上冲皮起，出见有头足，上下痛而不可触近，大建中汤主之。"事实证明，小柴胡汤用了川椒以后，不影响疗效反而增强疗效。

关于柴胡龙骨牡蛎汤，近来报道有人用过柴胡龙骨牡蛎汤。我们把柴胡龙骨牡蛎汤进行了大幅度调整：第一是把铅丹去了。铅丹就是汞丹，那是氧化铅，因为有毒用着不放心，所以就取消了。第二，我们用石膏代替了龙骨。这个方子必须能够协调整体，不寒不热，因为这个方子中有桂枝这味大热药，再加川椒这味药，整个方子明显地偏热了。因此，就把龙骨换成石膏，这样方子就寒热平衡了。通过反复实践，证明用上石膏确实能控制热，使这个方剂平衡，因此我们就把龙骨换成了石膏。第三，用车前子代替茯苓。茯苓是中药中最理想的利尿药之一，西药没有这么一味好的利尿药。氢氯噻嗪、利尿素、呋塞米这些利尿药都丢钾，螺内酯虽然不丢钾，但是导致钾潴留。看来，西药没有一味理想的利尿药，利尿以后都得补钾。我们认为，补钾就总不如不丢钾。咱们这儿李海山的母亲，患有心脏病，就是因为用了双氢丢钾之后去世的。茯苓的优点是利尿不丢钾，这样的作用已经尽善尽美了，为什么还要换成了车前子呢？原因是茯苓虽然不丢钾、不伤肾，但是也不补肾。相比之下，车前子利尿的同时还能补肾、消炎，也适合有肾炎的病人用，因此我们就把茯苓换成车前子了。虽然中药也有二三十味利尿药，但是有补肾利尿作用的中药只有车前子，除不丢钾以外还有补肾的作用，加强肾的功能。根据以上这些改变，我们就把"柴胡龙骨牡蛎汤"改造成了"调神汤"。

古今都没有把柴胡龙骨牡蛎汤所治的病明确下来，也就是不知道这个方子是用来治疗什么病的。我们根据多年的摸索找出一个线索来，就是"上鱼际脉"。脉很好平，手腕这里有个横纹，如果脉上到横纹以上，就是上鱼际脉，有些人可以上得很高很高的。在门诊上，我们也把这个平脉的方法教会病人，告诉病人说："这个脉不下去，你的病就不算完全好。"这样，我们对病情的进退就有了确切的评判指标，病人对自己的病也就心中有数了。

关于上鱼际脉有一种特殊情况，在上鱼际摸不到跳动，但是有痕迹。这种情况算不算上鱼际脉呢？我们认为应当算是上鱼际脉。之所以出现这种脉象，是因为病人身体衰弱了，血液充盈不到上鱼际了。一般病人吃上调神汤之后，上鱼际脉就显现出来了。再继续服药，上鱼际脉又退下去了，这个病才算是真正好了。

上鱼际脉的发病率极高，恐怕在我们门诊上五个病人就会有一个是上鱼际脉。我们治疗的思路是：不管是什么病，只要有上鱼际脉就用调神汤，这叫"舍证从脉"。所以，我们的调神汤能治几十种病，大脑和脊髓出现疾病大都包括了，像癫痫、梅尼埃病、精神分裂症、癔病、神经官能症等。昨天一个病人是从上海来，由于动脉炎左手无脉，右手有上鱼际脉。病人在上海大概治了 2 年了，毫无成效，我们就是根据上鱼际脉给他开了调神汤。这种病我们从前治过多人，都有效，后来脉都出来了。

我们治过江阳化工厂的一个女病人，她后来调到南阳去了，西医给她诊断为"脊髓空洞症"，她也有上鱼际脉，咱们给她吃了 146 副药，这个病就好了。

我们不管是什么病，只要病人有上鱼际脉我们就用调神汤。很早以前治过一个病人，是十三冶的一个老太太，她的病是蛛网膜下腔出血、蛛网膜炎，下肢瘫痪了。蛛网膜炎有一个特异性，就是用针扎一只脚有感觉，另一只脚没有感觉。这个病人有上鱼际脉，瘫痪了 6 年，我们给她吃了 2 副调神汤之后，她就能扶着床下地了，又吃了六七副药就能来门诊就诊了。

这个老太太现在很健康。还有些病似脉管炎，也是上鱼际脉，两脚冰凉，我们还是用调神汤，也取得了良效。

所以，咱们不管是什么病，只要一看到上鱼际脉，就用了调神汤，"但见一证便是，不必悉具"这就是咱们用调神汤的方法，很简单，只要大家不要忘掉这个上鱼际脉就行。

今天，我们问一下大家吧，有谁还对上鱼际脉不了解？提出来吧！

（学员问："吃了调神汤出现口腔干燥，是怎么回事？"）

有些人原来不怎么口干，吃了药后明显出现了口腔干燥，这就说明调神汤这个方子明显偏热。解决方法有两个：一个方法是加大石膏用量，石膏原量是 60g，如果出现了口干渴得厉害，可以增加到 120g；第二个是减桂枝用量，但桂枝不能减去，桂枝原量是 10g，可以减成 5g。

在调神汤这个方子里，寒药与热药的对比量是这样的：一钱桂枝或一钱川椒或一钱干姜，可以兑掉一两石膏的量。假如石膏一两吧，用上一钱川椒或者一钱桂枝或者一钱干姜，这两味药混煎后，方子的性质是平性，不寒也不热。所以，我们组方强调药物之间的互相制约，但是要保持汤性平和，不要制约过度了。如果汤性偏热了，就增加石膏的量。这样兑，汤性就平和了。川椒和黄芩的对比关系也是这样，一钱川椒兑掉一两黄芩的作用。

关于方子药量的"加减法"有两个方面：如果汤性偏热，一个是增多凉药的用量，一个是减少热药的用量；如果汤性偏凉，一个是增多热药的用量，一个是减少凉药的用量。大家要注意，无论热药还是凉药，用量可以调整，但是没有可不行，这是原则问题。至于如何具体操作，每一个可以根据具体情况来定。一般来说，方子出问题大都是这个方子的寒热平衡出了问题，用上面这个加减法可以解决。

用了调神汤还会出现一个寒的问题，主要特征是"肚子凉"，引起腹痛。这个问题该如何用药呢？给肚子加热也是有两个方法：一个是增加小茴香的用量，小茴香原量 15g，可以增加到 30g；第二个办法是增加川椒和桂枝的用量，川椒从 10g 用到 15g，桂枝从 10g 用到 15g。

调神汤的"补泻"问题如何处理？一般原则是：补药的药量不动，只是改变泻药的量。最多见的情况是有些病人用药泻得比较厉害，我们可以把大黄 10g 减到 5g，但是不能去了大黄。多半吃药后出现大便稀、次数多，属于排病反应，能排出许多黏液来。不能因此去了大黄，这样效果反而不好，因为排病不彻底给后期治疗造成麻烦。只有把黏液彻底排干净，病才能真正好起来。

关于吃调神汤，常见有几种情况。第一是"泻"的问题。大多数情况是这样的，一般都是在吃药二三十副以前有泻的情况，以后再吃，一点儿不泻了，这是咱们这个方子一个明显的特点。第二是"头晕"的问题。二三十个病人用了调神汤这个方子以后，会有一个病人出现头晕现象，病人不感到热，口不干燥，就是头有些晕，大都在吃药五六副时出现。这个问题暂且不要管它，再吃就没有这个现象。第三是"嗜睡"问题。有极少数本来是长期失眠，睡不着觉，多半是用了安眠药也无效。可是吃了咱们这个调神汤后很能睡，有些连续睡六七天。遇到这种情况，要告诉病人家属不必担心。叫病人起来吃点儿饭，喝点儿水，一般五到七天睡够了就不会嗜睡了。这是病人过去严重缺乏睡眠的结果，是"好现象坏感觉"，一旦病人睡够了，往往病情就大为好转了。

调神汤和《伤寒论》112 方都可以复合，和整体辨证的那些方子都可以复合。但是，复合必须要有复合的"证"，若不出现证不能随便复合。调神汤主要治疗顽固病，一般不涉及急性病，在临床运用，主要以守方治疗为主。

大家在运用上有什么问题再提一下，看看有什么困难？我们刚才讲的是技术问题，技术问题确实都得讲，不然你怎么能学会呀！不然，你到临床上会遇到困难的。有一个故事，一个铁匠跟他师傅学习打刀，三年后自以为学成了就回去了。可是，他回去后发现自己打的刀不能用，而师傅打的刀却能用。他回来对师傅说："师傅呀，我打刀的方法、样子都和你一样，就是用得不好。我终生也不愿意出师了。"他师傅说："你走得太急促，打刀的技术就在钢火上。"你们看，他师傅就这么一手，天天都在做，他天天都在看，但就是没在意。因此，三年之后就出师了，还是不行。技术问题都有窍门呀，不告诉你就不容易学会。

三、调心汤

调心汤方：百合 30g，乌药 10g，丹参 30g，郁金 10g，瓜蒌 30g，牡蛎 30g，麦冬 10g，五味子 15g，党参 30g，柴胡 15g，黄芩 15g，苏子 30g，川椒 10g，甘草 10g，大枣 10 枚。

煎服法：上药十五味，加水 1200mL，煮取 300mL，倒出药汁，再加水 800mL，煮取 200mL，去滓，两次药汁相合，煮沸，温分三服，以空腹为宜。

适应证：冠心病、心律失常、心肌炎、心血管神经官能症、肝脾肿大、月经不调、不孕症、诊治时见涩脉者。

用调心汤的主要指征是"涩脉"，涩脉的基本特点是"三不等"：快慢不等、大小不等、无力有力不等。大家平涩脉有没有困难？可以提一下。

涩脉带有定位性，有涩脉说明心脏一定有问题。涩脉产生的机制是心脏传导系统出现问题，首先造成窦性心律不齐。传导系统是心脏的中心，心脏一出问题首先表现在传导系统上，因此，涩脉是心脏出现问题的最早表现。窦性心律不齐一定有涩脉，但是有时候心电图查不出来。遇到这种情况，医生会跟病人说"你没有病"。可是，病人觉得很冤枉，自己明显感觉不舒服呀。

咱们在临床上只要是见到涩脉就用调心汤，有时候涩脉同时伴随上鱼际脉，该怎么办？怎么处方呢？这种情况在临床上非常常见，我们的做法就是调神汤和调心汤两个方合在一起用。这种情况属于"合病"，治疗上就"合方"，具体方法是"两个方子相同的药保留一个，不相同的药全部加起来"。

关于心脏上的一切病咱们都用调心汤试验过，如心肌梗死、心肌炎、心内膜炎、传导阻滞、窦性心律不齐、心囊扩大、心肌肥厚、心源性高血压，心源性低血压。宿明良大夫的爱人就是低血压，学生时代血压就低，大概是 80 ～ 90/60mmHg。吃调心汤 15 ～ 16 副，血压就上升了，达到 110 ～ 120/80mmHg。后来，她生了两个孩子，身体还是很好，没有什么病。范配芳的爱人住在单位宿舍里，他患有高血压性心脏病，全身浮肿，后来吃调心汤 40 多副药，血压就正常了。现在已经过去五六年了，身体很健康。通过以上两个病例，说明调心汤具有"双向调控"的作用，低血压也治，高血压也治。调心汤在临床上就看不出有什么副作用来，用起来非常放心，效力也非常明确。十三冶有个关处长，他起来就是低血压，躺下就是高血压，这个病已经有 2 年了，每天血压的情况他都记在本子上。后来吃咱们的调心汤，只吃了 1 副半，血压就正常了。可见，方剂的"双向调控"作用是多么重要。

我们在临床上最大的困难是什么？是弄不清证，不知道病情有什么特点和规律。现在我们有小柴胡汤，把这个问题解决了。日本汤本求真总结出来小柴胡汤有这么个优点："小柴胡汤有诊断之误，无治疗之误。"即使我们没有诊断出来的问题，小柴胡汤也能在治疗上补起来。例如，我们用调肠汤排升结肠的黏液，需要泻下，可是到什么时候就把黏液排完了呢？我们也不知道，无法诊断。关于这个问题，调肠汤这个方子自己知道，如果肠道有黏液就泻，没有黏液就止，这样的话，我们处方的时候就非常放心。我们这些协调方，有病则排，病祛则补，长期吃可以恢复健康，没有任何不适的反应，在运用上非常放心。

四、调胃汤

调胃汤方：柴胡 15g，黄芩 15g，苏子 15g，党参 30g，陈皮 30g，白芍 30g，川椒 10g，甘草 10g，大黄 10g，大枣 10 枚。

煎服法：上药十味，加水 1000mL，煮取 300mL，倒出药汁，再加水 800mL，煮取 200mL，去滓，两次药汁相合，煮沸，温分三服，以空腹为宜。

适应证：慢性胃炎、胃黏膜壅塞症、胃痉挛，或病见聚关脉明显者。

运用调胃汤的基本指征是"聚关脉"，解决聚关脉的基本方剂是调胃汤，因此要先介绍聚关脉。

聚关脉在中医脉学上没有介绍，脉学上有短脉，但是短脉和聚关脉有区别的。"上不盈寸，下不盈尺者"，叫短脉，与"长脉"对应，长脉是寸口和尺部的脉都比较长。短脉有一个特殊的含义，如果正常人没有什么病，出现了短脉，多半是短寿的指征，但这并不是绝对的。短脉和聚关脉有什么区别呢？短脉是在寸部、尺部不够，或者说不足。聚关脉却不是这样，聚关脉是把寸脉和尺脉的一部分集中在关部，在关部形成了个圆球形，是把寸脉和尺脉的力量收缩到关部形成的。

聚关脉有两种情况，一是大型聚关脉，在关部形成了比正常脉宽两三倍的脉；二是小型聚关脉，像绿豆那么大。根据聚关脉的特征，我们可以主观臆断病人得病大概有多少年了，虽然不十分准确，但是大概差不多。

大凡大型聚关脉，就是在关部特别膨大的这种脉，有些甚至有杏仁那么大，一般患病都在数年以上。有一次，我们见了个聚关脉有杏仁那么大的病人，这个老先生 60 多岁快 70 岁的人了。我们平脉后问他："您心里有什么不痛快的事啊？怀怀在念不能放下呀！"老先生说："我还很痛快，没有啥事。"我听了心里困惑，跟刘惠芝大夫说："看来咱们的聚关脉也不准确，病人这么大的聚关脉，人家说完全痛快，跟我们的认识不一致呀。"后来，又再三追问老先生的病情，老先生长叹了一口气，说："我是不愿说呀。"我说："怎么了？"他说："我就一个儿子，26岁了让汽车给碾压死了，这事已经过去三四年了，我就不愿意说。"后来，老先生吃了咱们的调胃汤到六七十副时，后背闷、胀、疼、困好转，自觉身上轻松了许多。可是，聚关脉还是原来那么大，这让我们又怀疑起调胃汤的准确了，担心调胃汤也不一定能拿下这个聚关脉呀！我说："老先生，吃药这么长时间了，还是解决不了您的病，脉还是原来这个样子，吃还是不吃我们也没有主意了。"老先生说："我吃，我坚决吃，吃了轻松呀！"病人一共吃了130副药以后才停下来，聚关脉完全消失，和正常脉一样了。我说："调胃汤还是能拿下这个聚关脉。"

大凡小型聚关脉，小的像绿豆一样，很尖，很小。见这种聚关脉，说明病人心中有很不痛快的事隐藏得很深，对任何人都不说。这样的人多半是"好人主义"，以五六十岁妇女居多，发病率相当高，多半是婆媳关系引起的，表面上婆媳关系很亲密，实际上并不好，不能说，不能讲，闷在心里时间久了就会产生聚关脉。

中医讲"肝郁不舒"，当然要用"疏肝饮"了，问题是准确的诊断标准是什么？让医生一看就能够知道是肝郁不舒呢？这几十年来，我的诊断标准是聚关脉。一见聚关脉，诊断肝郁不舒，用调胃汤治疗。

"肝亢"的诊断标准是什么呢？是上鱼际脉，这是我几十年来的看病经验。有上鱼际脉的人，性格一定是要好、要强，有急躁的脾气，不管外表怎么表现得柔弱。有很多的文人外表看起来很柔弱，只要有上鱼际脉，肯定是急躁的脾气，这就是肝亢的表现。

上鱼际脉的发病率也特别高，咱们临床上遇到的病人不是聚关脉便是上鱼际脉。上鱼际脉和聚关脉的发病率这么高，诊断容易，不用说当医生的，就是病人我都教他诊脉，他都能摸得出来上鱼际脉和聚关脉。可是，中医脉学上为什么就没有记载？因此，我们对古人的脉学是有怀疑的。不过，古代有历史条件的限制，看病没有公家给报销，病人如果需要吃百八十副药，在旧社会哪有这个条件？病人往往是来看一次两次就完了，医生对慢性病的效果根本做不了总结。现在是病人看病，公家报销，咱们采取"一方到底"的方法，因此慢慢地就摸索出了这些脉学规律了。

对于这个聚关脉、上鱼际脉，今天我就说一个保证的话："完全正确。"为什么这样说？我就是想让你们回去放胆去用，我对你们的担心是你们回去不敢用，不说个放心话你们不敢去用。这两个脉已经是经过千万次的实验了，都有几十年了，现在每天还是这样在应用，你说还有什么不放心的？还有什么不可靠？因为发病率特别高，咱们门诊上几乎 2/3 的病人不是聚关脉就是上鱼际脉，就有这么多的病人，我想你们回去的时候一定也要遇见这些问题。

聚关脉所对应的这些病都是顽固病，我们要在理论上对聚关脉的形成机制加以探讨。聚关脉是迷走神经兴奋产生的，迷走神经兴奋会收缩平滑肌，造成横膈膜上下的收缩，影响心脏的搏血功能，甚至导致心肌梗死的发生。人体的血大约 10 斤，不到一分钟就全身循环一次，横膈膜轻度收缩，心脏搏血量就不能完全喷出去，病人会感觉心里麻烦。迷走神经最兴奋的时候是在半夜人睡着的时候，因此心肌梗死多在夜间。所以说，如果没有聚关脉，就没有心肌梗死。我的儿子刘惠生的一个同学是教育厅的，我给他看病，聚关脉特别厉害，我说你可以调整一下身体，防止突然出了意外，他说："好，等我从临汾出差回来。"结果，他因心肌梗死死在了临汾。

心肌梗死都是从聚关脉开始的，我们诊断这个脉就要劝患者早些吃药，一旦发作就晚了。前年，有报道说美国因心脏病死了 60 万，5 分钟内就去世的占到 23%。从发病到死亡只有 5 分钟，来不及抢救。所以我们要劝患者重视这个问题，聚关脉已产生的时候，要让他吃药，好好地吃药。

聚关脉吃药要达到一个什么要求呢？就是让脉散开，聚关脉消失。只要坚持服药，脉都能散开；如果脉没有散开，治疗就不算彻底。一般疗程是 70 副药左右，可是有个姓蔡的病人吃了 130 副，聚关脉才散开。当然，70 副左右散开的占 80% 左右，总有 20% 需要延长疗程。其中，有一个原因是病人的思想问题造成了疗程延长。咱们给他吃药是让脉散开，可是病人的思想还是钻牛角尖，影响了治疗效果，这也是一个问题了。

相比之下，上鱼际脉退下去的时间比聚关脉散开的时间短一些。一般 3 个月之内会退下去，可是山西重机学院的书记吃了 160 多副药才退下去。看来，每个病人的情况也不相同。

我们为什么要让病人吃这么久的药呢？聚关脉最难散开，如果散不开了，就不算治好病。现在，社会上对我们这种治疗方法不能理解，常常有人议论："哎呀！他给病人治疗，一吃就几十副，一吃几十副。"卢祥之在北京见到名医刘渡舟，他说："你们太原的刘绍武治病一吃药就是几十副，而且也不换方。"看来，我这种治疗方法确实是出了名了！

咱们门诊上病人以远路病人居多，一般都是这里治、那里治，在各处治不好，最后才跑到咱们这里。去年有个张教授，是从新疆乌鲁木齐来的，从晋南、晋东南来的远路病号占门诊病人的 1/3。咱这个"守方"的办法很利于远路病号服药，而且远路病人的疗效都好。相比之下，近处病人的疗效却不是那么好，这是啥原因？这就是信心问题，信心对治疗的影响很大。近处病人的动摇性很大，远路病人则不同。远路病人但凡来看病，都已经下了决心："我就是要吃他开的药，他说啥我就做啥。"有了决心，就能坚持治疗，所以疗效就好。

你们回去按我的方法治病，会有一些难处。你跟病人说吃几十副药，会把病人吓住，这是第一个难处。第二个难处是，你们对于守方治疗的道理在思想上也有动摇。尽管我在这里下过保证，你们思想上也未必就能真正信得过。不过，实践出真知，你们还是要敢于尝试，告诉病人一定要坚持治疗，尽可能给病人说明情况。如果病人不信，就让他跑别处去治。他跑遍以后，好不了病，最后还是回来找我们治。这些都是顽固病，别处也不可能轻易治好，不怕他跑！大家一定要注重实践，只有你在实践中亲自用了，取得了效果，然后才能变成你的认识。否则，我讲的这些还是我的，不能变成你的。

只要看见聚关脉，我们就要用调胃汤，这是一般用药的原则。但是，临床上也会出现一些矛盾的现象，需要我们灵活运用。如果病人有聚关脉的同时也有涩脉，在用药上就存在矛盾。涩脉是心律不齐，如果传导阻滞明显的情况下，不可用白芍。聚关脉是横膈膜上下的肌肉紧张，白芍是伸开平滑肌的特效药。这个矛盾我们现在也没把它解决了，我们采取了一个方法就是如果聚关脉聚得厉害，我们要用调胃汤复合调心汤。要是聚关脉聚得不厉害了，还是单用调心汤，不用调胃汤。我们这样做的根据是什么？把握主要矛盾。如果是聚关脉为主导，我们还是要用调胃汤；如果不是聚关脉为主导，还是用调心汤。所以现在我们在临床就这样用了。大家知道这么一个道理就可以了。调心汤里有小柴胡汤，对轻度的聚关脉也能散开。

五、溃疡汤

溃疡汤方：川楝子 30g，五灵脂 15g，陈皮 30g，白芍 30g，川军 10g，败酱草 20g，柴胡 15g，黄芩 15g，党参 30g，苏子 30g，川椒 10g，甘草 10g，大枣 10 枚。

煎服法：上药十三味，加水 1000mL，煮取 300mL，倒出药汁，再加水 800mL，煮取 200mL，去滓，两次药汁相合，煮沸，温分三服，以空腹为宜。

适应证：胃溃疡、十二指肠球部溃疡、结肠溃疡和应激性溃疡。

溃疡汤是在调胃汤的基础上加了川楝子和五灵脂这两味药。关于溃疡病，从我查过的中医书上看不到溃疡病这个病名。这个病在现在成了一个多发病，如果医生不叫"溃疡病"，病人都不答应。病人都知道自己是溃疡病，"我是十二指肠溃疡"，"我是胃小弯溃疡"，说得很清楚，医生若不相信，病人会把照片拿出来给你看。这就出现一个问题：中医书上没有溃疡病，但是临床上有，医生还治不治了？怎么治？

我们中医要治疗溃疡病，就得向西医学习。关于溃疡病，巴甫洛夫讲得很清楚，就是大脑皮层兴奋以后影响了植物性神经中枢。由于迷走神经兴奋，形成了聚关脉，造成胃酸分泌增多。胃酸、胃泌素结合在一起，在胃小弯或者是十二指肠的地方就把肌肉腐蚀成了圆形溃疡或球部溃疡，这就是溃疡产生的根源！

治疗溃疡要以调胃汤为基础，首先要解决迷走神经兴奋的问题。解决不了这个问题，溃疡病从根本上治疗不好。我们的指导原则是："每个局部服从于整体，只有整体协调才有局部改善，在整体协调的基础上突出局部治疗。"溃疡是一个局部问题，是局部上产生一个"疮"。现在 X 光检查已经照得很清楚，尤其是胃镜检查，看得特别清楚。因此，必须承认溃疡这个事实。问题是这个事实该怎样来解决？总得有办法吧。

溃疡形成以后，无论是胃小弯溃疡还是十二指肠球部溃疡，溃疡周围的毛细血管都闭塞不通了，因为没有血供所以不长肉，不能愈合。中医用海螵蛸，会在溃疡面上形成薄薄的假膜，减轻胃酸对溃疡的刺激，病人自觉好些。但是，假膜下面还是溃疡，因此海螵蛸非但不能治疗溃疡，还妨碍这个溃疡面的愈合。溃疡在愈合的过程中，假膜反而成了一个障碍物了。这样，溃疡长不好，容易破，所以我们就不用"乌白散"治疗溃疡。

我们在调胃汤基础上增加了"金铃子散"。在宋代《局方》中就有金铃子散这个方了，但是没有肯定下来治疗什么病。后来，金元四大家之一的刘河间从实践中把金铃子散的作用定下来了，所以，现在说金铃子散是刘河间的金铃子散。

溃疡这种炎症是特定炎症，不是常规消炎药能治得了的，无论用西医的消炎药，还是用中医的消炎药，像化积、化瘀、化湿这类药的消炎作用都不能消得了溃疡这个炎。世界上有一个大溃疡学家叫弗兰克尔，他写了一部书叫《溃疡医学》，这是世界上第一部溃疡医学专著。他做出这样的结论："胃炎和十二指肠球部炎实际上就是溃疡的初期。"所以，一旦破溃，溃疡面就不可长住，因为它周围的毛细血管都堵塞了。

常用中药 2000 多味，只有川楝子能消这个特定的炎症。你看，中药虽多，但能起作用的不多。至于西药，没有一种药可以消这种特定的炎症。所以，咱们就把川楝子挑出来，加在调胃汤里去。

第二个问题是溃疡面周围毛细血管堵塞的问题。由于毛细血管都堵死了，缺乏血液供应，因此，溃疡面不长口。毛细血管堵塞也是一个困难问题，不是一般的活血药能解决得了。能解决这个问题的特效药是"失笑散"的五灵脂，所以，咱们把五灵脂加入调胃汤中，形成了溃疡汤。

这个溃疡汤就是这样组成的，我们通过几十年的反复实践，已证实了它的有效性。我们治疗溃疡病的疗程一般就是 75 副，但是要遵守"清规戒律"的。如果不遵守这个清规戒律，那还是不能好。

清规戒律共有六条：第一不能吃肉；第二不能喝牛奶；第三不能吃鸡蛋；第四不能吃酸的；第五不能吃辣的；第六不能吃得过饱。现在，我们在门诊上就有意叮嘱病人，病人不能做到这六条，我们不治。

以前，我们管 30 张溃疡病病床，举几个我那会儿看过的例子。有一个省建委书记，是阳泉人，他住 6 号病床。他就不忌嘴，像鸡蛋什么的，他就爱吃。住院 6 个月，溃疡面丝毫未改变。同病房 2 号床病人遵守医嘱，80 天好了。最后，省建委书记还是通过忌口才好的。一切的事物依一定的条件而成功，依一定的条件而失败。鸡蛋放到温箱就孵出小鸡来，放到冰箱就不行，就差这么一点就做不到。有一天我们连着收了 3 个溃疡穿孔的病人，吴天宝从安徽过来，穿了孔缝合了来这里治病；新城拖拉机厂的一个司机吃了肉导致穿孔来治病；王为民住在河西也是吃了肉后出现穿孔来我们这里治疗。这三个病人都是因为吃肉后穿了孔。还有一个是山大一院的大医生，当过院长和卫生协会的主任，他就是吃了一顿肉，穿了孔，在赶往医院的途中去世了。还有一个是杏花岭医院的名老中医，他住院是因为十二指肠溃疡，吃了一顿饺子就穿了孔了，后来抢救过来了。

为什么吃肉会穿孔呢？因为肉纯粹是蛋白质，吃进去就产生条件反射，胃里面胃酸、胃泌素大量分泌，不分泌就消化不了肉。正是这个胃酸、胃泌素，把这个肉化成了蛋白胨和蛋白脉两种东西。同时，这两种东西使溃疡面扩大，并产生剧烈的疼痛，引起胃和十二指肠的痉挛，一痉挛就排空，食物一直向下走，所以容易导致穿孔，这就是穿孔的道理。因此，我们常说，"搞建设就不要搞破坏"，我们既然要让溃疡长口，就不要不忌口。

有一次在西学中班讲课，我讲到溃疡病不宜喝牛奶，大家不谋而合地哄堂大笑，大家心里想："哎呀，可来了个顽固落后的中医，牛奶这是最好的东西，他就要不让吃，这么落后顽固了。"我早就料到他们会有这一反应了，也不觉稀奇。我说："我给你们念篇文章，就是世界第一号大溃疡病学家弗雷克尔写的，你们看弗雷克尔是咋讲的：牛奶喝到胃里，被凝乳酶凝成豆腐块样的东西，一到了溃疡的面上，促使溃疡边缘充血，甚至出血，这是一个；另一个，牛奶到肠子里头，引起发酵，产生气体，引起腹胀。"我这么一讲，结核病院的王美玲大夫、段大夫都接受，他们都是十二指肠溃疡，完全遵守忌口的要求，病好得很快。70天之内丝毫不吃肉，70副以后拍片，溃疡完全恢复。

关于溃疡病，在西方医学界，有人主张喝牛奶，有人不主张喝；在东方医学界，日本就完全主张不能喝牛奶。在日本，治溃疡病就是把煮熟的大米饭用纱布包上挤出大米汁喝，这是什么道理呢？因为东方医学接近中国医学，中医对于疮科患者有一个基本要求，就是不让吃这些"发物"。尽管有的中医也弄不清楚其中的道理，但是只要认为这是"发物"就不让吃，肉都不让吃。这是中医的传统，东方医学就是这样的。

你们今天要学我治溃疡病这一手，如果不把溃疡病的"清规戒律"掌握好，非失败不可。失败还不要紧，重要的是这一下就堵了你的门，以后别人谁也不再找你看病了，说你就治不好人家的病。所以，治疗溃疡病要跟病人谈条件："如果你能做到忌口，你就吃我开的药；如果你做不到，那你就另请高明，到别处看病。"

西医治疗溃疡病是这样：胃小弯处的溃疡容易治疗，就是把胃切除了一部分，把胃局部改造，效果不错。但是，对于十二指肠球部溃疡可不这么容易，要把十二指肠切掉，然后把空肠和胃吻合起来了。西医外科建议你把胃和十二指肠切了，可不管你终身会怎么样。我们治疗溃疡，尤其是十二指肠溃疡，吃药 70 天就好了嘛，溃疡完全消失。不但好了溃疡，把胃口也完全好了，何必要付出手术那么大的代价？胃溃疡手术近期效果好，因为胃溃疡手术不改道。但是，手术二三年以后，溃疡问题就又出来了，再手术就有困难了。所以，西医治疗胃溃疡、十二指肠球部溃疡的远期疗效都不好。

溃疡面不能"封口"就会产生疼痛，溃疡面封口一般要吃 40 副药。但是，封口受四大因素的影响，我们叫"四大犯"，犯病就要产生疼痛。最主要是"变天""感冒"犯病，数感冒犯病较为厉害。有些感冒甚至拖延二三十天，如工学院的讲师许云良在这里住院，前二三十天都好，后来由于感冒又痛起来，病一直不好，每天哭，自己很悲观。一直到了 60 多天疼痛才消失，80 天拍片的时候溃疡才完全愈合了。许云良好了以后再没有犯，就好得晚了，就是这个感冒常常会延长疗程 20 多天。还有一个是"吃得不合适"犯病，这种情况一般 5 到 7 天就过去了，所以这个忌嘴很要紧。忌嘴也是很难的，对于那些好吃肉的来说很不好忌。曾经有个住院病人对我说："刘大夫呀，我忌口忌得可好了。"当时我们这里的朱书记和他是隔床，亲眼看见他在五一路边走边吃着块儿牛肉。他的溃疡病一直不好，咱们就怀疑他忌口有问题，可他就是不承认。后来他爱人来揭发他："哎呀，刘大夫你可不了解他了，他每个礼拜回去叫他儿子割 1 斤猪肉，要好好吃上一顿。"忌嘴也不是很容易的事，也得跟病人讲清楚。告诉病人，如果不忌嘴就是要搞破坏，病就要加重。

在这些常见的慢性病中，数溃疡病咱们最熟悉。1966年，我和卫生厅赵玉钱两个人去北京参加卫生部召开的华北技术交流大会，住在和平宾馆。大会交流两个礼拜，我们交流的是溃疡病，也在《北京中医杂志》上发表过，溃疡病人来自全国各地。因此，我们对这个病比较熟悉。

你们一定要按着我这条路走下去，让病人好好忌嘴，一天1副药，到了疗程，病自然就好了。

溃疡病还有一个问题，就是复健散的问题。咱们有一个统计，不太准确，大概溃疡病好了以后，如果不吃复健散的话，三年以后的复发率要占一半；服复健散的，复发率只有2%。所以，溃疡病好了以后要坚持吃一料复健散。吃也不困难，就把这1斤草药研成细面，分成100包，每包分成3次吃，开水送下，也不用忌嘴了。无论如何要吃复健散，效力就在"鸡内金"上，鸡内金含的成分是胃激素，对胃有重新修补作用，使胃黏膜重新修复。所以，这个复健散无论如何坚持让病人吃一料，有的还要吃到二料。

六、调肠汤

调肠汤方：川楝子30g，小茴香15g，川军10g，陈皮30g，白芍30g，柴胡15g，黄芩15g，党参30g，苏子30g，川椒30g，甘草10g，大枣10枚。

煎服法：上药十二味，加水1000mL，煮取300mL，倒出药汁，再加水800mL，煮取200mL，去滓，两次药汁相合，煮沸，温分三服，以空腹为宜。

适应证：慢性肠炎，过敏性结肠炎，十二指肠炎，前列腺炎，腹满时痛而见脉弦者。

　　调肠汤是在溃疡汤的基础上加小茴香、败酱草，去掉五灵脂，运用的主要指征是长弦脉。但凡一有长弦脉，就有腹胀等慢性消化不良的表现。

　　调肠汤所治疗的病都有一个物质基础，就是升结肠这一段有黏液存留，大便里掺有像鼻涕一样的东西。如何判断升结肠是否有黏液潴留？就靠长弦脉。升结肠没有十年的黏液潴留，形不成这个脉。黏液存留十年以后，向上侵犯了十二指肠球部，向下侵犯了前列腺。十二指肠球部溃疡就是黏液潴留造成的，先形成球部炎，黏膜破了口就是溃疡。因此，只要诊断时看到有长弦脉，就在病人的球部这个部位按一下，在肋弓下二指靠右处。如果有压痛，就说明十二指肠球部有发炎。在十二指肠球部发炎期，我们用调肠汤，作用是把升结肠的黏液都给排出体外。一般 40 副药才能排完，有的人 100 多副药还排不完，平均数是 40 副药。大约服两三副药时，黏液会从升结肠移行到横结肠、降结肠部位，可能会引起剧烈疼痛，这时黏液排出来得特别多。因此，要告诉病人不要害怕，几天就过去了，等排完后就不疼了。

　　怎么能知道黏液是否排完了呢？就是看大便里有没有黏液了。咱们这个协调方子都是自动调控的，真正有黏液，它就是泻药；要没有黏液，就变成补药了。方剂一味药也不变，但是会起两种不同作用，咱们就叫这是"双向调控"，既是泻药，也是补药。排病是这个药，把身体恢复健康，也是这个药，不用换方。

　　在临床上，一看到长弦脉，就知道升结肠里有了黏液，必须把它排了。1 副药排不了多少黏液，逐渐才能排完。黏液排完了，再看这个长弦脉也消失了，这就算病好了，病人也就舒服了，也想吃饭了。

　　有部分病人，肚子里面黏液多了，会有肠外反应，第一个是脸上起黑印，黏液排完后，他脸上黑印也就消失了；第二个是前列腺炎，西医没有找出前列腺炎的发病原因，我们已经找出来了，就是黏液潴留造成的。所以，我们治疗前列腺炎也是用调肠汤。还有一些严重的肠外问题，如脱发，有的叫鬼剃发，有的掉得一根头发也没有；齿龈出血，十年八年一直齿龈出血；头痛、牙痛；甚至有背痛、腰痛、腿痛。出现这些情况，往往球部和前列腺都没有症状，肠内没有任何感觉，球部无压痛。可是有长弦脉，我们用小柴胡汤加桃核承气汤治疗，另取方名叫"理血逐瘀汤"。

七、调肝汤

调肝汤方： 茵陈 30g，川军 10g，丹参 30g，郁金 15g，陈皮 10g，白芍 10g，车前子 30g，柴胡 15g，黄芩 15g，党参 30g，苏子 30g，川椒 10g，甘草 10g，大枣 10 枚，栀子 10g。

煎服法： 上药十五味，加水 1000mL，煮取 300mL，倒出药汁，再加水 800mL，煮取 200mL，去滓，两次药汁相合，煮沸，温分三服，以空腹为宜。

适应证： 急性肝炎，中毒性肝炎，慢性肝炎，肝肿大，肝硬化，单项转氨酶升高，多囊肝，胆道疾病等。胆结石的排石汤亦以调肝汤做基础方。

调肝汤是调胃汤加《伤寒论》上的"茵陈蒿汤"组成的，后来因为栀子非常缺乏，我们调肝汤就去了栀子，效力也还好，不受什么大影响。所以，调肝汤不用栀子也可以。

调肝汤为什么要以调胃汤作为基础？肝炎病毒不是到了人身上随随便便就能发生肝炎，肝炎病毒在五万倍的显微镜才能看得着，和流感病毒是相似的，因此无法防御。有的人戴口罩预防，戴上口罩你能不呼吸空气？根本防不住。自己制造紧张空气，精神先来一个恐惧。所以，一般是特别害怕肝炎的人得肝炎的特别多，因为害怕导致抵抗力下降了。所以，我们要始终相信毛主席说的这句话："外因是变化的条件，内因是变化的根据，外因通过内因而起作用。"人绝对不会无缘无故得肝炎。

得肝炎的内因是什么呢？多半是聚关脉。有了聚关脉，肝炎病毒进去就发生了病变。所以，我们就以调胃汤做了治肝炎的基础方子，主要作用是整体协调；以"茵陈蒿汤"作为抗病毒治疗，主要作用是突出局部。

关于茵陈蒿，我们做过专门的实验。中药本草著作写的有一个问题，往往一味药什么病都能治。例如甘草吧，你要学一味甘草就能当一个大夫，因为甘草无病不治。换句话说，"无病不治"就等于任何病也不能治。中药本草的这种情况给我们学医造成了很大困难，到底是哪味药能治病？真是成了问题。

茵陈蒿汤我用了多年，我住在太原新民东街时，给高美英看肝病，全身黄疸，肝大平脐。当时正是四五月间，我说："你拿一个竹筐到野地里拔些茵陈蒿，回家煮水喝。"我的用意就是要试验茵陈蒿的作用，看看它到底能不能治好肝炎。高美英每天光喝那一味茵陈蒿，再没喝别的，14 天后，肝脏恢复到正常大小，黄疸完全消退，这就说明茵陈蒿治肝炎确实是个特效药。从此，我们对茵陈蒿有了明确的认识。现在，省中医研究所研制的"调肝汤""调肝丸"和"强肝丸"都没有茵陈蒿，我们不认同他们的组方和效果。

既然茵陈蒿治肝炎这么有效，所以我们的调肝汤不能少了茵陈蒿，这是一个方面。另外，茵陈蒿也能做食品。

什么样的中药是算得上"好药"？要符合三个条件：一是用到多大量也没有副作用；二是对身体毫无影响；三是治病特别有效，必须具备这三个条件才能称得上好药。茵陈蒿符合这三个条件，就算是好药之一。茵陈蒿在用量方面，在调肝汤里最低用量是二两；要是出现黄疸的时候，我们就加至四两。

关于肝大的问题。肝大用什么药能把肝脏回缩呢？我们也做了一些实验。例如，已故的老医生叫刘立堂是很有名的老大夫，他的姑娘叫刘中定，在长治工作。虽然刘中定生在中医家庭，但她不相信中医，她从长治来太原看肝炎的时候，她不愿意让她父亲看，也不愿意叫别的中医看，她相信西医。可是，刘老大夫知道西医对肝炎没有办法，所以叫我给他姑娘看病。我一接触刘中定呀，发现看不了，思想都征服不了，还能吃药？当时刘中定肝大肋下三指，我就跟刘中定说："中定呀，你允许不允许我试验7副药，要7副药不见效你就叫西医看，行不行？你无论如何先吃下这7副药。"她同意了。我考虑如果7副药要见效，就不能用普通调肝汤了，要把调肝汤中某一味药的量加大。大家猜一下是哪一味药？就是丹参。丹参用到四两，吃了3副就退下了一指，后来吃了7副肝大只有一指，肝脏回缩了二指，这样刘中定才稳下心来治疗。为什么要增加丹参的量？丹参能够治肝大，作用并不是在肝脏，而是在心脏起的作用。血液是从门静脉回到右心去，要路过肝脏。右心回血不足的时候，血液就潴留在肝脏中，如果潴留血液太多，肝脏必然肿大。功能与结构之间有必然联系，假设咱们的手一味地变大，手的功能就没有了。因此，如果不能把肝大恢复到正常大小，肝功能就不能恢复。为此，我们就用了丹参来活血，因为丹参是消除肝肿大的特效药。

有调胃汤治疗迷走神经兴奋，有茵陈蒿针对肝炎，有丹参针对肝大，这样我们就把治疗肝病的基本方法抓住了。

肝病还有一个转氨酶升高的问题。我们治疗肝炎不让病人多吃高蛋白，西医却不是这样，讲病人吃高糖、高蛋白。我们认为西医的这个做法是错误的，理由是这样的：高蛋白到了人身体以后，先经过胃的消化，在胃酸、胃泌素的作用下变成蛋白胨和蛋白胨；然后，再经过胰蛋白酶的消化，变成20种氨基酸；然后再到肠道吸收，通过血液循环送到了肝脏加工成球蛋白、白蛋白、纤维蛋白原。这些是人体需要的营养物质，能够被机体利用。那么，当肝脏有病的时候，肝脏的加工功能就减弱了，就不要那么多蛋白了。因此，肠道对蛋白质的吸收功能降低，不吸收的蛋白通过小肠中段向下移行到升结肠，在升结肠变成6种有毒的物质：甲基吲哚、吲哚、甲基酚、酚、硫化氢、粪臭素。这些有毒的物质在肠道吸收入血后再到肝脏解毒。肝脏因为有病转不了氨，解不了毒，毒素就在体内停留，造成了破坏。所以，越吃高蛋白食物，肝硬化、肝昏迷就越容易发生。这些都是西医的道理，可是西医在临床上并不按西医的道理来治疗。人们都说中医是盲目的，看来西医也带盲目性，这个让肝病病人吃高蛋白就是个盲目性。西医不让血氨增高，却又要让病人多吃高蛋白，难道不是矛盾吗？肝脏已经有了病，它能正常转氨吗？

降低血氨有两种途径，小便与大便，因此，我们在调肝汤里头就用了这两方面的药。氨产生尿酸、尿素、肌酐、马尿酸，咱们就用车前子把这些东西从小便排出。车前子是补肾的药，好处是利尿不伤肾。一部分氨要从大便排出，蛋白分解产生6种有毒物质，要抑制升结肠对这些有毒物质的吸收，我们就用了大黄。从车前子和大黄这两味药的作用上看，血氨的量明显减少了。因此，如果血氨高，调肝汤就会使转氨酶很快地降下来。

通过临床实践，总结调肝汤的效果是：治疗急性肝炎是20副；治疗慢性肝炎是60副；治疗慢性肝炎急性肝硬化是120副；治疗肝硬化伴腹水是180副。不论是什么样的肝病，我们始终要用调肝汤这个方子。

但是，如果肝硬化产生了腹水，我们在调肝汤的基础上要加这三味药：金银花、丝瓜络、车前子。我们现在门诊就有几个肝硬化腹水的病人，只要病人没有抽腹水，吃上咱这方子都有效；一抽腹水，这个方子的作用就不行了。为什么抽了腹水就不行了？我就不太清楚这个道理了，大概与肾脏的吸收功能有关。肝腹水并不是肾小球炎，它是肾肌源性的排水不利，就是肾脏的近曲、远曲、集合管这三管的痉挛造成排水不利。上一次讲真武汤时我们说"白芍"可以平三管的痉挛。如果抽腹水后，大概这三管痉挛是解不开了，因为抽腹水"走了近路"，它有个惯性，不通过肾脏重吸收了，这个惯性使腹水消不了了。也许是这个道理，也许还另有道理，反正是一抽过腹水，肝硬化就治不了了。所以，对于肝硬化腹水的病人，我们不同意西医抽腹水的办法。

咱们临床常用这20多个方子，都要抄下来。抄下还不行，还得背熟。为什么？天下事都是这样，会还不够，还要熟，熟能生巧，不熟不管用。比如打铁吧，左手拿钳子，右手拿锤，一看就会，但是你上去根本打不了，什么原因？因为你不熟。咱们这些方子，不熟不管用。关于技术问题，虽然我讲得清楚，你们也听得很明白，但不一定能变成你们的技术。什么原因呢？就是不熟。

八、调肾汤

调肾汤方：黄芪 30g，郁金 15g，金银花 30g，丝瓜络 15g，车前子 30g，白茅根 60g，柴胡 15g，黄芩 15g，党参 30g，苏子 30g，川椒 10g，甘草 10g，大枣 10 枚。

煎服法：上药十三味，加水 1000mL，煮取 300mL，倒出药汁，再加水 800mL，煮取 200mL，去滓，两次药汁相合，煮沸，温分三服，以空腹为宜。

适应证：肾脏疾患，水肿。

调肾汤组成是小柴胡汤加决渎汤，我自己评价，决渎汤是我组方里第一个好方。下面讲讲决渎汤的组方思路。

关于"水肿"这个问题，认识上很模糊。中医讲"水"，分肝水、脾水、肺水、肾水、阳水、阴水等，名堂很多，很难让人分清楚，并且治疗效果都不太理想。我在想，水肿到底是个什么道理？肝脏病严重的时候也有不出现腹水的，心脏病严重的时候也有没有水肿的，肾脏病也是这样，这怎么理解？后来，我想到中医里的一句话："三焦者，决渎之官，水道出焉。"说明我们身体里专门有个管水代谢的机关，也就是决渎之官，我们中医叫"三焦"。因此，产生水肿是身体上的三焦失职的结果。由于三焦失职以后，身体水代谢障碍，因此就产生水肿。有些无名水肿，西医学也不知道是什么原因，与肾脏、肝脏、心脏以及腹膜结核都没有关系，就是三焦出了问题。

认识到决渎之官的作用，我们根据"三焦"功能组了一个方子，取名叫"决渎汤"。三焦是掌管水代谢的，也就是管理身体里的这条水道，即"饮入于胃，游溢精气，上输于脾，脾气散精，上归于肺，通调水道，下输膀胱，水精四布，五经并行"。三焦管理水道都是通过"气"，中医讲"三焦主诸气"，通过"气化"管理水代谢。因此，要修理"决渎之官"首先要"治气"。什么药有"治气"作用呢？是黄芪，中医真正补气的就是黄芪这一味药。黄芪是个补药，补药都有壅满不通这么一个副作用，我们要让补药既发生效力又不产生壅满不通，需要配合郁金这味理气的药。郁金不影响黄芪补气的作用，而且还能帮助黄芪发挥作用。

决渎汤里我们用了一个从民间得来的好方，就是"金银花 + 丝瓜络"。我们在民间亲眼见过这个小方对消肿很有效，咱们用过之后也确实有效，因此我们就加到决渎汤里了。为什么这么一个小方会有如此大的作用呢？因为三焦失职都是湿热所致，"丝瓜络"和"二花"合起来具有"清化湿热"的功效，水道因此通畅了。中医讲"通调水道，下输膀胱"，阻塞水道的就是实热，这种实热的特点是"游离之火"。因此，水道一通，水就能下输膀胱了，也就是从肾脏到了膀胱。

另外，决渎汤里还有两味药。我们认为，车前子是利尿药里最好的一味药，具有补肾利尿的功效；白茅根凉血不凉肾，也是一味好药。这样，金银花、丝瓜络、黄芪、郁金、车前子、白茅根六味药共同组成了我们的决渎汤。

决渎汤我们用到临床上很有效果，不管是什么水肿，不分阴水与阳水，也不分肝水、肾水、肺结核产生胸水，等等。肾炎急性期的情况，像刘中兴的爱人住院 40 天，肾炎一直不好，吃了咱们的决渎汤 14 副药，完全好了。肾炎慢性期的效果也很好。决渎汤好在哪里呢？从无副作用！

为什么决渎汤要加小柴胡汤呢？因为有聚关脉。关于决渎汤的运用问题，常有几种情况：凡有聚关脉的情况，都要加小柴胡汤；一般情况下，我们是单用决渎汤；肝硬化腹水的时候，调肝汤复合"半决渎汤"，只有银花、丝瓜络、车前子这三味药。

我提醒大家，学点技术需要谦虚。叶天士 17 次从师，他所从的老师都不如他，只要别人有一点长处叶天士就跟他学。所以，我们要学点真技术，民间有些方子只要有效我们就要拜其为师，不要存成见，因为技术需要从各方面收集，不可能一下子成功。但是，我们检验技术有一个条件，必须能够被实践所证实，不要图虚名。

假如关幼波今天来给大家讲肝炎，你们能不能跟他学会治肝炎？在"关幼波计算机专家系统"里安装了 1700 个治疗肝炎的处方，而且还包括不了他的临床运用。中医不能重复是个大问题，他本人还不能重复，跟他学的人还能重复得了？他本人都不能把一个方肯定下来，别人咋能学得会？1700 个方子够烦琐了，还包括不了他全部临床经验，你说那还了得？所以，技术学不会就是因为搞了烦琐主义，他一会儿换一个方，谁能跟他学会？一辈子也学不会。就连教的这个人还不能重复，学的人怎么能重复？根本不能重复。我们讲技术主张"三便"，便于学习、便于掌握、便于运用，所以，咱们就这一个调肝汤把肝炎完全治了。

九、排石汤

排石汤方：金钱草 120g，海金沙 10g，川军 20g，芒硝 10g，茵陈 60g，丹参 30g，郁金 15g，陈皮 30g，白芍 30g，柴胡 15g，黄芩 15g，党参 30g，苏子 3g，川椒 10g，甘草 10g，大枣 10 枚。

煎服法：上药十六味，加水 1000mL，煮取 300mL，倒出药汁，再加水 800mL，煮取 200mL，去滓，两次药汁相合，煮沸，温分三服，以空腹为宜。

适应证：胆道结石。

如何排出胆囊结石呢？关于肝脏的诊断，最好采用西医，除了黄疸性肝炎以外，我们中医诊断不了肝脏问题，这点要向西医学习。西医只要确诊了是肝炎，我们采取调肝汤治疗。西医的困难在于肝病没有好的治疗办法。

我们治胆囊炎或胆结石也是用调肝汤，如果治胆结石的时候要加了两味药，就成了排石汤。一味药是芒硝，为什么加芒硝？因为石头从胆管到十二指肠这个地方很狭窄，我们加了芒硝会使排石容易一些。不过，用芒硝要出现腹泻，告诉病人不要害怕。

咱们去年治了大同一个病人，他用了咱们 80 副药后，自己觉得舒服了，腹部不疼不胀，可是到医院一检查，胆囊里的石头一块也没有减少。我说："我们定的疗程是 120 副，你还没有吃够，再吃上 40 副吧，看看吃上 40 副能不能排掉。"后来，他又吃了 40 副，再到医院去检查，一块石头也没有了。

我们治疗胆结石的经验是，太大的石头我们也不能够排下，一般小的都能排下来，疗程都要 120 副。这就是说，疗程很重要。如果要走 5 里路，你走上 4 里半就不能说到达。毛主席说矛盾非到过程完结之日，是不会消灭的。咱们有个"三定"原则：证定了，方定了，第三个就是定疗程，疗程很关键很重要。从这件事上你可看出来，如果他到 80 副药停住不吃了，胆结石仍然存在，不会消失。尽管疗程不太准确，因为这是估计数字，是许多人好了病的平均数字。但是，不准确也得定，对于病人坚持治疗有帮助作用。

十、调肺汤

调肺汤方： 麻黄 10g，杏仁 10g，石膏 30g，沙参 30g，瓜蒌 30g，麦

冬 10g，五味子 15g，党参 30g，柴胡 15g，黄芩 15g，苏子 30g，川椒 10g，甘草 10g，大枣 10 枚。

煎服法： 上药十五味，加水 1000mL，煮取 300mL，倒出药汁，再加水 800mL，煮取 200mL，去滓，两次药汁相合，煮沸，温分三服，以空腹为宜。

适应证： 支气管哮喘、肺气肿、肺心病、慢性气管炎、肺大疱、气胸等。

调肺汤的组方是按局部与整体结合的思路考虑的，具体组方思想是这样的：关于肺病，除了肺结核、肺脓疡（注：肺脓肿的旧称，下同）以外，一般肺部病都与空气有关，"肺与皮毛相表里"，都是在和空气接触的情况下形成的，西医叫"感染"，中医叫"肺热"。肺的分泌液增多产生痰，发炎而使气道管腔狭窄造成喘，有痰的缘故就形成咳。根据这个机理，我们组方时就用了"麻杏石甘汤"。从感染来说，麻杏石甘汤与肺病的发病机理是很符合的。肺部感染外邪后首先引起炎症，麻杏石甘汤能消炎症。炎症就是红、肿、热、痛，麻黄可以扩张气管，麻黄、石膏配起来就消炎；分泌液增多产生痰，石膏是硫酸氢钙，能制止痰液分泌。因此，麻黄、石膏和杏仁配合起来可以通过汗腺、呼吸道把病邪赶出去。

肺病是通过空气感染后形成的，先是咳嗽，后来逐渐变成气管炎、支气管炎、肺炎，最后形成肺气肿、哮喘等。空气感染形成的肺病，我们用麻杏石甘汤把这一系列病都解决了。

有一个问题，感受一样的空气，为什么有人感染而有人不感染呢？这就要强调内因了，就是毛主席所说的"外因是变化的条件，内因是变化的根据，外因通过内因而起作用"，很符合中医所讲的"邪之所凑，其气必虚"这个道理。

身体易受外邪感染，一定有内在原因，也就是机体自身的受病因素。从我们多年来看，发现上鱼际脉和聚关脉这两个脉与肺部感染有直接关系。有些人感冒后咳嗽一直不好，就是因为有这两个脉造成的，尤其与聚关脉有关。如果没有聚关脉，一般肺部感染几天就好了；如果有了聚关脉和上鱼际脉，肺病就一直不好，容易形成慢性气管炎、支气管炎、肺炎、肺气肿。肺气肿时间久了就成了肺心病了，心脏也受影响了。因为心和肺虽然是两个脏器，实际上是共同完成一个工作，从右心出去的血到了肺里，经过气体交换，吸氧排碳后又返回左心，所以肺有问题就很容易影响心脏。

肺受病的内在因素是上鱼际脉和聚关脉，按传统医学的说法，上鱼际脉的机理是"肝亢"，聚关脉的机理是"肝郁"；按西医的说法，叫植物性神经功能紊乱。植物性神经包括交感神经和迷走神经，支配肺平滑肌扩张的是交感神经，支配平滑肌收缩的是迷走神经。肺病有两种基本形态，交感神经兴奋引起肺的干燥，叫"肺燥"；迷走神经兴奋引起肺的分泌，叫"肺湿"。"肺燥"可以用陈修园的"清燥救肺汤"，原因是肺气管分泌功能下降，要用滋阴药了；"肺湿"要生痰。不论肺燥还是肺湿，都受到植物性神经的支配，如果不解决植物性神经功能紊乱的问题，肺部感染的问题就得不到根本解决。没有植物性神经功能紊乱的人，并不容易受外邪侵犯，即使有了咳嗽，三五天也就好了；如果有植物性神经功能紊乱这个内在受病基础，一旦感冒咳嗽就不易好，造成很多麻烦。

举一个例子，三院的梁红玉是李光克的爱人，我们住在一个大院里，她就是咳嗽一直不好，后来找我看病。我们早就认识，在晋东南国际和平医院时就认识，李光克在那里当外科主任，后来调到省人民医院当院长，再后来调到卫生厅当副厅长。李光克对中医有成见，梁红玉是三院的妇科主任，她吃了咱们6副调肺汤，咳嗽就完全好了，她就是有聚关脉。

既然植物性神经功能紊乱是造成慢性咳嗽、气管炎等肺病的根本因素，那么，要解决咳嗽的问题非把小柴胡汤请出来不可，否则调整不了植物性神经功能紊乱。

组成调肺汤，用了治外邪的"麻杏石甘汤"，用了调整植物性神经功能紊乱的小柴胡汤，又加了几味特效药，共同构成了我们的调肺汤。

沙参这个药是有双重作用，一方面是滋阴，另一方面是排痰，是味好药，增加肺里的分泌，痰容易排出去；瓜蒌也是这样，增加泌痰、排痰，也是个好药，而且从无副作用，非常平和。

陈修园治疗肺病都要用"干姜、细辛、五味子"这三味药，干姜主开，五味子主咳嗽，细辛协调干姜和五味子的作用。陈修园治疗不论热证还是寒证，都用这三味药。他从哪里悟出来的这个道理的呢？还是从"小青龙汤"出来的。我们调肺汤也用"五味子"，理由是什么呢？调肺汤有很多排痰药，也有柴胡这个开放药，会影响心脏的收缩力，容易造成气不足。出现气不足的现象要用五味子，适当地增加心脏收缩，与大批开放药形成制约。这就是《矛盾论》上讲的"相反相成""对立统一"的道理，不要走绝对的极端。五味子也是特别好的一味药，从无副作用，"生脉散"中也用五味子强心。

另外，调肺汤还用了少量"罂粟壳"，用量始终保持在 5g 左右，咱们今天特别讲讲罂粟壳的问题。我们做过临床试验，结论是"调肺汤没有罂粟壳疗效就差得多"。在咱们常用的协调方中，调肺汤见效最快，一般三五副药就见效，这与罂粟壳大有关系。罂粟壳是镇咳药，与瓜蒌、沙参、杏仁等排痰药形成制约。肺生痰必须向上排出体外，但是，如果一直排痰就会频繁咳嗽，造成肺的疲劳。用上罂粟壳，咳嗽就有了限制了，有痰就会咳，但是咳要有限制。如果炎症厉害，痰太多时，吃上调肺汤不是咳嗽减轻而要加重，必须要加强力量把痰排出去。我们事先要告诉病人，咳嗽要加重，不要害怕。如果痰不多的时候，吃上调肺汤咳嗽立刻减轻，这是我们在应用上所看到的现象。

调肺汤对急性炎症、慢性炎症以及肺气肿等都有效，即使在辨证上有偏差，在治疗上也不会犯错误，吃上都见效。这样，通过治疗将诊断的偏差弥补起来了。如果肺气肿，就得多吃药，疗程多半都在 100 多副，并且还要配"团鱼丸"。

十一、团鱼丸

团鱼丸方： 团鱼 2000g，蛤蚧一对，东参 60g，鸡内金 120g。

配治及服用方法： 先将团鱼去头洗净，蒸熟焙干研为细末，再将余三药焙干研末，四药调均匀，如复有其他协调方，可一共研末，炼蜜为丸，每丸 10g。丸制好后，将丸剂装入一瓷罐内，内置白酒一小瓶，约两许，敞口放入罐中，然后密封。随吃随取，常保药鲜。

适应证： 机体各组织脏器虚劳证均可配服。

团鱼丸是复健疗法的基本方剂，所谓复健疗法，就是要身体脱胎换骨，恢复身体的新生功能，让消失的肺组织新生，产生一批新细胞，这样才能把肺气肿彻底治好。

周总理在世的时候，向全国征集治疗肺气肿的有效方剂，每半年一次，我们这里王有奎大夫还去献过一个方子。可是结果如何呢？还是没有发现一个治疗肺气肿的有效方子。

咱们治疗肺气肿就是用"团鱼丸"，先让病人吃上几十副调肺汤，病情大为好转以后，我们再让他配一料团鱼丸善后。团鱼丸的组方：调肺汤的 3 副药，再加上鸡内金 120g，团鱼 4 斤（焙干），蛤蚧一对，人参 60g。这是 5 个月的药量，一天 2 个，每丸 3 钱。实际的药粉是一钱半，蜂蜜一钱半，合起来是 3 钱。有的病人吃上一料团鱼丸身体就壮实了，肺气肿也好了；有的病情很厉害，就得吃两料，差不多要吃一年的药。

关于调肺汤，我们多用药引子，主要是白萝卜 2 斤。先用白萝卜煮出水来，再用白萝卜水煎药。咱们的煎药法是：头一煎半小时，第二煎 1 小时，混合起来分三次吃。这是什么道理呢？中药里含有很多挥发性的有效成分，煎的时间久了，就全挥发完了。如果有梨的时候要用梨，小梨用两个或大梨用一个，切碎捣烂与药熬到一起。关于药引子的作用，我们也做过对比：加上药引子，疗效能提高1/3，所以有条件的话，还是要用药引子。

关于团鱼丸的储存法也是个问题。团鱼是动物肉，如果在常温下放上五个月，肉要变质了，怎么办？我们的方法是用一个罐，把团鱼丸放到里头，用瓶子装一两或二两烧酒，开口放进去，然后将罐口密封了。每次拿出10天的量，共20粒。这种方法保存团鱼丸很有效，丸药放上两三年跟新做出来一样，一点儿不变味。

调肺汤所治的病都是多发病，大家回去应用机会很多。如急性气管炎、慢性气管炎、肺气肿等，尤其在天气变冷时，肺气肿的患者每到冬天要死亡一批。对于调肺汤这个方子不再进行加减，要按原方用，它有四个方面的作用：一是宣肺解表；二是解热消炎；三是排痰；四是制止分泌。肺病的机制非常复杂，说法也多样，但是不出这四个方面，咱们这个调肺汤把这四个方面的问题完全解决了。

实践是检验真理的标准。咱们的经验通过几十年的反复实践证实，是符合事实的，所以大家回去的时候要放胆应用。我们还是要说，你们能不能把我这套技术学好，能不能在临床上兑现，就看你们有没有胆子去用。要不敢用，那就不行了。

有一个注意事项，心脏不好的时候用苏叶代替麻黄。有涩脉，说明心脏功能不好了，要用苏叶，因为麻黄对传导系统是不利的，用上麻黄易产生烦躁。麻黄对舒张气管特别有效，一般肺气肿、哮喘时，毛细支气管肺痉挛或闭塞了，麻黄开通作用特别有效。对于肺气肿的病人要问他吃过麻黄素没有，如果他吃麻黄素没有副作用，我们就给他用麻黄。

中药的提取是一个难事，日本人用了40年找不出麻黄的有效成分，中国也只是提取出了左旋麻黄素，也就是西医现在用来定喘的麻黄素。麻黄有三大作用：发汗、利尿、定喘。西医100多年来才了解了一个左旋麻黄定喘。关于中药提取的事情，我们是赞成的，但那是个遥远的事，要提取出有效成分来不容易。苏联科学家把人参的成分都了解了，但合成起来就没有人参的效力，所以苏联的药物学上还是用的人参原药。

十二、调滋汤

调滋汤方：竹叶 10g，半夏 10g，石膏 60g，粳米 30g，瓜蒌 30g，麦冬 10g，五味子 15g，党参 30g，柴胡 15g，黄芩 15g，苏子 30g，川椒 10g，甘草 10g，大枣 10 枚。

煎服法：上药十四味，加水 1000mL，煮取 300mL，倒出药汁，再加水 800mL，煮取 200mL，去滓，两次药汁相合，煮沸，温分三服，以空腹为宜。

适应证：各型肺结核、胸膜炎、肺空洞、肺脓疡和支气管扩张症等。

我们三部六病学说搞了 50 多年了，别人要想了解三部六病至少需要 3 个月，而且需要认真学习。这样，他才有资格提出意见加以评论。我们的三部六病绝不是一览表，一看就能知道长短，这一点谁也做不到。否则，都是不负责地随便说。要想找出三部六病的毛病来，可得好好下功夫，逐条逐条地研究 3 个月。再有天才的人也不可能够像一览表一样一眼就看出长短来，世上就没有这样的天才。三部六病从实践中来，在临床上也经过了反复实践，是这样搞出来的，别人怎么可能像一览表一样看出长短来？这种人不过是随便说的。就像陈修园一样，在他 50 岁时反对人家，说人家这也不对，那也不对，用药庞杂等。可是，到他老年时，还是用了人家的方子，因为人家是从实践中总结出来的。

调肺汤不是纯粹滋阴的方，像麻黄、苏叶、柴胡都是有燥性的药，所以在调肺汤中滋阴不起主导作用。因此，我们治疗结核病用了"竹叶石膏汤"，把竹叶石膏汤与小柴胡汤合在一起，又增加了瓜蒌，组成的方子叫调滋汤，主要用于治疗结核病。

治疗肺结核，我们不反对用西药"雷米封（注：异烟肼之旧称，下同）"，调滋汤配合6片雷米封效果很好。调滋汤对肺空洞效果也很好，清徐县县长尹正南就是空洞型肺结核，后来吃了咱们120副调滋汤，空洞完全长住了，现在身体特别棒。

如果病人有肺粘连、胸膜炎，需要加30g王不留行。治疗肺脓疡要用"甘桔汤"，就甘草、桔梗两味药。大家知道治疗肺脓疡时甘草和桔梗的用量是多少吗？甘草二两，二两就是60g；桔梗一两，一两是30g，这种用量才能把脓痰吐出来。因此，我们开方还要讲究用量问题。有些人喜欢批评别人的方子量太大，那是他不了解情况，"没有调查就没有发言权"。关于用量问题，我们始终要承认"大、小、缓、急、奇、偶、复"这七方都有存在的合理性。在治疗上，该用大量时非用大量不可，这与毛主席"集中优势兵力打歼灭战"的战略思想是同一个道理。因为病邪是敌人，要消灭它必须要超过它的力量，不然病就拿不下来。甘桔汤治肺脓疡，如果按常规用量根本拿不了肺脓疡，肺脓痰也吐不出来。

肺痈很好诊断，病人痰里有臭味，胸中隐隐作痛，弄得屋子里臭不可闻。甘草用量大与芒硝同一功效，有腹泻作用。芒硝为什么有泻的作用？因为芒硝阻止小肠的吸收，小肠的水分多了，就腹泻了。甘草也是阻止小肠的吸收，有醛固酮的功效，所以水肿病人要慎用甘草。甘草用大量的时候会出现"上吐下泻"，把肺的脓痰一并就排出去了。甘桔汤一般就用两三副药，脓痰排完以后，用竹叶石膏汤善后。

肺脓疡要严格忌口，辣东西一点儿也不敢吃，如姜、蒜、韭菜等；热药一味药都不敢用，如桂枝、干姜、生姜、砂仁、豆蔻等。最好的食品是梨，要多吃梨。前年，我的邻村有一个人得了肺脓疡，在山大二院住了60多天，治疗无效，医院怀疑是肺癌，可把病人吓坏了。后来，我们先用了甘桔汤，之后用了竹叶石膏汤，让病人多吃梨，现在病人非常健康。

十三、消斑解毒汤

消斑解毒汤方：苍耳子 30g，苦参 30g，浮萍 30g，土茯苓 30g，金银花 30g，丝瓜络 15g，车前子 30g，石膏 30g，柴胡 15g，黄芩 15g，党参 30g，苏子 30g，川椒 10g，甘草 10g，大枣 10 枚。

煎服法：上药十五味，加水 1000mL，煮取 300mL，倒出药汁，再加水 800mL，煮取 200mL，去滓，两次药汁相合，煮沸，温分三服，以空腹为宜。忌食肉、蛋、辛辣。

适应证：红斑狼疮。

消斑解毒汤主要治疗红斑狼疮。关于红斑狼疮这个病，我翻阅了中国的一些书籍，没有找到有关红斑狼疮的记载。今天，西医能够明确诊断红斑狼疮，并且找出了狼疮细胞，分局限性红斑狼疮和系统性红斑狼疮两大类。系统性红斑狼疮影响心脏，影响肝脏，影响肾脏，最初发现都是面部出现了蝶形红斑，像蝴蝶一样；还有一种是盘形红斑，圆形的，就这两种。

西医对红斑狼疮没有根治的办法，病人一得了这个病就等于判了死刑，大多活四五年，有些急性高热不退的病人也就活 1 年左右。西医主要的治疗用药是激素，但是效果很不好。

到咱们这里就诊的红斑狼疮的病人都是山大二院刘教授诊断后介绍来的，直到如今我跟刘教授还不认识，他一直介绍病人到我这里来治疗。

关于红斑狼疮的诊治，我们应当是洋为中用，因为我们中医书上没有记载，即使有提到这种病的描述，恐怕也是"述焉不精，语焉不详"，不是那么清清楚楚。所以，红斑狼疮的诊断要向西医学习，西医查出狼疮细胞来了，认识是清楚的。红斑狼疮这个病最早叫"胶原性病变"，现在叫"结缔组织性病变"。西医认为发病的原因与免疫反应有关系，属于变态反应的范畴，由于抗体产生了免疫反应。现在，西医的这种认识已经得到普遍认同。

我们用"消斑解毒汤"治疗红斑狼疮这个病是一试成功，下面谈谈消斑解毒汤的组方思路。

我们观察到凡是得红斑狼疮这个病的人都有上鱼际脉和聚关脉，"外因是变化的条件，内因是变化的根据，外因通过内因而起作用"。红斑狼疮是一种严重的疾病，人不可能随便就得这个病。首先，要找出内因来，就是上鱼际脉和聚关脉。其次，要找外因，我们认为外因是风湿病毒。西医学认为变态反应产生的原因一个是黏液性水肿，一个是纤维蛋白性病变，这个问题中医都叫"风湿"，西医《内科学》把皮肌炎、硬皮病等也列入风湿范畴。治疗风湿我们创了一个方子，叫"祛风利湿汤"，只有苦参等四味药。

这样，对于红斑狼疮我们从内因到外因都有了认识，为我们组方带出一条路线来。内因是聚关脉和上鱼际脉，我们用小柴胡汤协调整体；外因是风湿一类，我们用了祛风利湿汤包办一切风湿病。

像荨麻疹、湿疹一类问题，中医为什么叫风湿呢？这些病找不出它的病原体，中医叫风湿还是很有道理的，因为"见风加重，遇湿加重"。现在西医也是找不出致病因子来，也随着中医叫风湿。风湿病我们都用祛风利湿汤，在临床上用了几十年了，效果还是很好的。

这样，我们组成消斑解毒汤的四个方面都全了：一个是小柴胡汤，治疗内因；一个是祛风利湿汤，治疗外因；第三是加了"半决渎汤"，因为红斑狼疮损坏肾脏、肝脏，尤其是肾脏，化验多半有蛋白，甚至有管型，半决渎汤可以保护肾脏，增加病毒从肾脏排出；第四，加了石膏，因为这个病属热证范畴。我们按以上四方面组成了消斑解毒汤，用到红斑狼疮上一试就有效，因此，我们就把这个方子给确定下来了。

十四、理消汤

理消汤方：黄芪 120g，茵陈 60g，丹参 30g，郁金 15g，天花粉 30g，熟地 30g，山药 30g，石膏 60g，车前子 30g，五味子 15g，柴胡 15g，黄芩 15g，党参 30g，苏子 30g，川椒 10g。

煎服法：上药十五味，加水 1200mL，猪胰切碎入内同煎，煮取 300mL，倒出药汁，再加水 800mL，煮取 200mL，去滓，两次药汁相合，煮沸，温分三服，以空腹为宜。方中去甘草、大枣，是减其糖性。

适应证：糖尿病。

理消汤这个方子组成的时间不太长，大约是在 1972 年的时候组成的，当时的情况是逼上梁山。军区第一政委刘世宏，后来当了太原市市长，现调回湖南了。刘政委是糖尿病，经常找我看病，可他又不相信我。他说："你们中医是有'消渴证'说法，可是很不准确，说不上个道理来。"我听了这话很受刺激，难道咱们中医就找不出一个治消渴证的办法来？因此翻了些西医书、中医书，思考怎样组成治疗消渴证的专方，最后就组成咱们今天这个理消汤。

西医已经说明消渴证产生的根源是大脑皮层，因为大脑皮层中枢功能紊乱以后，大脑皮层对内脏脏器支配力量下降，导致交感神经兴奋，迷走神经抑制。迷走神经抑制，造成胰脏的胰岛素分泌减少。胰岛素分泌一减少，血糖就增加；交感神经兴奋，把肝脏的糖原动员出来了，血糖就增多。胰岛素是调整糖的，使糖还原，血糖减少。血糖增高了以后，要从肾脏排出去，尿糖因此增加了。尿糖增加的原因是因为近曲、远曲、集合管不能把糖重吸收回去，因为血液里血糖太多了，使它无法收回，最后导致肾脏疲劳了，也出了问题。

糖尿病的发生是一连串的反应，从大脑皮层中枢功能紊乱到植物性神经中枢功能紊乱；植物性神经中枢功能紊乱又影响了肝和胰的功能紊乱；血糖过多最后影响了肾脏功能。糖尿病问题就是这样产生的，所以要根据这一机制制定出一个方子来对糖尿病就有办法了。

　　理消汤的主药是黄芪，并且要用到四两，这里头大有讲究。中药2600味只有黄芪一味药是大脑中枢的强壮药，能够恢复大脑的功能。黄芪能发汗，也能止汗；能利尿，也治多尿。黄芪都是双向调控的，因为大脑中枢是兴奋与抑制合在一体的。关于黄芪的用量问题，要归功于王清任，在《医林改错》中补阳还五汤用黄芪四两，这在医学上是一个首创。对王清任把黄芪用到四两，给我们开创了一条路，是值得纪念的，我们要尊重他的这个首创。在治疗上，把用药用到一个适当的量是很难的一件事，若不是通过一种创造性思维，通过长期丰富的临床实践是不可能做到的。王清任是三辈行医，从他祖父、他父亲再到他，是有传承的。把黄芪用到四两，四两是黄芪疗效的标准，达不到四两就不能达到疗效标准，就像一块石头，100斤重，要拿起它必须要有一百一二十斤的力量才能行，几十斤的力量永远也拿不动，这就是力量的对比。后来，陆仲安继承了王清任用黄芪四两的思路来给胡适治疗消渴病。

　　陆仲安是光绪年间太医院的院长，胡适是反动文学的代表性人物，也是中国新文化运动的主要人员，对《红楼梦》研究特别深入。胡适得了糖尿病以后，在上海同济医院治疗一二年无效。陆仲安给胡适治疗就用了黄芪四两，把胡适的糖尿病治好了。从前，黄芪都是从张家口到大连这一带大批量出口到美国，主要原因就是因为陆仲安把胡适的糖尿病治好了，美国认为这是个奇迹，就重视了黄芪。依据陆仲安用黄芪四两治疗糖尿病的经验，咱们的理消汤也用了黄芪四两。

　　由于植物神经功能紊乱的缘故，我们用了小柴胡汤；由于迷走神经抑制交感神经亢奋的缘故，我们用了石膏。机体的分泌腺，（消化道里的）唾液腺、肠液腺，呼吸道里的分泌腺和子宫的分泌腺等都是受迷走神经支配，一旦迷走神经功能受到抑制，分泌液就会减少。口腔的分泌液减少了，就产生口渴。

身体里的糖一部分作为能量，一部分在肝脏里储藏起来了，肝脏是糖的仓库。交感神经兴奋就把肝糖原动员到血液里了，血糖因此增高。在糖尿病的初期，"三多一少"明显，石膏用量最好用到四两，效力很理想；普通的糖尿病，石膏一般用到二两就行。天花粉促进腺体分泌，止口渴，有扶持迷走神经功能的作用。迷走神经兴奋，胰岛素分泌就增多，这样就不口渴了，因此理消汤用了天花粉。天花粉在《千金方》就有记载，我们的老祖先早就看出天花粉是治糖尿病的。

糖尿病易导致肝脏功能受损，所以我们要加茵陈和丹参解决肝脏的问题。

另外，运用脏器疗法，1副药里用半个"猪胰子"，用猪胰子帮助胰脏的恢复，这在《千金方》上也有，这是我们老祖先早已经发现的，我们拿来用。

下一步就是肾脏的问题了，肾脏重吸收功能不好导致尿糖阳性，我们就用了六味地黄汤。因为山萸肉很短缺，就用五味子代替了山萸肉，效果还是行；丹皮时常短缺，就用了丹参来代替丹皮，因为丹参确实比丹皮好；用车前子一味药代替了茯苓和泽泻。这样，六味地黄汤就变成了五味药了。

我们的理消汤的组方思路是从大脑皮层中枢到肝脾胰脏，再到肾脏，与糖尿病相关因素都概括在其中了。

理消汤的组成就是这样，从大脑皮层的问题，中医叫"补气"，我们继承了王清任和陆仲安用黄芪的经验。关于猪胰子、天花粉的使用，《千金方》上都有，我们也继承了。用小柴胡汤调节植物神经紊乱是我们的创新，有人称我们是"小柴胡汤医生"。用六味地黄汤加减治疗肾脏问题，我们参照了宋代"小儿王"钱乙创立的"六味地黄汤"。其实，六味地黄汤是"金匮肾气丸"取消了肉桂和附子以后形成，钱乙也算是继承。

关于理消汤，说一个故事吧。咱们第二期"高级西医学中医班"一名叫陈有国的学员，是二六四医院的外科主治大夫。二六四医院的院长是张百英，原来是北京陆军总医院的副院长，是个留苏医学博士，外科手术在北京是很出名的。他做完手术后，尿糖常常是"++++"，平常就是"++"。陈有国大夫很关心他们院长，对他身体有这个病非常担心，就一直建议他们院长找我看病。后来我去了，张院长就起了火了："噢，刘绍武有三头六臂？这么了不起？我在北京14年了，什么医生都看过，他又怎么样？"后来，张院长病得厉害了，陈有国还是介绍我去给院长看病。陈有国一到我家就跟我说："刘老师，你可是要把他说服了，你说服不了他可是不行。"我说："人家是留苏医学博士，我咋能说服呢？因为你的缘故我就去跑一趟吧，我也不是去给院长看病，我是去张院长那里受受教吧，领教领教，学习学习。"我一进门，张院长刚下了手术，在床上躺着，他见我一进门，也不理睬。我一看这种情形，我就说："张院长，陈大夫要叫我来给您看病，我凭啥资格能给您看病呢？我今天是受教育来了，他一定要让我来，我说可以和张院长学习学习嘛！"他听我这话，勉强从床上下来了。我问了他："您吃些啥药呢？用过胰岛素没有？"他说："没有。"又问他："用过D864没有？"他说："没有。"我说："您用什么药了？"他说："优降糖和降糖灵。"我说："优降糖和降糖灵现在在医学上没有证明它的疗效，只是当下临时改善点症状，疗效没有证实。您这样就等于不吃药呀？假如肾小球硬化怎么办？"他一听吓坏了，他说："你们中医有办法没有？"我说："没有办法我来是干啥呢？您承认大脑皮层有问题没有？您是在苏联学过的，植物性神经有问题没有？肝脏和胰脏有问题没有？肾上有问题没有？"他说："都有问题呀！"我说："您按这个思路进行过治疗没有？"他说："没有。"他又问我"中医有没有什么好办法？"我说："当然是有些办法呀！如果您不相信那可没办法。"他说："我相信，相信。"我说："要吃60药，1副药不能少，每副药加起来有1斤多重，很难吃，您能吃吗？"他说："我能吃，能吃。"结果，张院长吃了7副药，尿糖就变成了"±"。后来，张院长到北京开会，带了30副药，遇到了军区第一政委刘世宏。刘政委也是糖尿病，找过我却没有吃药，张院长和刘世宏很熟悉，把他的治疗情况介绍给刘政委，刘政委就把他带的 30 副药一并要走了。二六四医院的五官科主任是高兰涛，也有糖尿药，吃了咱七八十副药完全好了。张院长后来调到石家庄和平医院当院长了，对我是言听计从，非常接受了，咱们说吃到什么时候他就吃到什么时候。张院长有两个病，除了糖尿病还有个室上性心动过速，基本控制了糖尿病以后，就给他治室上性心动过速，方法是吃 3 副调心汤、1 副理消汤。张院长夫人是北京陆军总医院的内科主任，也是室上性心动过速，咱们这个调心汤也把他夫人的这个病也治好了。

讲讲上面的故事，是说说西医对中医的态度是什么样的。我们中医的技术应当相当过硬，虽然有些西医不相信中医，但是我们只要技术过硬就会有说服力。

十五、理目汤

理目汤方：桃仁 30g，桂枝 10g，芒硝 10g，川军 10g，甘草 10g，石膏 60g，知母 15g，白蒺藜 30g，草决明 15g，车前子 30g，柴胡 15g，黄芩 15g，党参 30g，苏子 30g，川椒 10g，大枣 10 枚。

煎服法：上药十六味，加水 1000mL，煮取 300mL，倒出药汁，再加水 800mL，煮取 200mL，去滓，两次药汁相合，煮沸，温分三服，以空腹为宜。

适应证：青光眼、玻璃体混浊、视网膜炎、翼状胬肉、白内障等一切眼科疾病。

咱们制定"理目汤"这个方子的时间也不久，大概是 1971 年研究出来的，结果是一试成功，非常有效。这些顽固的眼病，像青光眼、视网膜炎、视网膜出血、睫状体炎、虹膜炎、玻璃体混浊等这些病，虽然病人都在找西医治疗，不少西医对这些病却毫无寸效。咱们这里的史金仁大夫，患有青光眼，到北京去看病的时候什么都能看见，他在北京某大医院住院治疗了 6 个月以后完全失明。

咱们认为，眼科病这么严重与整体还是分不开的，因为产生眼病有一个重要的发病基础是"颅压增高"。由于眼在头部是一个薄弱环节，耐受力差，颅压增高必然伴随着眼压增高。眼压一增高，首先影响了视网膜，视网膜充血水肿，严重的会出现视网膜破裂。

由此看来，虽然病变表现在眼上，实际上是整体病，多半"好脾气不得眼病"，易得眼病的人都是个性要强，性情急躁。情绪激动时，两个颈动脉向头部充血，通过基底动脉扩散全脑和视网膜充血。如果头部充血多而回流也多，就构不成问题；如果头部充血多，回流不加快，就形成了视网膜充血和颅压增高，因此产生了各种眼病。

因此，治疗眼病首先要解决头部充血的问题，否则就治不好眼病。咱的组方思路是，用小柴胡汤协调整体，用"桃核承气汤"把头上的充血引导到胸腹腔去。除了桃核承气汤，没有哪一个方子能有这个功效。但是，桃核承气汤里有桂枝，小柴胡汤里有川椒，这些是热药，不适合热性反应。"头为诸阳之会"，眼部又是头部充血，热就在血中，要治疗眼病就必须把方子的性质改变成凉性，因此我就增加了白虎汤。治疗眼病也要遵循"在整体协调的基础上突出局部"原则，局部用药，我们选择了白蒺藜和决明子。白蒺藜在眼部有推陈出新的作用，决明子能使眼部的充血散到别处去，使眼部明亮。

这样，就组成了理目汤，用到临床上，一试成功。治疗青光眼是没有问题了，我们就治了两个十三冶来的青光眼病人。咱们这里的厨师得了黑眼病，视网膜出血住在二院好几个月，无效，后来吃咱们的药才解决了。二院的妇科主任也是视网膜出血，在他们医院里没有办法，吃了咱 60 来副药好了。

眼科是个专科，但是很多眼病在眼科却解决不了。理目汤把眼部的几个顽固病都解决了，说明眼科的问题还是要通过内科来解决。

十六、攻坚汤

攻坚汤方：王不留行 100g，苏子 30g，夏枯草 30g，牡蛎 30g，金银花 30g，白花蛇舌草 30g，半枝莲 30g，黄药子 15g，柴胡 15g，黄芩 15g，党参 30g，川椒 10g，甘草 10g，大枣 10 枚。

煎服法：上药十四味，加水 1200mL，煮取 300mL，倒出药汁，再加水 800mL，煮取 200mL，去滓，两次药汁相合，煮沸，温分三服，以空腹为宜。忌油腻。如药量大，可用纱布包起，置锅中煎，以防粘锅。

适应证：膀胱癌、乳腺癌及各种良、恶性肿瘤，均可以本方攻治之。

关于癌症，中医著作有记载，但是若明若暗。西医对癌症有了进一步研究，但是也不彻底，不过还是比中国古代的认识要清楚得多。

医学直到如今也没有把癌症弄清楚，西医采取的治疗方法是三大疗法：化疗、放疗、手术。尽管西医对癌的认识比中国古代要清楚得多，但是我们对三大疗法不太认同，理由是这样的：这三个疗法都是造成正常细胞和癌细胞两败俱伤，同归于尽。就像敌我双方在地面作战，我们的飞机出动，投下一颗炸弹，敌人炸死了，我们也炸死了。这种方法不好，无论如何也不能投一颗炸弹连自己的人也炸死了，不能这样做。战争的真正秘诀就是"保卫自己，消灭敌人"，治疗也是同一道理，"保卫正气，消灭邪气"。这是一个原则性问题，不能"两败俱伤，同归于尽"。因此，我认为西医治癌的方法不完全合理。

先介绍一下西医对癌症的看法。

癌是与生俱来的。在 6 个月的胎儿体内就找到了癌因子，任何人都不能避免，但为什么有的人得癌而有的人不得癌呢？西医认为人体中自然存在抑制癌症发生的机制。脊髓柱状细胞可以生成 T 细胞和 B 细胞，这两种细胞是消灭癌因子的，尤其是 B 细胞吞噬癌因子的能力特别强，只要发现了癌因子，T、B 细胞就把它消灭了，所以正常人不得癌症。

T、B 细胞的吞噬功能都是在胸导管、淋巴总管里完成的，如果胸导管里的 T、B 细胞的数量减少或者是战斗力减弱，T、B 细胞就不能完全消灭癌因子。癌因子就会在身体里找到一个薄弱环节停留下来，并且在那里"生儿育女"。首先癌因子长出一个肿瘤，成为它的"碉堡"，也就是它的"窝"，肿瘤在里面逐渐扩大，这时 T、B 细胞就消灭不了癌因子。一方面由于 T、B 细胞的力量减弱或数量不够，另一方面是死亡的 T、B 细胞在癌因子周围形成了一个壳，等于在癌的周围筑起了一道围墙，把窝里的肿瘤包围起来了，反而成为癌因子的保护圈。死亡的 T、B 细胞成了一种抗体了，把癌保护起来，给癌生长创造了有利的条件。肿瘤的不断生长必然要突破"保护圈"，顺着血液、淋巴管转移。一旦出现这种情况，说明癌症病势强大，嚣张起来，身体没有办法控制住癌症了。所以，癌症的发生发展大体上有三个阶段：第一阶段是癌因子在胸导管、淋巴总管里不能被完全消灭；第二阶段是没有被消灭的癌因子在身体的薄弱环节上停留下来，形成了肿瘤；第三阶段是癌因子突出肿瘤的包围圈，发生了转移。这些是西医关于癌的认识。

虽然西医对癌的研究为我们解决癌症提供了思路，但是，我们根据西医的研究制定出的解决方案与西医的"三大疗法"却截然不同。西医的研究说明癌因子不只是在肿瘤里存在，全身各个地方都可能存在，所以，用手术直接切掉肿瘤也好，用化疗、放疗的办法消灭细胞也好，都不可能真正把癌因子消灭干净，所以治疗的最终结果都不一定很好。

今天，我们治疗癌症也有一个"三大疗法"。首先我们要找出胸导管产生 T、B 细胞数量不足、力量减弱的原因，这个问题大家可以考虑一下！从我几十年来的临床观察，我发现癌症发生之前总有"胸胁满闷"这么一个因素，癌症至少也要在"胸胁满闷"几个月以后才能发生，至于一二年以后发生癌症的情况就更为多见。"胸胁满闷"这是小柴胡汤证，中医称"肝郁不舒"。淋巴总管、胸导管都在胸腔，与上腔静脉相通。肝郁不舒的脉象特征是聚关脉，说明是迷走神经兴奋，引起了胸腔收缩，导致淋巴总管和胸导管不通畅了，因此 T、B 细胞的数量减少和力量减弱，这是癌症产生的最根本原因。所以，根据这个原理我们治疗癌症首先用了协调整体的小柴胡汤，把胸胁满闷给解决了，这是我们治疗癌症的第一疗法。

第二疗法是要解决肿瘤的病灶问题。肿瘤病灶不消灭，癌因子在里面"生儿养女"，繁殖后代，就不可能从根本上解决癌症。不入虎穴，焉得虎子？军队打仗不掏老窝是不可能取得彻底胜利的。我们把第二疗法叫"攻除肿瘤"，意在消灭癌症的"老窝"，让肿瘤没有办法"生儿育女，繁殖后代"。因此，这一疗法对癌症的杀伤力很大。

第三疗法是"清理血液"，肿瘤扩散之后，癌因子顺着血管和淋巴管到处转移，需要通过"清理血液"针锋相对地把它清除掉。

关于第一疗法，应该感谢我们的老师张仲景创立的小柴胡汤，运用于临床非常有效；关于第二疗法，咱们也找出了一个线索，就是"攻坚汤"，临床运用很得力，可说是无坚不攻，效果明显。攻坚汤的创立也是在 1970 年左右，主药是"王不留行"，用量加大后有疏通的作用。王不留行的用量起初用三钱，后来用到六钱，后来又加至一两、一两半、二两，最后加到三两多，用量 100g。王不留行用到这么大的量，也没有发现副作用，但是在治疗甲状腺肿瘤、何杰金氏病（霍奇金淋巴瘤）等肿瘤，以及淋巴结核病上效果甚好，肿瘤都能消下去。十三冶金公司的郭万林腰部长了肿瘤，比鸡蛋小一些，比核桃大一些，长了 6 个。在省肿瘤医院看了，医院认为没有办法，于是介绍到了天津的肿瘤医院去看病，得出的结论也是没有办法。后来，他来到咱这儿看了，他与刘海萍都是病友。刘海萍甲状腺上有很大的一个瘤子，吃了十几副药之后这个瘤子就消下去了，郭万林看见了，对治疗有了信心，最后他吃了 100 多副药，病全好了。有个女病人李茵茵在粮店工作，卵巢上长了两个纤维瘤，吃了 110 多副药，在大医院里反复检查，肿瘤没有了。

从攻坚汤的效果来看，攻坚汤的力量真是无坚不攻，我觉得很成功。但是，咱们攻坚汤有一个弱点，在"清理血液"方面的作用不理想，说明没有找到最有效的药。咱们现在用的银花、黄药子、半枝莲、白花蛇舌草这些清理血液的药，治疗效果都不理想。

咱们癌症的用药原则是"协调方＋攻坚汤"。在膀胱上的癌症，咱们就用"调肾汤＋攻坚汤"；在肝脏的癌症，用"调肝汤＋攻坚汤"；在肺里的癌症，用"调肺汤＋攻坚汤"。

魏道明的父亲是膀胱癌，在山医二院住院，已经到癌症晚期，用"调肾汤＋攻坚汤"，治疗效果还是不错，大概吃了200多副药，至今已经7年了，身体仍然很好。九中的书记李有奎是食道癌，咱们给他用了"调胃汤＋攻坚汤"，效果也很好。

总的来说，癌症的治疗效果有好的，也有不好的，最有效是何杰金氏病（霍奇金淋巴瘤）、乳腺癌、子宫癌这类癌症。咱们治的这些癌症病人，大部分是已经到了终末期，西医治疗山穷水尽了才到咱们这里试一试。咱们这里不是专门治癌的地方，癌症病人也不知道咱们，所以癌症病人治得比较少。贾明在十三冶金公司治疗了一个胰头癌病人，胰头已经堵塞了胆管，引起全身黄疸，已经到了危险期。贾明用了咱们的"调肝汤＋攻坚汤"，大概用了7副药之后黄疸就消失了。现在病人吃到60副，吃饭等各方面都很好。

关于癌症的治疗，只能给大家提点儿线索，咱们的治疗思路是按照"协调整体、攻除肿瘤、清理血液"这三个原理组方，效果上看也是若明若暗，没有太大的把握性。现在最不理想的是清理血液的特效药没有找到，大家回去好好找找清理血液这方面的药。至于前两个方面，小柴胡汤和攻坚汤的效果很好，咱们比较满意。如果要把清理血液的药找出来，那咱们治疗癌症的希望可就大了。

长治来的病人王高芳，原来西和公社的书记。他是鼻窦癌，到肿瘤医院要给他动手术，要将面部很大一部分连骨头都要切掉，而且也不能真正好了。他看到凡得此病的人都死了，于是下定决心不动手术，让咱们治疗。到今年已经 11 年了，身体仍很好。

关于癌的治疗问题，还有个"忌嘴"的要求，就是绝对忌高蛋白饮食。我们观察到，有许多病人在明显取得疗效的情况下突然失败了，原因都是吃了高蛋白饮食，所以我们要求绝对忌吃高蛋白食物。

襄垣有个姓崔的病人，在皮革厂工作，他左侧腹股沟部长出拳头大的一个肿瘤，在肿瘤医院检查出来以后用咱们这个办法治疗，吃了 40 副药，肿瘤完全消下去了。可是，他就吃了一顿鸡肉，第二天病情就发作起来了。最近治疗了一个新安化工厂的病人，叫李根来，是肝癌，疼得不得了，依靠吃杜冷丁止痛。他服用咱们"调肝汤＋攻坚汤" 3 副药后，疼痛就消失了，轻度发烧也退了，咱们跟他家里人说绝对不要吃高蛋白。李根来吃到 4 个月时病情稳定，精神也好，体重比之前增加了 2 斤，食欲也好，面色也好。但是，他妻子着急了，他妻子是个妇科大夫，认为：营养跟不上，这样下去还行？于是瞒着我给病人吃了鸡蛋、牛奶、羊肉。我才隔了 20 天没去看病人，肝脏肿瘤长大许多。我心想：这才稀奇了，病情控制 4 个月没有动静，20 天怎么一下子长了这么大？后来才知道是病人没有忌口的问题。现在，这个人刚刚去世。前 4 个月病情很稳定，一吃上高蛋白就不行了，可想高蛋白对肿瘤的影响有多大。

高蛋白饮食是明显加重癌症的，机理是什么呢？国外研究，癌基因是"薄层导生素"，完全由高蛋白构成。巧妇做不了无米粥，癌症病人吃高蛋白食物等于给"薄层导生素"供应营养，所以肿瘤就长起来。相反，没有高蛋白食物，肿瘤生长没有营养是长不起来的。

这个道理与青霉素的治疗作用是一样的。凡细菌都是吃黏肽的，如果把转肽酶抑制了不能产生黏肽，二氢叶酸不能生产，苯甲酸不能产生，细菌就没有"粮草"了。所以，磺胺和青霉素的药物作用都不是直接杀菌，而是断了细菌的"粮草"。链霉素也是一样，链霉素是压制核糖体的，细菌要以核糖体这个蛋白质来做营养，链霉素压制不能产生核糖体了，细菌没有营养就死亡了。为什么会有抗药性呢？因为又产生了第二个核糖体，不受链霉素的压制。

不让吃高蛋白，就是切断了肿瘤生长的营养来源。贾明治疗胰头癌就是用的这个办法，绝对不让吃高蛋白。所以，病人服了60副药，情况很好，黄疸都下去了。肿瘤病人可以吃低蛋白食物，像豆腐一类的都可以，最适用吃瓜果类的东西，包括水果类、蔬菜、瓜类，这些都很好，肿瘤病人要多吃这些。

以上，给大家介绍了咱们治疗癌症方面一些不成熟的东西，意在给大家提个思路，不过，这些看法还只是若明若暗、此通彼塞的一些路线。大家回去在临床上接触癌症病人，还是要病人遵守禁忌，无论如何不要吃高蛋白饮食，这个道理咱们已经实验成功了。

我们治疗肿瘤的难题是没有找到"清理血液"的特效药，如果找到了，咱们"治癌三原则"就成功了。现在来看，小柴胡汤和攻坚汤这两个原则没有问题，就是清理血液的药不理想。

文水县的郭玉兰，患有乳腺癌，她是文水县的一名小学教师，她丈夫是文水县政府的常委。她到北京陆军总医院来看病，把左乳房手术切了。回来之后不到4个月，右乳又发现了癌变，颈淋巴转移了，右腋下淋巴也转移了。她第二次到北京去治疗，医生说不行了，没有办法了。回来找咱们给她治，用了攻坚汤、小柴胡汤加了二花、连翘这一类的药，疗程180副。她吃到120副之后，肿瘤完全消除了，体重增加了20斤；吃到180副后，体重增加了40斤，比从前都健康。她每隔半年来肿瘤医院检查一次，情况都很好，《千家方》对她的病例还做了报道。

攻坚汤里王不留行的用量是100g，王不留行用到这个剂量治疗效果才好。有一个肿瘤病人在山大二院里住了40天，疼得不行。咱们就用了小柴胡汤、攻坚汤加二花、连翘，吃了3副药，疼痛就消失了；吃了8副药，基本上好了。所以，攻坚汤的作用可谓"无坚不攻"。咱们试验过，只要有疙瘩就用攻坚汤，效力还是很可观的，从无副作用。有些痤疮病人，脸上疙里疙瘩，用了攻坚汤也是很有效的。咱们对攻坚汤这个方子觉得满意，基本没有副作用，效力很明确。

十七、理心复脉汤

理心复脉汤方：当归 15g，桂枝 10g，芍药 30g，细辛 5g，川椒 10g，通草 10g，甘草 10g，大枣 10 枚，玄参 30g，鸡血藤 30g，金银花 30g，王不留行 30g，牛膝 10g，桃仁 10g，芒硝 10g，葛根 60g，大黄 10g。

煎服法：上药十七味，加水 1000mL，煮取 300mL，倒出药汁，再加水 800mL，煮取 200mL，去滓，两次药汁相合，煮沸，温分三服，以空腹为宜。忌肉类，忌房事。

适应证：脉管炎、静脉炎、雷诺病。

治疗脉管炎的专方是"理心复脉汤"，最初是"当归四逆汤加王不留行"。曾经治过一个病人，是文水人，脉管炎趾头烂了一块儿。大概吃了 30 来副药，原来脚趾头烂的那块儿完全长住，足背动脉搏动已经有了。

后来，我们认识到"不能推陈就不能布新"，要让脉管炎烂掉的部分重新长起来，用药上必须要推陈出新。因此，理心复脉汤增加了"桃核承气汤"。增加后，方剂的效力果然很好，疗程缩短了。在原方上增加桃核承气汤也是近二三年的事情，主要理由是：如果胃肠道里有压迫，压迫股动脉，就会使末梢循环的力量减弱，以至于闭塞。根据这个道理，需要先把腹腔血液循环清除一下，血液能从股动脉顺畅流到末梢。末梢血液增多了，就有利于将闭塞的血管通开。临床实践证明了这个想法是正确的，疗程缩短了。

理心复脉汤可以治疗雷诺病。雷诺氏是外国的一个大医学家，此病是他发现的。这个病有个特点：手会忽然变青紫，变凉，过一会儿又能恢复过来。这种病女人好发，男人少见，手上多发。结果多半是末梢血液循环闭塞，骨头一截一截掉。对于这种病，咱们要在理心复脉汤的基础上加葛根，很有效。我们认为这种情况与风湿因素有关，应当从表部开泄，临床证实用葛根是有效的。

十八、回答学员提出的问题

下面回答一下大家提出的问题。

问：带状疱疹用什么方治疗？

答：咱们的祛风利湿汤就很有效。

问：淋巴结核怎么治？

答：淋巴结核这个病算不上啥！咱们的攻坚汤用上去就把病拿下了。攻坚汤肿瘤都可以治好，还拿不了淋巴结核？攻坚汤"无坚不攻"，大家要相信这句话。咱们治过一个淋巴结核，是传染病院的一个护士，姓尹，当时她在山大一院住院。淋巴结核肿成一个硬疙瘩，右肺半边都黑了，医院怀疑是癌变了，结果是结核形成的。她吃了70副药，病好了。后来，她还出国了，去了一趟喀麦隆。

问：支气管扩张怎么治？

答：咱们治疗支气管扩张很有效，就是小柴胡汤加竹叶石膏汤，加点儿瓜蒌也行，重要的是竹叶石膏汤，效力很好。咱们治好的这些病人再未复发，多半咱们疗程都在六七十副，一般吃药后很快就不咳血了，不咳血还要再继续吃。支气管扩张的病人多半有上鱼际脉，也有聚关脉。

问：梅尼埃病怎么治？

答：这个病多半用调神汤，凡治过的都好了。要是上鱼际脉很明显，需要把石膏加大量，石膏的量可以加到四两。晋中军区田延见司令员就是梅尼埃病，起不了床。好了以后，见我时说："我用你这个方子给别人治好了五个梅尼埃病的病人。"梅尼埃病多半有上鱼际脉，实际上是植物神经失调形成的，根源还是病人个性强、脾气急，用调神汤很有效。咱们门诊上几乎每三个病人就有一个要用调神汤，发病率很高。

问：白血病怎么治？

答：白血病咱们见不到，也就没经验了。关于这个病，咱们有一个思路：要把治疗重点放在半表半里部，因为半表半里是主血液的。从血液论治，血热了按少阳治，血寒了按少阴治。这是白血病治疗的大方向，你们要遇见这类病不妨试一下。治疗少阳，有黄芩汤、白虎汤、竹叶石膏汤；治疗少阴，有附子汤、真武汤、炙甘草汤。

在临床上，需要根据原则来治疗。有很多病，咱们不太了解。制定治疗方案就是根据原则，根据三部六病原则，效果还好，一般病都可以拿下来。

十九、"平脉"思路和方法

脉分三大类，第一类是基础脉，第二类是复合脉，第三类是奇形脉。

首先讲基础脉，分七种，从七个不同角度来分辨脉象。

（1）按长度分：分长脉和短脉。脉正常的长度应该是一寸九分，要超过一寸九分，是长脉；"上不盈寸，下不及尺"是短脉。

（2）按宽度分：正常脉的宽度如韭菜叶一样，如果宽度超出正常脉的三分之一，是宽脉。宽脉常常是双管脉，是两个动脉管顺着桡骨端过去的，因为粗心不知道是两个管也就成了宽脉。《脉诀》将宽脉归到大脉里去了，这是复合脉。如果脉只占正常脉的1/3，是细脉。

（3）按深度分：从体表按的时候，分轻按和重按。如果轻按有、重按无是浮脉；如果轻按无、重按有是沉脉。脉有一种情况叫"三不断"，重按时脉不断，有三种情况：怀孕按不断、来月经时按不断、低压超过120mmHg时按不断。

（4）按硬度分：这是切脉管的软硬，脉要硬的时候叫弦，脉要软的时候叫弱。这个弱并不是28脉上的弱，是《伤寒论》113条"脉不弦便弱"的弱。

（5）按速度分：根据脉跳的速度分迟脉和数脉，一息四至以下为迟脉；一息五至以上为数脉。

（6）按充盈度分：充盈度指脉管里的血液，脉管里血液多叫"实脉"；脉管里血液少叫虚脉。

（7）按节律分：正常脉的节律是一致的，出现不一致常见两种脉：有明显停顿的叫代脉；有"三不等"的叫涩脉。所谓"三不等"是指大小不等、快慢不等、有力无力不等，这就是涩脉。

以上这七个脉是基础脉，需要把这七个脉记得很清楚，平脉不能粗枝大叶。每次平脉都要把这七种脉检查一遍，不然就是粗枝大叶。如果不是按这七个脉来检查，平脉就是敷衍了事，是"动数发息，不满五十"，所以"夫欲视死别生，实为难矣"。这正是《伤寒论》原序上说的现象。

涩脉就是大小不等、快慢不等、有力无力不等，每一次都得记住，不然的话就无法作对比呀，所以涩脉最难平。但是，只要细心，还是能平得了。

所以，每次平脉都要检查这七种脉，这样你才能得出脉的真相来。

其次讲复合脉，常见有以下几种脉。

（1）洪脉：洪脉是三个脉的复合脉，从宽度上说是宽脉；从充盈度上说是实脉；从深度上说是浮脉。

（2）滑脉：滑脉是弱脉、实脉的复合脉。你要平滑脉，必须先平脉管，脉管是柔软的，脉管里的血液是充实的，这就是滑脉。

（3）紧脉：紧脉是弦脉、实脉的复合脉，脉管是硬的，血液是充盈的。

（4）牢脉：牢脉是弦脉、沉脉、实脉的复合脉。

（5）芤脉：芤脉是浮脉、虚脉的复合脉。

（6）革脉：革脉是弦脉、浮脉、虚脉的复合脉。

（7）微脉：微脉是细脉、涩脉的复合脉，心衰就表现在微脉上。

（8）结脉：结脉是迟脉、代脉的复合脉。

（9）促脉：促脉是数脉、代脉的复合脉。

（10）大脉：大脉是长脉、宽脉的复合脉。

（11）小脉：小脉是短脉、细脉的复合脉。

关于复合脉大概就是这些，只要是把复合的原则记住，平脉不会有什么偏差。

第三讲奇形脉。奇形脉分病理性奇形脉和生理性奇形脉，病理性奇形脉包括上鱼际脉、聚关脉、长弦脉、动脉。动脉是在关前跳一下，在关后跳一下，是受了大的惊吓形成的。生理性奇形脉常见的有以下四种：

（1）双管脉：两个脉管并驾齐驱，是与生俱来的。

（2）反关脉：寸口无脉，脉管从尺部桡骨至手背侧。

（3）神门脉：神门穴上经过的脉，正常脉道上没有脉，也是生来就有的。

（4）六阴脉：寸口脉特别细小，难以摸到，病人很正常，人迎、趺阳脉也正常，叫六阴脉。一般六阴脉多伴随反关脉。

在慢性病的治疗上，咱们采取"舍证从脉"的原则，也就是一看是涩脉，用调心汤；一看是上鱼际脉，用调神汤；一看是聚关脉，用调胃汤；一看是长弦脉，用调肠汤……这就是"舍证从脉"原则。

采取舍证从脉的原则意义很大，解决了临床上遇到的很多问题。举例说明，有位司令员自己觉着心里不舒服，各大医院里都诊断不出是啥病，去北京看病也诊断不出病来。后来，做了阶梯试验，诊断为早期冠心病。咱们一看是涩脉，就处以调心汤，他吃了20来副，病情好转了。还有一个病人，他儿子也是个大夫，各医院里都检查了，检查不出病来，怀疑是心肌炎、肝硬化，但都没有确诊。我们一看是上鱼际脉和聚关脉，我们就诊断为植物性神经功能紊乱，是心里不痛快形成的。我们排除了心肌炎，因为他病了几年了，如果是心肌炎早就死亡了；也排除了肝硬化，没有腹水我们就不承认肝硬化。我们是按肝亢、肝郁给他开了方子。

所以，医学上很需要舍证从脉这个原则。有很多病，中医诊断不了，西医也诊断不了，怎么办？咱们按这四个脉处方就能解决问题。如果这位司令员不去北京看病，就会有人说："刘绍武那是造谣了，人家心脏本来没有病嘛，他给人家开了调心汤。"司令员很感激我们，说："我吃了你20副，明显觉着好转。"患冠心病是很严重的问题，去年美国报道心脏病死了60万人，自发病至死亡5分钟内死的占23%。所以，舍证从脉不仅有利于早期诊断，也利于早期治疗，免得闯出大乱子来，这是很重要的。

二十、三部六病学说的创新

关于三部六病，我经历了三个阶段。第一个阶段是1934年以前我读《伤寒论》阶段，评注、原文一起读，也看各家的注解。第二个阶段是从1934年看了《皇汉医学》以后开始，一直到1943年，是我们临床应用《伤寒论》的一个阶段。为了观察《伤寒论》在临床上的疗效到底如何，我跟以前所用的方子一刀两断，纯粹用《伤寒论》的方子治病。第三个阶段是1943年到现在，是把三部六病重新整理成一个新的概念和新的理论体系阶段。这就是咱们的三部六病，现在还在这第三个阶段。

为什么要重整理成新的概念和新的理论体系呢？有两个原因，一是感觉到古代的医学要为现在的临床实践服务，确实不够。有很多的病古代医书上没有记载，有的记载了也是模模糊糊的。二是有些病西医诊断明确了却没有方法，像溃疡病、无黄疸的肝炎、心脏瘀血、心肌炎等。

如果我们一直保守在过去的理论上，不换成新的理论体系，就限制临床治疗了。我们需要使临床实践和理论一致起来。古代的理论是自发的、朴素的，按当时的历史条件还不可能有完备的理论，因而不能完全解释宇宙，已经与现在的临床实践不相适应了。因此，必然要换一个新的理论。新的理论必须把现在的临床实践完全概括起来，能够与现在的临床实践相适应，咱们三部六病就是本着这样一个思想原则摸索出来的一条路线。

古代医学的辨证，连整体证和局部证也分不清。所谓整体证，就是太阳、阳明病等，就是整体上出现的证，它有易变性，变化非常快，所以治疗要有灵活性。局部病是结构病，就是结构上出现的病，它有稳定性，治疗就得有肯定性，不要换方，因为病本身不变化。

今天有机会和大家见面交流三部六病学说很高兴，大家来自各个地方，回去可以继续发扬。三部六病学说还不成熟，但可作为一个线索，咱们在临床上已经用上了，完全可行。西医诊断不了，我们能诊断；中医诊断不了，我们也能诊断。不但能诊断，而且能治好，这就比古代医学理论提高了一步。三部六病学说是个新生事物，如毛主席所说，历史上新的正确的东西，在开始的时候常常得不到多数人的承认，只能在斗争中曲折地发展。

咱们的三部六病学说大有人反对，但是我们觉得还行。因为古代医学理论已经不能完全适应现在的临床，我们必须要创新。三部六病学说算是创新，将来可能出现更多的创新。我希望大家回去的时候，可以给三部六病学说做个宣传。

第四部分

三纲六要

一、"三纲六要"学说的基本内容

三纲：

第一纲："思辨框架"，是三部六病。

第二纲："整体内涵"，是"八要素"。气血的统一性、生态的自主性、层次的有序性、动态的平衡性、结构的功能性、形神的一致性、意识的主导性、天人的合一性。

第三纲："理性规范"，是依部定证、据证定性、辨证定方、以方定名。

六要：

第一要："证的四性"，指多样性、多义性、复合性、传变性。

第二要："证的四类"，指合病、并病、兼证、合证。

第三要："四脉"，指上鱼际脉、聚关脉、涩脉、长弦脉。

第四要："三化"，指规律化、规范化、规格化。

第五要："三法"，指纠偏疗法、协调疗法、复健疗法。

第六要："八字诀"，指立纲、归类、正误、补缺。

整体内涵是"八要素"，思辨框架是"三部六病"，理性规范是"四定"，这是我们的"三纲"，缺一不可。"三纲"之间是互相联系、互相依存的关系，是分别从三个方面来谈，共同构成了一个完整的整体理论体系。

关于"六要"，是指"三纲"之中实际的内容和措施，都与辨证论治的措施相关。

二、《三纲六要》的写作意义

要完成《三纲六要》编写任务是很艰巨的事情。郭维峰整理的第一版《三部六病》有 9 万多字，较宿明良整理的第二版的《三部六病》要差一些，现在你们要写的《三纲六要》较前两个《三部六病》在概念上更加清楚了，内容更加规律化、规格化、规范化了。所以，写出《三纲六要》，就如上楼梯一样，是三部六病学说又上一层楼了。写作任务虽然艰巨，但是，边写作边学习，大家可以共同提高。

写作有四个要求：概念要清楚，判断要恰当，推理要有逻辑性，论证要有说服力。通过写作可以帮助大家更好地理解"三部六病"学说，虽然要副出一些代价，但也是值得的。学说永无止境，一直在前进，一直在发展，从《三部六病》第一版、第二版到现在的《三纲六要》，"三部六病"学说也是一直在前进。现在要写出的《三纲六要》，在宿明良写《三部六病》时一定写不出来，因为当时的认识还没进步到此，还有许多东西搞不清楚。因此，你们编写《三纲六要》的工作是相当伟大的。

你们写出《三纲六要》，咱就可把三部六病学说公诸世界。咱们不怕人批判，对于别人的批判，咱们有则改之，无则加勉，即使别人批判得不对，咱们也可以加勉。我们的思想是搞中医现代化，我们的实际措施也是搞中医现代化。我们是实事求是的，我们的思想没有空洞的东西，"三纲六要"的内容是我们研究出来，没有抄袭别人的东西，我们有这样的自信。如果万一别人和我们有一样看法，那说明别人和咱们想到一块儿了，这也是天下常有的事。

三部六病学说要公诸世界，我们以革命的态度对待它。医学是"救死扶伤，革命人道主义"，推行三部六病学说，这就是在给社会办好事了。

　　三部六病学说是以"小宇宙－人体观"概念为基础，应用《周易》哲学的范畴作为我们对疾病的思辨框架，结合《内经》《伤寒杂病论》及我们的临证经验，构成了我们三部六病的辨证论治理论体系。其中，核心内容就是"三纲六要"。"三纲"之中，整体内涵是"八要素"，思辨框架是"三部六病"，理性规范是"四定"。

　　"四定"指依部定证、辨证定性、据证定方、以方定名。理性不能没有规范，没有规范的话，理论推导就会无穷无尽。"依部定证"指证只能出现在部位上，如果不在部位上，不能承认其为证；"辨证定性"指既出来一个证就有阳性反应与阴性反应的区分。身体有 10 斤血，与骨骼、神经、肌肉框架发生障碍就叫病，不是充血就是缺血。充血形成了肿胀、斑块，缺血形成消瘦、萎缩；充血叫阳性反应，缺血叫阴性反应。"一阴一阳之为道"，身体如此，每个部位都是如此，只有阴性反应和阳性反应这两种情况。

　　"三部六病"这个框架很重要，没有框架就没有法子知道它里面的内容，内容都是在框架里形成的。打个比方，太阳照射晋阳湖，里边有几个太阳呢？一个。如果用一万个杯子从晋阳湖舀出水来，每个杯里都会有一个太阳，所以载体很重要。什么样的载体，里面就反映什么，没有载体就没有反映。框架是一个事实的载体，没有框架就无法说出它里面的内容。"三部六病"作为医学的思辨框架，如果无这个框架，我们就找不到什么是疾病，也反映不出什么是整体和理论。

　　咱们这个三部六病学说虽然很粗糙，还是万里长征第一步，但是与中西医理论对比下来，还是要好一些，就和赛场上赛马一样，三部六病总是跑到前面了。大家遇到三部六病了，发展三部六病就是你的任务。如果你不管，那你就对不起亿万群众。世界就是这样，永远以先进代替落后，今天虽然只有我们很少的几个人遇到三部六病，但也要把重担放到我们肩头，责无旁贷地去发展三部六病学说。

　　咱们现在要努力完成《三纲六要》的编写工作，三纲六要是咱们的指路明灯，要带着我们往前走。并且，我们还要继续追求，继续充实提高。

将来"三纲六要"编写完成了，宿明良整理的《三部六病》就退到第二位了，"三纲六要"就上到第一位了。

写作《三纲六要》对你们对我所面临的问题都一样的，我们边写边发现问题，随时联系，随时解决。有一部分写作是完成继往的认识，另一部分是我们在走这条路的过程中发现新问题。"在战争中学习战争，在游泳中学习游泳。"我们走过一段路回头想想，恐怕路上有很多新发现的问题。学问无止境，无穷无尽，有些问题隐藏在咱们走的路上，现在看不见，写作的过程中就看见了。学说就是如此，在治疗中学习治疗，在写作中学习写作。总而言之，我们不要自卑，觉得我们不行；也不自傲，觉得认识已经到头了。

三、《三纲六要》的写作要求

写作《三纲六要》要本着实事求是的原则，很多问题只有在写作中才能被发现。其实这些问题早就存在了，只是在具体写作中才能发现。对于我们现在看不见的问题，我们绝对不写，不作估计，到看见时再充实提高，没有看见就不是我们的任务。咱们来到世上的任务是为人类做点贡献，不能白白过这几十年。但是，贡献不要超出自己能力范围，自己有多大能力就使出多少，这样在走完人生道路歇脚时，才能说没有白白来到世上，没有虚度光阴。

世界上的学说像海洋一样无止境，因此，我们知道多少就写出多少，如果把不知道的或半生不熟的东西写出来就是给别人出难题。有一本书叫《三部六经病》，那就是给读书的人出难题，把经与病的问题混淆在一起了。我想，写书的人自己在实践上没有过关，没有把问题真正搞懂，就写出书来给读的人出难题。我们决不搞这种事，知之为知之，不知为不知。因为古往今来，学说是人类共同努力的一个结果，今天我们不能求全，也不可能求全，知道多少写多少。

你们现在的年纪与我当年办"友仁医院"时差不多大，距现在整整 60 年了，我当时 24 岁。现在的认识与当时已经大不相同了，当时的看法有些错误，知识面太窄，因为那时知道得太少。今天总比那会儿知道得多，毕竟有了 60 年的经验。所以，认识总是在不断提高，问题总是边走边解决。我们要在战争中学习战争，在游泳中学习游泳，在写作中学习写作。现在是万里长征迈了第一步，遇到问题不要灰心丧气，即使别人看不起，咱们也不要在意。咱们的想法只有一个，来到世上当尽自己的本分，做出自己的贡献。

首先，是关于整体内涵"八要素"的写作。

如果"八要素"没有具体内容，只是一个空洞的名词，别人也懂不了。如《系统论》与《信息论》的关系，系统如果没有信息充实其中，系统就是空的。那么，"八要素"该如何编写呢？其实，最容易不过了，把我每天看的病，按"八要素"归类即可。一个病可能与某一个要素对应，也可能与数个要素对应，够几个要素就归几个要素，这些病总逃不出"八要素"范畴。如果遇到"八要素"概括不了的病情，说明需要增加新的要素了，不要叫这八个要素限制了我们的实践。

实践出真知，感性认识上升为理性认识，一切理性认识必须服从于感性认识，理性认识是上层建筑，是抽象出来的，它是以实践为基础，不能以抽象为基础，什么样的实践就抽象出什么样的高度概括，理性就是高度概括了的实践。如果感性超过了理性，归纳不进去，说明那高度抽象不够了。

《内经》上讲："善言天者，必验于人。善言古者，必合于今。"意思是说，要知道天的情况，必须要能够在人身上能体会出来，如果人都体会不出来，又怎么能知道天呢？要用今天的实践检验古人的东西对不对，古人的经验如果不能被今天的实践所证验，我们也不盲从。

整体八要素是咱们自己总结出来的，没有从别人那里继承。别人也可能有相同认识，那是咱不知道。咱不必考虑这些，咱只管知多少写多少就可以了。

三纲六要写作定的是明年以前完成，完不成怎么办？其实没有完不成这一说，只是完成了多少而已。你们还有60年，现在能完成多少算多少，以后可以再补充。

我们每天临床看的病是感性认识，"八要素"是理性认识，如何把感性认识归到理性认识上呢？最基本的要求是有丰富的感性材料，至少也得有几百份病历。并且每份病历都须仔细问病人，如实记载，不求花哨。昨天李晓燕记了一个胃癌病历，病人前年手术切除，今年复发了，有糖尿病、肾炎，肝脏也有问题，全身都是病。病人没办法了，还是拿出原来咱给他开的方，吃后病情基本控制住了。病人对我说："是你救了我。"关于这个病历，我们了解得也不彻底，只要把原来什么情况，现在又是什么情况，如实地写出来就可以了。

写病历是件辛苦的事，病人麻烦，咱也麻烦。可是，经过这个麻烦，向"八要素"归类时就省事了。如果写病历粗枝大叶，归类时就有困难了。另外，病人讲的感觉可能并非实际情况，咱记下的也未必没有一点遗漏，这些问题都是难免的，我们也不要太在意，记下多少算多少，总是实实在在地有这样一回事，绝对不是空中楼阁。

一个两个病历不算什么，有几百个病历就大不同了，也是洋洋大观了。如走路，一步一尺远，只要你一直走下来，走一千里就与一步就不可开比例。集腋成裘，大海实际就是一个个小水分子形成的。咱们今天所治的这些顽固病都是用了整体疗法，是前无古人的事。这些病在咱自己看来不算什么，可在全世界都是难题，都治不了，都是新闻，对他们很有参考价值。

完成"八要素"的归类工作，也是一次学习机会。一个个病历看着是一样，可是同中有异，一个有一个的样。积累的材料多了，大家坐在一块儿研究起来也有趣味。看病过程可能是走马观花，但这一次归类会要加深印象，就得真正学习、研究"三部六病"了，对于认识提高大有好处。

其次，是关于思辨框架"三部六病"的写作。

"三部六病"这个思辨框架是从《伤寒论》继承下来的，继承是古为今用，凡符合临床实践的东西，我们一概继承。如果不能证实的，我们坚决不要。

写思辨框架这部分要参考《伤寒论》和宿明良整理的《三部六病》，不要苦思冥想。写作的时候也要争论，争论很好，可以帮助大家理解和提高。一个人读书，在认识上也只能说个大概。如太阳病"头项强痛，发热恶寒，无汗，脉浮或咳喘"，这是纲领证，但是，怎样形成"脉浮"等等？为什么把"脉浮"定为太阳病？原纲无发热，为什么要加"发热恶寒"？诸如此类。这些问题如果只是读书，好像是知道了，实际是粗枝大叶，一遇着病就不行了。经过争论认识就深刻了，讲理是头头是道，到临床也不含糊。因此，经过这一次写作，对于你们来说等于上了一所学校。从这个学校毕业了，才真正算"三部六病"的骨干，与走马观花的学习是完全不同的。学习粗枝大叶，上了临床就会被拦路虎、拦路羊给拦住路了，这样不行。

几百家注解《伤寒论》都说是"六经"，"六病"是从我开始的。古人都没有这种看法，我能随便讲吗？所以，我 60 年的光阴就是将"六经"变成"六病"的过程，你们今天研究《伤寒论》也要走我这 60 年路程吗？不用。你们今天学《伤寒论》从"三部六病"下手就行了，只需要用很短暂的时间就能完成，因为我已经把拦路虎、拦路羊消灭了，你们不用走弯路。

1928 年我买到了《皇汉医学》，知道日本用《伤寒论》看病，最大的收获是懂得了用"合方"，其实张仲景的桂枝麻黄各半汤、桂枝二麻黄一汤、桂枝二越婢一汤、柴胡桂枝汤等已有先例。看到日本用《伤寒论》的方子治病，自己开窍了！把《伤寒论》的方子合起来用就是了，这样在治疗上开了路了。从 1928 年看了《皇汉医学》到 1932 年，考虑了四五年，若不完全舍弃随证加减的方子，怎么能认识《伤寒论》？最后，下决心与时方一刀两断，以往的方一概不用。纯粹用《伤寒论》开方也难，但是，自己想象的难比实际的难多得多，其实看病时照着那个规律开方还就是有效，并不是想象的会闯出什么乱子来。当时，我在长治南门外40里给周围的农民免费看病，病人很穷，《伤寒论》的方子仅几味药，花钱少，效果立竿见影，病人可高兴了。经过了那一个阶段，才对《伤寒论》有了认识，才重新立纲，这就是实践出真知。

你们了解了我所走过的路，就能理解立纲、归类、正误、补缺这个"八字诀"是怎么来的，对三部六病学说的一些基本问题就有了认识。如少阴病、少阳病为什么未用原纲？为什么太阴、阳明用原纲？太阳用了原纲大部分，而厥阴病为什么把原纲完全废除？……

写"三部六病"思辨框架，重点是把我已经有的认识写下来就行。不要认为明良写过了，你们就不能写了。对于明良写的东西，你们可以正误，他写得对，就移用过来；写得不对，就修改。明良是根据我42次讲稿的录音写的，讲台上讲得不可能完全对，如整体辨证仅写20几个方，与临床结合的认识一点也没有，今天不把临床写出来，那怎么能学会看病？谁能看了这20几个方子能真正懂了整体辨证？所以，通过这次"三纲六要"的写作，可以把三部六病学说全面、深入地呈现出来。我想，以后写作完成时，你们也会对自己的劳苦功高心满意足，总算在世上没白白过去。

四、"八要素与协调疗法"的关系

整体的内容就是"八要素"。"八要素"放在整体中，整体才有了内容，算个真正的整体。若把"八要素"拿掉，整体只是个抽象、空洞的名词。传统医学讲整体性，但是并没有实际内容，整体还不是一个空洞的名词吗？所以，整体必须要用"八要素"充实起来。

"八要素"之中每一要素，既有它的关联性也有它的独立性。"八要素"

之间是相互渗透、相互依存、相互制约、相互促进的关系，同时，每一要素也有它的独立性，不能相代替，如意志的主导性，除了意志不能产生主导作用。

气血的统一性：神经、骨骼、肌肉都是构成机体的框架，都有固定的位置不能移动。身体的统一完全依靠身体上的 10 斤血，1 分钟在全身走一圈，周而复始。这样，才形成机体的统一性。比如盖房子，如果原材料彼此连不到一块儿还能构成房子吗？所以说，"统一性表现在气血上，通过气血的循行达成了机体的统一"。

生态的自主性：身体长骨、长肉、长血、长皮、长毛，并没有人的思想参与，都是机体自主进行的，人的意志主导不了。机体生态的自主性是通过同化与异化这两个过程完成的，把不同的东西集中起来形成"同化"，把相同的东西经过分解变成废物，从大便、小便、汗腺排出去叫"异化"。

层次的有序性：机体从最大的器官到最小的细胞，彼此间层次分明，次序一点也不紊乱，有序性很惊人。像按照蓝图建造房子一般，该安砖安砖，该上瓦上瓦，该上梁上梁。

结构的功能性：结构和功能是关联的，有什么样的结构才有什么样的功能，有完整的结构才有完全的功能，如眼睛结构正常看东西才能正常。陈明生的姑娘，卵巢萎缩了，不能正常排卵，月经也不来，治疗该怎么办？必须恢复卵巢的结构，咱们用了复健疗法的"团鱼丸"。病人吃了一料，卵巢就恢复正常了，月经也来了。在咱们看来，能够有新生作用的就是鳖，也就是团鱼，其他的都不可靠。

动态的平衡性：身体一旦失去平衡，当下就出问题。法国大病理学家伯尔纳说："所有的生命机制尽管多种多样，但只有一个目的，就是保持内环境生活条件的稳定性。"如果机体不稳定，就不能生存下去。

形神的一致性："诚于中形于外""有诸内必形诸外"。身体里头有什么反应，身体外头就有什么表现，这就是形神一致性，藏是藏不住的。

天人的合一性：人和天不能分家，自然中的空气、阳光、温度、湿度时时刻刻地影响着人。天是什么样的，人必有相应的反应，两者是合一的关系，是不可分隔的关系。

意志的主导性：人的一切思想、行为都受意志支配，都是在意志主导下产生的。

八要素既有关联性，又有独立性。我们的身体若不经过这八要素的相互配合就形不成统一性，整体性就不存在。其中，气血确实起到了重要作用，如大脑3分钟得不到血液供应就会死亡，全身组织如果没有血液供应就会坏死。所以说，气血的统一性在"八要素"中有很大的权威，统过气血的统一性才形成了人的整体。

中医学认为"心脏第一"，西医认为"大脑第一"，哪一个看法更合理呢？大脑也受心脏供血的影响，脑供血太多或太少，都会影响脑子的正常功能，出现昏厥，甚至引起脑出血。青蛙心脏离体3小时还有自动跳动，说明身体的自动化机制都从心脏开始。人是有了生命以后，大脑才慢慢发育的。心脏跳动一昼一夜可以射出5吨血，它的力量有多大！《素问·灵兰秘典论》："心者，君主之官，神明出焉。""神明"即"生命"，生命的起点在心脏。

身体在"八要素"的相互作用下，尤其是通过气血的统一性连成了一个整体。整体形成后产生意志的主导性，意志如司机的方向盘，汽车的前进、后退、左移、右摆都控制在方向盘上。但是，意志要发挥主导性，必须是气血把机体形成了统一性。对于偏瘫的人来说，意志是不能发挥主导性的。

因为整体不是绝对完整，时常出偏差，像汽车经常出故障需要修理一样。机体怎么修理？整体出了问题必须整体修理，不管身体哪个地方出了毛病，都得会修理，这就叫整体疗法。

咱们的协调疗法是真正的整体疗法，"身体有多大，治疗面就多大"，前无古人。那么，协调疗法是如何起到整体治疗作用的呢？中医治病只有八大类药：凉药、热药、补药、泻药、收药、散药、升药、降药。这八类药协调疗法都用上了，把这药用全了。咱们身体为什么能保持健康呢？主要是靠饮食机制的不断修补作用。饮食进入人体后完全搞自动化，通过自动调控维持身体正常。但是，饮食的作用只能维持生理状态，不能修补病理状态。

饮食机制的大致情况是这样的：饮食经过胃和肠的消化之后，蛋白质分解成了氨基酸，淀粉变成葡萄糖，脂肪变成脂肪酸、甘油，然后在肝脏进一步加工合成机体所需要的营养，供给身体五官百骸所需，生血、长骨、长皮、长毛。这些过程不受意志主导性的作用，完全依靠生态的自主性。

咱们的协调疗法完全模拟机体的饮食机制而发挥作用的。饮食把蛋白质、脂肪、维生素原料都供应全了，机体就能自主性地生血、长骨、长皮、长毛；我们把治疗的原料供应全了，包括凉药、热药、补药、泻药、收药、散药、升药、降药，机体就会发挥自然疗能的作用。

协调疗法要发挥治疗作用，必须先经过机体的"处理"，大概有四个方面：第一，药物是异性物质，需要在肝脏解毒；第二，中药只是原料，进入机体后必须经过肝脏2000多种酶的酶化作用才能达成治疗目的；第三，有些物质中药没有，需要肝脏合成；第四，治疗物质需要合理配供，不需要的由肝脏贮存起来。

经过肝脏加工过的物质先经过门静脉回到右心，再经过心脏运到肺里，在肺里与氧气发生作用后再进入血液，才能成为真正的治疗元素。饮食是如此，药物也是如此。由此可见，药物是从肝脏起源，信息论上叫"信源"；从门静脉过到右心，再到肺里，再返回到心脏。再从动脉输送到全身，最终通过毛细动脉到了组织间与细胞结合，这个过程叫"信导"，也就是信息之路。毛细血管最末梢接触的是细胞，细胞膜上有受体，受体要与药物结合。结合之后，受体要对药物重新编码，这个过程叫"复制"。复制只能产生两种情况：兴奋或抑制，即阳性反应或阴性反应。如果病为阳性，受体为阴性；如果病为阴性，受体为阳性。一般来说，药物发生作用大约3小时，3小时后就被其周围的酶代谢、转化、排出体外了。药物在体内发生作用就是这么一个过程。

关于协调疗法的用药，都带有盲目性，我们真不知药物起作用的那个地方是该兴奋还是该抑制。药物只有经过机体加工后，一些信息才能变得清晰，最终定局还是在受体上。所以，我们把凉药、热药、收药、散药、升药、降药、补药、泻药一起输进去，到了受体后由机体决定需要什么，不需要什么，这就得靠机体自动化。

协调疗法这种自动化机制的复杂性要远远超过了纠偏疗法。纠偏疗法的弱点相当大，比如，用凉药解决热性反应，到了热的地方，药到底起了多少作用？药物经过消化道后有没有改变？药量是不是恰当？这些都带盲目性。因此，纠偏疗法取得的疗效只是个概念上的疗效。相比之下，协调疗法无需考虑这些，药物进入体内完全是自动化，该热则热，该寒则寒，该补则补，该泻则泻，比医生自行掌握要准确、可靠得多。

咱们每天在门诊看病，就是根据"四脉"运用协调疗法给病人治病。病人吃药，是让机体搞自动化，到时候病就好了。经过长期观察，协调疗法有四个优点：安全性高、治疗面广、双向调控，利于久服，往往是咱们没想到的问题，协调疗法也治疗了。如陈市长有冠心病、高血压，咱们用了调心、调胃、调神汤，吃了16副药后，肾结石排下了。咱们并没有用排石的药，各医院也没检查出来结石病，病人吃了16副却把石头排下来了。这就是治疗面广。所谓双向调控，如同一种药高血压能降下来，低血压能升上去，这说明协调疗法并不起降压、升压作用，而是修理血压中枢。中枢修好后，血压该降则降，该升则升。所谓利于久服，如忻州地区马书记的爱人患脂肪肝，肝有正常肝脏两倍大，北京医生认为绝死无疑。病人吃了700副药完全好了，起初在太原检查，她不信。后来，又去北京阜外医院、天坛医院、中日友好医院检查，也证实完全好了。还有个患鱼鳞病20多年的女病人，各地都治不好，病人心脏也不好，咱们用调心、调胃、除风利湿汤，定疗程120副。服120副后，病情原封存在，只是前臂有鸡蛋大小一块好转，那女人问："我还需吃多少？"我说这么个病120副不见效，我说我没办法了。那女人临走时对我说："看你也没这个胆量。"说完就走了。今年春天，她抱她小孩来找我看病，我说："我不看小孩病。"她说："相信你。"我问："怎么回事？"她说："你把我的鱼鳞癣治好了，我看了20年没治出一个效果来，吃你的药120副总算好了鸡蛋大一块。因此，我推断总要好，于是整整吃了420副，现在一点也没有了，病完全好了。"我说："可惜你是个女子，你要当大军事家一定不得了，从这一点推断出了病能全好，你是我的老师。"她那判断力相当高啊。

今天，咱们的核心优势是协调疗法。咱们有六病的纠偏疗法，有四脉的协调疗法，有这样有效的武器。

我计划研究出一个治艾滋病的方案，也是把四脉和六病结合起来，内因是四脉，外因是六病，我想艾滋病也逃不出这些范畴。

治疗整体病，只有一个整体学说是不够的，还必须有一个整体治疗方法，否则就是一个空洞、抽象的整体学说。今天若无协调疗法，"八要素"便是个空洞的整体学说。今天，我们既有"八要素"这个整体学说，又有解决整体病的协调疗法。在别人看来，我们一定是吹牛！因此，我们只能自己相信自己，我们自信不是吹牛，是实事求是。

医学是"救死扶伤，实行革命人道主义"。三部六病学说既然让我们看见了，我们就有责任去推行它。你们学西医的研究中医，在学生时代热火朝天地搞起中医，这都是不可理解的事，这也是个奇迹。这叫"星星之火，形成燎原之势"，你们也是星星之火。

日本人组团来太原找我看病，说明国外对于我们这个学说需求很大。我们的学说我们自己相信，一定会得到世界认可的。

五、"三化""三法"和"八字诀"

今天谈的第一个问题是"三化"，就是规范化、规律化、规格化；第二个问题是"三大疗法"，就是纠偏疗法、复健疗法、协调疗法；第三个是研究《伤寒论》的方法"八字诀"，就是立纲、归类、正误、补缺。

中医学的基础是建立在哲学上的，西医的基础是建立在科学上的。科学讲微观，哲学讲宏观。宏观是概括性越高，哲学性越强；微观是研究得越细，科学性越好。

"三部六病"是从《周易》的框架来的，就是从"易之为书也，广大悉备，有天道焉，有地道焉，有人道焉，兼三才而两之，故六，六者非它也，三才之道也"这段话来的。天生、地长、人治，这叫"三才"，每一个"才"里头有一个"一阴一阳"，这是"两之"，就是用二乘起来，"故六"。《易经》阴阳就是这样，是"三才之道"，"六者非它也，三才之道也"。

三部六病就是把周易的这个框架引到医学中来了。表部通天，空气都通天；里部通地，饮食都通地；半表半里部核心是气和血，血的载体是血管，气的载体是神经，与人的情志相关，因此通人。所以，"三部六病"是对疾病的高度概括，因为病位不能超出三部，病性不能越过六病。因此，三部六病对辨证论治来说是高度概括的。

所谓概括，就是用很简单的道理把很多难以计数的东西归到一个定理里去，这就是执简驭繁。如果不高度概括，就没法子来掌握它，就做不到"抓住重点，带动全面"。有时候，对事物分得越细越找不到头绪，简单化了反而有了头绪。如砍树吧，砍树枝树叶反而找不到头绪；如果砍树身，连树叶、树枝一下就都倒了，反而比砍树叶更彻底，这就是执简驭繁。

咱们治学理念是："学说是古往今来人类智慧的结晶，应当无古今，无中外，无尔我，以是者为是，非者为非，永远以先进代替落后。"今天，咱们纵观全世界的医学，还没有找出一个理论能比张仲景的"三部六病"更加精密、更加高度概括的。所以，"三部六病"是独一无二的。据说，中医文献就有13600部，也就是有13600部著书。张仲景的"三部六病"也是独一无二的，在古今这些医学家当中，张仲景是"前无古人，后无来者"。

下面，说说"三化"的问题。

第一化是辨证论治的规范化。要从高度概括来说，张仲景有"三部六病"，在世界上也是领先的。用"三部六病"这四个字可以把整个医学都概括起来，"病位不能超过三部，病性不能越过六病"，就这么四个字就能概括所有的疾病。从命名法来说，除了周易就是"三部六病"。"易"是一个字，概括了《周易》；"三部六病"是四个字，概括了疾病，做到了名实相符。"易"是宇宙观，"易"指交易和变易，交易是讲对立，变易讲变化。宇宙一切事物是"非交则变，非变则交"，"易"这一个字就把宇宙的基本规律说清楚了，名实相符。咱这个"三部六病"，虽然多了三个字，也做到了名实相符。"病位不超三部，病性不越六病"，因此三部六病使辨证论治规范化了，把疾病都包含到里头去了。

第二化是辨证论治的规律化。什么叫规律呢？"律"就是定律的意思，不能改变，没有推敲的余地。张仲景辨证和处方是规律化的，"非此证不能用此方，非此方不能治此病"。这与钥匙开锁的道理是一样的，非这个钥匙开不了这个锁。方和证两相辉映，相得益彰，互相把问题都明确了，这就成规律化了。所以，张仲景就把用这个方治好的这个"证"带上一个记号，这个记号就是"这个方的证"。就像中国的11亿人，为什么不乱？人一生下来就要报户口，就给他起了个名，这样就不会乱了。张仲景对"证"的命名方法是给治疗对象带上一个名，就使辨证论治非常清晰了，没有似是而非的事。不仅给辨证论治带来了方便，而且在辨证论治时就绝对不会出错。所以，张仲景的这种学说在辨证论治上很规律，是规律化的。

第三化是辨证论治的规格化。规格就是有一定的格局，有一定的框框，体现在辨证论治上就是"定证、定方、定疗程"。关于定证、定方、定疗程的问题，咱们既有继承也有发扬。张仲景已经做到"定证""定方"了，但是张仲景的书里看不出"定疗程"这个线索。所以，我们可以暂且夜郎自大地说"定疗程"是咱们提出来的。不过，今后要是从仲景学术中找见了"定疗程"的依据，我们就赶紧"退位"，就不敢说是我们先提出来的。

病人要吃多少副药，"定疗程"可作为参考，但不绝对固定。定疗程是经验主义，就和"三年计划""五年计划"一样，不一定准确，带模糊性了。很多人会问："定疗程带有模糊性为什么还要定疗程呢？"一个病人，尤其这些顽固病的病人，在这里也治不好，在那里也治不好，如咱们刚看过的这几个山东人，是从鲁南来的。你想想，人家很容易就从山东来这里看病了吗？这都不是容易的事。这些顽固病给病人的思想带来了什么问题呢？第一个问题是"我这个病到底能不能好"？病人自己对治疗是怀疑的。第二个是"什么时候能好"？病人需要有个盼头。有了这两个问题，就会引起病人思想的不愉快。所以，咱们一定了疗程就解决这两个问题。告诉病人"能好"，并且"在什么时候好"，让病人有个盼头，这对病人来说是"好消息"。所以，尽管疗程不是那么准确，但是我们还是要定。这样做到定证、定方、定疗程，咱们在辨证论治上就规格化了。

今天讲的第二个问题就是"三法"：纠偏疗法、复健疗法、协调疗法。

纠偏疗法是针对证的偏差在治疗上进行纠正，偏热用凉药纠，偏凉用热药纠，偏虚用补药纠，偏实用泻药纠，纠偏疗法大概就这四个范畴，对这四个范畴进行辨证论治就叫纠偏疗法。纵观纠偏疗法的应用，传统中医是这样的，西医其实也是这样的，这个纠偏疗法恐怕成了医学的一个普遍治疗方法。不同的中医所用的药虽然不同，但本质都是用纠偏疗法治病。

纠偏疗法有局限性，在临床运用时存在一定的困难。第一个困难是时间上不准确性的问题。治疗如果只统计空间而没有统计时间就会有出现偏差，因为时间是一直在前进，例如，你在诊病时只把空间定下来，可是当病人抓了药吃的时候已经不是原来那个时间了。

张仲景治疗是抓空间同时也抓时间，从《伤寒论》301 条和 302 条的对比，仲景给我们提示了这一点。301 条："少阴病，始得之，反发热，脉沉者，麻黄附子细辛汤主之。""始得之"，就是才得之意思，"反发热，脉沉微"，用了麻黄细辛附子汤。再看 302 条："少阴病，得之二三日，麻黄附子甘草汤，微发汗。以二三日无证，故微发汗也。""二三日无证"意思是说症状还是没变，可为什么就改用了麻黄附子甘草汤呢？因为时间变了。

古今中医做到按时间辨证论治的，就是张仲景一个人。仲景给我们立了先例，也给我们指出了一些方法。开水时，锅里水的温度是随着时间而改变的，但是都是没有开锅。换句话说，尽管没有开锅，但水的温度却因时间的不同在改变。只有张仲景给我们指出这样一条路：辨证要辨空间也要辨时间，要辨量也要辨质。

纠偏疗法的第二个困难是辨证本身难以做到准确。辨证没有个标准量器，不能用秤称、斗量，因此"测不准"。比如，当身体发热时，体温并不是恒定到一个温度上的，这个时间测是一个样子，再换一个时间测又是一个样子，说明病情是一直在变化的。这样，就给辨证带来了困难。

纠偏疗法的第三个困难是医生难以做到正确。医生对病情的把握是相对的，不容易找出疾病的本质以定出合理性的治疗方案来。

因此，纠偏疗法的基础上就存在"三个不准确"，造成了治疗上的不准确。这是"中医看一回病换一次方"，病人屡次看病，医生屡次更方的根本原因。因为疾病一直变化，又没有准确的测量方法，造成了辨证的不准确，医生就必须通过换方来应对病情的变化，即使最好的医生也是这样。这些是纠偏疗法的"三个不准确"造成的，是不可避免的。当然，如果医生完全纠偏纠错了，那是技术问题，说明他对病情研究还没有成功。

下面，咱们谈一下复健疗法。

古今凡是虚证、虚寒证都是用复健疗法，所以关于复健疗法的药和方子也特别多。我们的认识是：凡是能临时解决的虚证、虚寒证，我们都不用复健疗法。病情一调整就好了，用纠偏疗法就行，不把这样的治疗归到复健疗法中去。我们确定用复健疗法的是"机体再生不能"这种情况，目的是使复健疗法简单化。其实，"机体再生不能"的情况包括面也大了。不管哪个脏器，只要再生不能，出现了退行性变化，一概用复健疗法来解决。

关于再生不能的治疗，我们只有一个"团鱼丸"。团鱼这个动物和一般动物不一样，它有很强的新生机能。以前，河北发大水的时候，出来一个团鱼有碾盘那么大，那活了多少年的呀！所以有"千年龟，万年鳖"之说。团鱼有新生能力，有延年益寿的功能，所以我们就用团鱼肉作了我们恢复"再生不能"的药。周九龄介绍陈明生的姑娘来看病，她是卵巢萎缩，在二院以及妇幼保健院的老院长那里治了二三年，卵巢已经萎缩得特别小，月经也不来了，人也奄奄一息了。咱给她看病用的就是团鱼丸，病人吃了二料团鱼丸后，月经来了，健康也恢复了。妇幼保健院老院长一看到这种情况，就责备周九龄了："九龄，刘老这个团鱼丸是啥？"周九龄是天津中医学院毕业的，和老院长在一块儿工作。周九龄说："我也不知道。""你看看，刘老这个团鱼丸把卵巢萎缩都治好了，你还不知道，你赶紧去给我取这个方子来。"九龄就跑来了，她说："这是开世界的新纪元，从来没有出现卵巢萎缩重新长起来的情况。"所以她们很是稀奇。团鱼丸常用来治疗肺气肿。得了肺气肿，肺泡都消失了，功能也没有了，但是团鱼丸能治好。还有一种情况是治疗再生障碍性贫血，效果也很好。至于其他次于这些的疾病情况，就更容易治了。我们的原则是只要再生不能疾病就用团鱼丸，用复健疗法解决。病人王鸿章，手脚麻木，四肢轻度萎缩，他吃了60个团鱼丸好了。东红的姐姐从小身体一直很弱，头晕眼黑，她吃了些团鱼丸，现在恢复健康了。

只要是再生不能的病情，都是整体性的，都是退行性变，不是局部的病。因此，不论是哪个地方"再生不能"，我们都用团鱼丸治疗，因为每个局部都服从于整体，只有整体协调才有局部改善。假如海南岛被敌人占了，能说这是海南岛的问题吗？要恢复海南岛，中国不去能行吗？复健疗法在传统中医里没有，在西医里也没有。一个团鱼丸就解决复健疗法的问题，执简驭繁，不是那么烦琐难以掌握。

接下来，讲讲协调疗法。

关于协调疗法，咱们可是第一份了，世界上还没有协调疗法，传统中医没有协调疗法，西医也没有。西药都是用单味药了，还能搞起这协调疗法来吗？中药是复合药，但是也没有协调疗法。所以，咱们今天这个协调疗法是前无古人的。

咱们的方子把中医所有治病的药都用进去了，中药有八大类：凉药、热药、补药、泻药、收药、散药、升药、降药。中药虽多，但是归类后就这八类，咱们的协调疗法全部都用上了，凉药和热药同时用，补药和泻药同用，收药和散药同用，升药和降药同用。这种用药思路与丰田公司造汽车类似，一头钢板进去，另一头汽车出来，中间完全搞自动化。协调疗法也是一个自动化的过程，这个线索从哪里看出来的呢？从饮食中看出的。咱每天吃的小米、白面、大米，这些也不是血，也不是骨，也不是皮，也不是毛，它怎么就变成血、骨、皮、毛了呢？说明身体有个自动化机制，身体自己所营养加工成这个皮、毛、骨等。植物千千万万，为什么只有这几种植物可以当饭呢？巧妇做不了无米之炊，因为其他植物给身体输入长骨、长皮、长毛的原料不够。身体要自动化，非得把各种原料都输到身体里才行。尽管食物作为原料输入身体后长骨、长肉、长皮、长毛的这种机制恐怕有史以来说也说不清，但是现在还在用。

纠偏疗法的寒证和热证、虚证和实证当然可以分清，但是慢性病、顽固病都是寒热并存，虚实共见，寒热虚实的界限分不清。因此，方子热了也不行，凉了也不行，补了也不行，泻了也不行，顽固病都存在这么一个难题。这该怎么办？除了搞自动化就没有别的办法。这就是《矛盾论》讲的同一性了，矛盾双方并存在一个统一体中，寒热虚实都有，界限不清，谁也弄不清有多少寒有多少热。这种情况，咱们的方法就是模拟饮食机制来处方用药。食物吃下去，身体能长皮、长毛，生病时难道不能自我修复？一定可以。所谓治疗，实际上就是自我修复的过程。

关于饮食机制，大概情况是这样的。食物进到胃里去，经过胃酸、胃泌素的头一道消化、加工。然后到小肠里去，经过胰蛋白酶、脂肪酶、淀粉酶等加第二道消化、加工，把高蛋白变成 20 种氨基酸，把淀粉变成葡萄糖，脂肪变成甘油和脂肪酸。再然后，这些营养物质被肠道吸收后输送到肝脏里进行第三道加工，肝脏有 2000 种酶化作用，每种酶化作用都有一定的工作任务和工作对象。目前，西医还没有把这 2000 种酶化作用搞清楚。最后是配供，身体上哪里需要多少营养，机体就供应多少营养。

淀粉变成糖原以后可以在肝脏中贮存 7 天，脂肪的"库"在身体上到处都有，哪里都能作为脂肪的"库"储存脂肪，唯有高蛋白没有"库"。蛋白分解成 20 种氨基酸，吸收到肝脏化合成球蛋白、白蛋白、纤维蛋白原。多余的蛋白身体就不吸收了，顺着小肠向下移行，移行到升结肠分解成 6 种毒瓦斯，如甲基吲哚、吲哚、甲基酚、硫化氢等。这些有毒物质在升结肠被吸收到血液中，再输送到肝脏解毒。如果肝脏解不了毒，会自身中毒。所以，人们吃高蛋白食物有一个误区，只知道高蛋白是营养，却不管它的这些副作用。如果高蛋白过多会产生大量毒素，那些肝炎、肝硬化的病人因为肝脏有病解不了毒，吃上这些高蛋白东西往往当下就肝昏迷了。现在，西医一方面对肝脏病很畏惧，因为没有好的办法；另一方面让病人多食高蛋白，不管高蛋白利用不了造成的副作用。

另外，高蛋白异化是造成风湿免疫病的重要因素，如红斑狼疮发生都是由于异化了的蛋白造成了狼疮细胞引起来的。人得了红斑狼疮就等于判处死刑，但是就是不注意高蛋白这个影响因素。所以，我们治红斑狼疮的时候，坚决不让病人吃高蛋白食物。荨麻疹等过敏性的疾病也不能吃高蛋白食物，这些病都是蛋白异化产生变态反应引起来的。

还有癌症，也坚决不让吃高蛋白食物。最近二三年来的研究表明，导致肿瘤生成的是"薄层导生素"，没有高蛋白就长不出薄层导生素，也就不会长肿瘤。咱们的一个患者李金来，肝癌，给他治了 6 个月，肿瘤稍微小了一点，体重增加 2 斤。后来，20 天没去看他，从肝小叶处一下子长出个肿瘤来，觉得奇怪。后来，他孩子来说，他住在医院里，医院的大夫说："你要听那个老中医的落后话吗？你要不吃这些营养还能活了吗？"所以，他就吃上羊肉，吃上鸡蛋，喝上牛奶了。第一天肿瘤就长起来，隔了20天就长了很大了。还有个病人在三院检查期间，一顿就吃了一只整鸡，第三天就长出肿瘤来。"薄层导生素"是西医研究出来的东西，西医却不当回事，咱们拾起来当作宝贝，成为咱们治疗肿瘤的原则。患者杨希文，食道癌，水都喝不进去。三院手术都不做了，化疗放疗也不行，咱给他治疗的第一个要求是绝对痛快，第二个要求是任何肉类都不能吃。所以，他吃80副就觉得舒服了，拍了4次片子，食道上没有问题，这才放心了。所以，现在治疗肿瘤，忌高蛋白食物，成了清规戒律了。

今天，咱们创立的协调疗法是模拟了饮食机制，也试验成功了。但是，协调疗法有个应用关，如果离开了"四脉"就不行。我常打个比方，"四脉"就和汽车的方向盘一样，你只要抓住方向盘，前进也行，后退也行，左移也行，右摆也行。但是拿掉方向盘，汽车这个庞然大物就动不了。咱这个协调疗法，这么大的方剂，去掉了这四个脉就根本应用不了。

所以，咱们都是按着"四脉"应用协调疗法。不管多么艰巨的、难治的病都是用协调疗法，四脉给我们应用协调疗法带来了一个指征，让咱们用协调疗法变得很简便。

协调疗法要开世界的一个新局面了。世界上没有啊，咱们是独一份。那天《光明日报》上"亚洲医药"栏目的编辑孙庭说："现在我们正面临着中医中药走向世界的大好机会。"说明全世界都在伸着手要中医了，谁去给人家送呀？人家要，咱就得送了。咱们的协调疗法就是要走向世界，它是独一无二的。现在世界上就这几种病：脑血管病、心血管病、肿瘤等，这就是世界上最威胁人类健康的重大疾病，西医没有好办法。所以，全世界都在从中医里找出路，咱们就应当送。人家那里饥饿得不行，咱们拿着饭不去送，这就对不起世界人民。

怎么让我们的三部六病走出国门送给全世界？我们有个看法。先到海南岛去建点，海南岛影响着周边很多华人聚集的国家和地区，这些华人说的都是汉语，交流起来很方便。他们的英语也都很熟练，从他们那里再走向欧洲和美洲，最后再转回中国来，再来影响中国这 10 多亿人的大国。我们的策略是"曲线救国"，让全世界承认三部六病，让镀金的那些博士、学士来打开中医的大门。

所以，世界需要中医，我们就应该送，今天我们要把这个协调疗法送给全世界。

协调疗法有这四个优点：安全性高、治疗面广、双向调控、利于久服，应用上是"一方到底不再换方"。我们带上这样的武器，我觉得走遍天下没有难处。疑难病到处有，西医治不了，中医也治不了，我们去解决这个问题比较容易。我 84 岁了，还有这样的作为。今天把我的想法告诉你们，你们在思想上把它消化消化。

下一个问题，谈谈"八字诀"。

"八字诀"指立纲、归类、正误、补缺这四个方面，是重新整理《伤寒论》的基本思路和方法。

《伤寒论》的问题首先表现在纲不系目上。按照这个纲和目的道理，纲应是目的共性，目应是纲的个性，这样编写的材料就符合著书人的意愿。著书都是为了别人嘛，叫人便于认识，便于应用，便于掌握。现在《伤寒论》这部书就违反了这个"三便"。所以，我们三部六病就要把六纲重新立起来了；归类是在立纲后，凡属同一类的都归在一起；关于正误、补缺，有些错误的东西我们就纠正过来，症状叙述不全的就补充起来。经过"八字诀"后，《伤寒论》就便于应用，便于认识，便于掌握了。

六、"三部六病"与"三纲六要"的关系

三部六病这个名词有三重含义：最初，是思辨框架的名称；后来，成了"三部六病"学说的名称；再后来，成了《三部六病》书的名称。

有的书名不能完全代表书的内容，如《西厢记》《红楼梦》《三国演义》这些书名只是一个记号，并不包括里面内容。但是，《易经》这个名称是名副其实的，一个"易"字就把《易经》里面的内容提示出来了。"易"一个字代表"交易"和"变易"两个意思，"交易"指对立，"变易"指变化，《易经》就是在讲"非交则变，非变则交"的道理。"交"的意思是一阴一阳对立后会产生第三者，第三者出来就是"变易"。宇宙虽然复杂，都是通过相交、相变形成的，无论动物、植物都是在"交易""变易"之中。"易"字虽简单，却把《易经》的内容全部概括了。

"三部六病"这个名字虽然比不上《易经》简单，"易"是一个字，"三部六病"是四个字。但是，三部六病也概括了我们的学说，顾名思义，把学说的内容反映出来了。从这一点看，"三部六病"这个名称和《易经》是一样的。

形成一个学说总得有个设计吧，就像盖大楼要有个蓝图，就要根据蓝图来建造。我们三部六病学说的设计是按"三化"原则来的，即规范化、规律化和规格化。规律化是"非此方不能治此病，非此病不能用此方"；规格化是"定证、定方、定疗程"。

今天，"三部六病"是代表我们学术的一个符号，大家不要纠缠这四个字。学说的内容都在"三纲六要"上，这可重要了。

"三纲"是三大纲领，"六要"是三纲里面详细的内容。我看了一辈子的病，研究了一辈子中医、西医、古医、今医，最后把我的认识集中起来，

找出了一个纲领来，执简驭繁。也就是说，用"三纲"概括出刘绍武的认识。三纲不是预先有的，是从我几十年的临床经验中概括总结出来的，是通过高度抽象而成的。当然，抽象出来的东西和事实总会有一定的距离，但毕竟是从实践中来，是从感性认识上升到理性认识得出来的。

有一个问题，是不是"三纲"把我所有的学说都包含了？如果包含进去了，就不需要增添新的纲领；如果包含不进去，就还要增加四纲、五纲等。

我们的思辨框架是三部六病，框架就是思辨的载体，没有它内容就不能存在。思辨要有一个框架，不管有多少内容，只有装到框架里头才行。如果没有"三部六病"这个框架，我所说的一切东西就一点也找不着，没有个收拢处。

表部、里部、半表半里部"三部"就是疾病的载体，不论整体病、局部病，它都在三部里，在三部这个框架里包含着。什么是整体呢？把这三个部加起来就是整体。整体是"大而无外，小而无内"，它的大就没有其外，小就小得再也没有内了，这就叫个整体。如《周易》上的宇宙观，时间和空间加起来就叫宇宙，除了时间、空间，哪还有个宇宙？上下四方为"宇"，古往今来为"宙"。

个性是越分越细，越分越个性，分析得越细，小里面也有个性与共性。从细胞来说，细胞核是个性；细胞核还可以再分，它再分出东西，这细胞核就成了共性了。

七、"四类"与"二十三证"的关系

"四类"指合病、并病、合证、兼证；"二十三证"指整体证两个、三部并病证三个、六病证六个，单证十二，加起来共二十三个证。

我们把证分成四类，是为了便于治疗。合病按合病治，并病按并病治，合证按合证治，兼证按兼证治。

如果三部的病都有，我们就三部都治，这是合病。像三部病分不清，我们也一起治，这就是并病了。有时只出现证，没有出现病。病必须是寒热并存或虚实并存，证只是寒或热或虚或实单一的存在。两个证合在一块儿就为合证，一个病同时又兼着一个证，就称兼证。

整个身体出了毛病，就按整体来治了。整体有阴证和阳证之分，阳证按阳证治，阴证按阴证治。三部中每部都有寒、热、虚、实四个证，寒证和热证是整体的，虚证和实证是局部的。部证有虚证和实证，整体证没有。如太阳病的无汗证是实证，阳明病的胃家实是实证，少阳病的胸满是实证，这三个实证都带着部性，只在部中有。半表半里部的心动悸是虚证，里部的腹满是虚证，表部的脉微细是虚证。

虚证和实证一到了部位里，不是同一的。所以，六病是按部出现的六病，整体中没有六病，整体就是阴阳二证。阳盛则热，阴盛则寒，既是热就不是寒，既是寒就不是热，同时间同空间不能并存寒证与热证。所以，这二十三证就又是一个四类，二十三证就是"整体证两个、三部病三个、六病证六个，十二单证"。一个部位产生两种病、四个证，两个证合起来构成一个病。十二单证就是在一个部位的寒或热和虚或实，三个部位共十二单证，单证只在这个部位出现，是部位中的局部。

十二单证中的"热"和整体证的"热"是不同的，整体证的"热"是指体温升高，单证的"热"是局部的炎症反应。关于热，西医是两个名词，体温升高和炎症反应；中医也是两个名词，整体证的热叫"热"，局部的热叫"火"，就是西医说的"炎症"。

对病证的划分到了十二单证就是最基础了，不能再细分了，再细分就琐碎了；所谓十二单证，就是一个部位出现的寒证、热证、虚证、实证这四个证，三个部共十二个证。

所以，整体证、三部证、六病证、十二单证，这又是一种归类法，也是"四类"，与合病、并病、合证、兼证"四类"并称"双四类"。这两种归类法，都是自然存在的，不是人为的。归类的目的就是为了便于认识、便于掌握、便于应用，都是为了方便辨证论治。

划分二十三证的总纲是"阴阳"，"一阴一阳之为道"，根据阴阳这两个系统里分出来二十三证的。

关于部证的认识。部证是寒、热、虚、实共存于统一体中，哲学上称同一性，矛盾双方共存于一个统一体中。也就是说，在部证中寒、热、虚、实界限不清，不能严格区分寒、热、虚、实。

矛盾双方共存于一个统一体中的情况，是普遍存在的。如精子和卵子结合成受精卵以后就分不清哪是精子哪是卵子；水和土形成泥后，就分不清哪是土哪是水。事物的模糊性是普遍存在的，这时，不能强求弄清楚，而是按模糊逻辑来对待。也就是说，受精卵形成后，不再区分哪是卵子哪是精子，而是以受精卵来对待；形成泥以后，不再区分哪是土哪是水，而是按泥来对待。部证是寒、热、虚、实共存于统一体中，我们就把它列入模糊逻辑的范畴，直接从部证开始，不再去过问寒、热、虚、实的情况。

除了部证是模糊的以外，整体证、三部证和十二单证都是清楚的。如病证，热和实构成一个阳病，虚和寒构成一个阴病，分析问题就要从这个病开始，不再去追问其中的虚和寒或实和热。

一部汽车，由若干部件构成，行驶功效是汽车的功能，不是部件的功能。我们追问汽车的功效就不能从部件的功效得出，再求也是徒劳无功，枉费心机。所以，我们的原则是：病证是模糊的，我们就按模糊的对待；病证是清楚的，就按清楚的对待。

证的"数"是多少？是二十三。明确这一点，有利于运用数学方法来统计证的总数。至于并病、合病、合证、兼证"四类"，是我们具体辨证论治上用的，是真正指导临床看病用的。

《内经》的总纲就是"阴阳"："阴阳者，天地之道也，万物之纲纪，变化之父母，生杀之本始，神明之府也，故治病必求于本，本于阴阳。"《内经》阴阳根于《易经》,《伤寒论》又根于《内经》,张仲景"撰用《素问》《九卷》《八十一难》《阴阳大论》《胎胪药录》,并平脉辨证,写出《伤寒杂病论》一十六卷。"三部六病学说是从《伤寒论》上来的,根于《周易》,因此,三部六病学说是以哲学为基础,不是以科学为基础。

科学是越分越细,哲学是高度概括。"四类""二十三证"这些都是根据实践高度概括出来的,正如列宁所说:"从生动的直观到抽象的思维,并从抽象的思维到实践,这就是认识真理、认识客观实在的辩证途径。"

你们写作《三纲六要》就要遵循列宁所说的"从生动的直观到抽象的思维,并从抽象的思维到实践",不通过这个如何认识真理?如何形成真理?这就是辨证途径,在认识上飞不过这个去。通过写作,对你们学习三部六病学说帮助最大,提高也是最快了。"三纲六要"都是些大纲大要的东西,里面东西需要分开细细地考虑,一定会遇到许多问题,这个是大好现象。通过分析才算对三部六病学说彻底了解了,虽然付出了一些代价,但是很有益处。

西医是从科学入手,科学这个东西是很有缺陷的,它说的不是整体。人是个整体,不是局部的。你看一个汽车,把它分成多个零件以后,哪个零件也不具备汽车的性质,只有结合起来才能形成汽车,这就是"系统论"上所说的"系统质"。贝特朗菲的"系统论"形成才30年,为什么这么受世人推崇?因为科学是分析,越分越细,离整体现实越远,分析得啥也不知道,越不像本来的样子了,所以科学都遇于到这个困难了。事物形成系统质以后,才形成同步、协调、共济作用,那些部件虽然多,可它们是共济的,不是一个作用,是非常协调的,把多个变成一个了。现在咱们"三部六病"也是这样研究,强调系统质而不要部件质。研究部件是为了更好地认识系统,更好地发挥系统的功能。

八、回答"思辨框架"方面的问题

问：刘老，请您谈谈"三部六病"与《伤寒论》的关系。

答："三部六病"实际上就是《伤寒论》。《伤寒杂病论》原来是一个很完整的著作，后来在战乱中散失了，看不到《伤寒杂病论》的原貌了，也就认不清"三部六病"了。所以，要真正认识仲景学说，就首先要考察《伤寒论》的历史演变。

第一个问题"为什么是王叔和整理《伤寒杂病论》呢"？

王叔和是鲁西东昌一带的人，是大才子王粲的弟弟，他们一家人文学水平很高，都是做大官的。在三国时期，因战乱一些大文学家都跑到荆州刘表那里去了，刘表那里安宁。刘表很重视文学，张仲景和"建安七子"都是朋友，这就给王叔和学医带来了机会。那时候，文字都是写在竹简布帛上的，非常珍贵，如果王叔和与张仲景不是师徒关系怎么能带走张仲景的遗稿呢？王叔和年纪轻轻怎么能在曹丕时代当太医令呢？王叔和是在当太医令的时候整理的《伤寒杂病论》，当时他哥哥王粲正在朝中做官。通过分析，王叔和与张仲景应当是最亲密的师徒关系。

第二个问题"《伤寒杂病论》是怎么散失的"？

公元 316 年，刘曜打进长安，他是匈奴人，把两个皇帝俘虏到了北国，宫里的文献都烧了。梁武帝的宰相陶弘景离那个时代仅一二百年，他在《本草别录》上记载："怀惠之时，文献焚曜，千不留一。"晋元帝跑到南京建立了东晋，一批人也随着去了，医生也去了。由于《伤寒杂病论》是秘本，都在宫中保存，跑到南京去的人也不能把它都回忆起来。梁武帝时《梁志》记载"《伤寒论》十卷"。《伤寒杂病论》已经从原来的十六卷变成了十卷，说明遗失了不少。隋文帝将南北朝统一，建立了隋代，这时文献记载:"《伤寒论》十卷亡。"

到了唐代,孙思邈著《千金翼方》时没有见过《伤寒论》。他100多岁访江南时,当地医生给他谈《伤寒论》,孙思邈就把《伤寒论》的一些条文记了下来。由于这些条文乱七八糟的,无纲无目,无法整理,孙思邈按自己的意思以汤头进行了整理,如"桂枝汤第一,麻黄汤第二,葛根汤第三,大承气汤第四,柴胡汤第五,陷胸汤第六"。

到了宋代,由于宋仁宗爱好文学和医学,他让高保衡、林亿、孙奇三人整理了16年,写成了现在这个《伤寒论》版本。原来没有纲领,林亿立了纲;也没有归类,林亿归了类。但是,他归类归得很不好,纲不系目。因为他把不是纲领的安成了纲领,把不是一类的归成一类,说明他是医学外行,文学有余,医学不足。后人就把这个宋本《伤寒论》当成了经典著作,谁也不敢动一个字。因为它与事实不符,谁也不敢用伤寒方治病。所以,在中国《伤寒论》是只读不用,而日本人却在用伤寒方。

其实,《伤寒论》中就有太阳、少阳、阳明、太阴、少阴、厥阴这些条文,表部、里部、半表半里部条文也都有。如论述小柴胡汤证时说"此为半在外,半在内"。从《伤寒论》文字中可以看出,"三部"与"六病"在其中已经形成,所以"三部六病"咱们完全是继承来的。

关于"六病纲领"的问题,不能按林亿确立的纲领来,需要根据《伤寒论》原文和临床实践按归类法重新立纲。咱们确立的纲领中,里部太阴、阳明几乎是原文,张仲景原文中纲领就定得很好。问题最大的是厥阴病纲领,咱们从337条"凡厥者,阴阳气不相顺接"找出线索,重新确定了厥阴病的纲。

重立六纲后,归类就容易了。一个病有一个本质,透过现象看本质,按本质归类就好了。

现在,有些中医专家讲课讲得可好了,哗众取宠,叫人可愿意听了,很能征服学生。所以,今天对有些传统中医没有一点办法,不讲实践,全凭口才,书上来书上去,哗众取宠,像说书一样讲得好听。医学是实践的东西，治病救人的事哪能有一点差错？因此，有些中医学院的学生中了这个毒就有了陈见，很难改变，无可救药。反而很多西医学院的学生能真正接受"三部六病"学说。

"三部六病"学说最早根源是《易经》，《易经》三部包括天部、地部、人部。表部通天，里部通地，半表半里部通人，以思维为主。这是《易经》的大框架，是宇宙观。相比之下，人是一个小天地，它的框架是"三部六病"。

《内经》的"阴阳学说"是从《易经》上继承来的，仲景的"三部六病"是从《内经》上继承的，后来因原文失散编乱了才成了现在的样子。我们现在是恢复仲景学说的原貌，依据是《内经》上讲的"善言古者，必合于今"，以今证古。通过实践来检验完全一致，对这个问题就不怀疑了。

所以，"三部六病"学说从继承上说，有充分的依据，我们不怀疑；从实践上说，有充分的事实，我们不怀疑。从西医来讲，有科学依据，我们也不怀疑。所以，有这"三个不怀疑"，就产生了我们对"三部六病"学说的自信心。

问：刘老，请您谈谈《易经》的框架与三部六病的关系。

答：之所以提及《易经》的框架问题，是为衬托"三部六病"这个思辨框架有个实实在在的来源，说明《易经》也是有与三部六病类似的框架。但是，如果今天没有"三部六病"，单写上《易经》的内容就进到玄学里去了，谁也不懂。

关于这个问题，在三纲六要写作完成时，在"序言"中提到即可。《易经》的框架是"易之为书也，广大悉备。有天道焉，有人道焉，兼三才而两之，故六。六者，非它也，三才之道也"。《内经》中说："阴阳者，天地之道也，万物之纲纪，变化之父母，生杀之本始，神明之府也。治病必求于本。"张仲景是以阴阳立纲，《伤寒论》第7条"病有发热恶寒者，发于阳也；无热恶寒者，发于阴也。"这样写的目的是要说明从《易经》到《内经》，一直到张仲景，我们的学术思想是这样一条线下来的。

实际上，临床工作中用不上《易经》,《伤寒论》有表部、里部、半表半里部，也有六病，都很清楚，这是真实的辨证论治。

写思辨框架要把明良写的《三部六病》和《伤寒论》都归纳进去，纠偏疗法的问题都在其中了。最标准的纠偏疗法是"三部六病"，这是从仲景继承来的。关于整体疗法，张仲景没有明确的认识，所以算咱们创新。

九、回答"理性规范"方面的问题

问：刘老，请您谈谈理性规范的写作思路。

答：先把"思辨框架"和"整体内涵"这两纲完成，再依据这两部分来写理性规范，因为这两纲属于感性认识范畴，理性要放到感性后面。例如，第一个"依部定证"，如果不把思辨框架写出来，"部"的概念就不明确，怎么能得出"依部定证"？"部"是系统论范畴，三部是子系统。第二个"据证定性"，是信息论范畴，信息就是证和性。证是致病因子作用于人体产生变化的现象，证只有阴性和阳性这两种。第三个"辨性定方"和"以方定名"，方和名是控制论范畴。非此证不能用此方，非此方不能治此证。控制论有三点：一是证的本质，包括寒、热、虚、实；二是证的过程，治疗过程的长短带有估计性；三是证的范畴，是大方、小方、奇方、偶方、缓方、急方、复方。因此，"三大论"才是最高的理论概括，也是理性规范的理论依据。要将整体内涵和思辨框架这两部分与三大论结合之后，再来写理性规范。

感性认识没有就不要写，最怕的就是编，要有啥说啥，这个是最费功夫的地方。其实，有了充分的感性认识，再上升到理性认识的时候，把俱全的感性认识一集中就是了。这样，才像个书的样子。否则，感性和理性搅成一糊浆子，谁看也眉目不清，别人读此书时也有困难。语言文字是反映客观现实的，反映得越好越易懂，就越是好的语言文字。写感性认识就是描写实际的东西，不扩大不缩小，并不难，就是麻烦。所谓上升理性认识，就是在总结时用简单的概念概括里边的东西。如证的"四性""四类"都是从感性认识中来的，是从感性认识中高度抽象来的。如果没有感性认识，哪来的"四性""四类"？所以，咱们绝对反对空中楼阁，必须是感性上升为理性，一切认识要实实在在，认识多则多说，认识少则少说。自己还不清楚，怎叫别人清楚？咱们写书，得自己先清楚，都能与实际兑现。

把感性认识上升到理性认识，需要分两部分，我们现在的临床实践都得归到"八要素"中去，纠偏疗法的认识都归到"三部六病"里去。关于三部六病这个思辨框架，到现在还找不出概括不进去的感性认识，这部分是从仲景继承来的。咱们总结的"八要素"不能与张仲景的认识相比，仲景的认识是千真万确的，准确性高。"八要素"有可能概括不了感性认识，说不定还需要"九要素""十要素"。现在咱们暂时不增加，尽量往"八要素"里归，归不进去就要增加新的要素。

问：刘老，请您谈谈"证的四性"这个问题。

答：关于证的四性的问题，临床上都有。怎样解释"证"的不同呢？最后总结到"四性"中，即多样性、多义性、复合性、传变性。为什么说明问题，举出四个方面的例子来即可。

关于多义性，例如，咳嗽，有寒咳、热咳、虚咳、实咳，寒就归到寒里，热就归到热里，四个都写出来，证的多义性自然就出来了；又如腹痛，有寒痛、热痛、虚痛、实痛，每个都写出来，一看就知道是证的多义性。如阳明证有腹痛，代表实热；太阳病有腹痛，代表虚寒。桂枝证有自汗出、恶风、时发热等，还有一种特殊情况，怀胎60天后，脉弱，剧烈呕吐，这也是桂枝证。桂枝证样子相异，本质却相同，解决都是用桂枝汤。在《伤寒论》大承气汤用到了19个不同方面，但都是阳明实证这个本质。这些，自然说明证是多义性的。

关于多样性，如阳明证的本质是实和热，但具体症状很多，有自汗出、大便难、胃家实、腹痛等，这说明证是多样性的。

关于传变性，传变的意义就是转化，如太阳病，开始时是发热恶寒、无汗，二三日以后，病情发生了变化，不恶寒，但恶热，形成胃家实了。这并不是又新得了个阳明证，而是太阳病转化到阳明后引起变化了。《伤寒论》的124条"太阳随经，余热在里"，由表到里是随着经络进去的，这样看来，"经络"好像是指传变的途径似的，病变是通过经络传下去的。

关于复合性，以《伤寒论》357条为例，表部是厥阴证，出现"手足逆冷，脉细"；里边是"大便稀"，这是太阴证；半表半里部是"吐脓血"，这是少阳证。这三个证都共存于一个统一体中，都在这个身体里，这就是标准的复合性。证在一块儿复合着，可是性质却不一样，这就叫复合。

证本身就有四个性，感性认识要上升为理性认识，自然就要用四性来概括"证"。所以必须先写出事实，没有感性认识就没有理性认识。咱们这样写出来的书就很好读，因为都有感性认识的事实。当然，收集、整理感性认识也是最吃苦的事。

问：刘老，请您谈谈"症"和"证"的区别。

答："证"是从《伤寒论》来的，《伤寒论》都是"证"没有"症"。"观其脉证，知犯何逆，随证治之"，都是这个"证"。

"症"的意思是症状，疾病的外在表现；"证"的意思就是证据，没有证据就没法辨别了。关于"证"，核心问题是确凿，不能似是而非，我们的理性规范就符合这个要求。"依部定证"的意思是要明确依这个证具体在哪个部上；"据证定性"，根据这个证分出它是阳性还是阴性；"辨性定方"的意思是根据证的阴阳属性来确定具体的相对应的处方；"以方定名"的意思是必须是治好以后，再以治好病的处方给这个证取名。

以上这些内容，在《伤寒论》上都有，如柴胡证、麻黄证、桂枝证等，仲景已经定出来了，我们又补充了一些。我们用什么方，就要说是什么证，这样就非常清楚，不会产生混淆的情况。因此，我们把"依部定证，据证定性，辨性定方，以方定名"作为我们辨证论治的规范，并且列为"三纲"

之一。

问：刘老，请您谈谈"证"和三部六病的"病"的关系。

答：所有"证"都可以归纳到"二十三证"中，也就是说，证的"数"是二十三。整体证是两个，阴证和阳证；三部证是三个；六病证是六个；单证是十二个。

三部六病的"病"是病证的简称，也是二十三证之一。按照仲景的划分法，实和热结合起来算一个病证，虚和寒结合算一个病证，三部共有六个病证。凡一个病证，必须有寒与虚或热与实两个证结合在一起形成一个统一体，如氢和氧结合起来形成水，只有一个证就不能构成病证；一个证单独出现，叫单证。一个部只有寒、热、虚、实四个单证，三部共十二个单证。两个单证同时出现，叫合证。

问：刘老，请您谈谈寒热与虚实之间的关系。

答：寒、热、虚、实虽然都是单证，但是性质却不相同。"阳盛则热，阴盛则寒"，寒证和热证是整体证。虚证和实证都是三部里的证，没有整体证，如无汗证是表证，胸胁满是半表半里证，胃家实是里部证，这些是实证。脉细、手足冷这就是表虚证；心动悸、短气就是半表半里虚证；腹满、便溏这就是里虚证。

整体是共性，三部是个性，共性和个性结合形成六病，也就是三部的虚实和整体的寒热形成了六病。六病是辨证的核心，它既有整体，又有局部。寒热都是指体温而言的，体温高全身都热，体温低全身都寒，这是整体和局部的不同。

在中医，关于"热"是两个名词，在西医也是两个名词。整体这个"热"西医叫体温高，中医叫热；局部的红肿热痛的"热"，西医叫炎，中医叫火。十二单证这个"热"实际就是火，是局部的；六病的热和整体的热那都是指体温升高，是整体的。

解决红肿热痛这个"热"要用消炎药，什么叫消炎药呢？像黄芩、黄连、栀子、黄柏这些都是清火的药，是消炎药，主要治局部问题。对整体问题，这些药就不行了，出现高热后如果不用"白虎汤"降不了温，石膏不是消炎药，它作用于体温中枢，起镇静作用。体温中枢兴奋了，全身则热，体温就高了。用石膏一镇热，体温中枢不兴奋了，所以温度也就降下来了。另外，有些体温高是这样造成的，像胃肠道有些代谢产物，叫热原物质，吸收到了血液里头，人的体温就升高。这种情况非用"大黄"不可，大黄把热原物质从肠道排出，体温就下去了。

十二单证的"热"都是指火，是炎症反应。六病的"热"是整体的，是指体温升高。阳明病、少阳病、太阳病的"热"都是体温高，都得降温了。这样，咱们就把传统医学的模糊性和把寒热虚实分得清清楚楚。在中医书上，寒热虚实实在是难分了，炎症、火呀，也没有个界限。我们的划分原则是"除了三部没有虚实，除了整体没有寒热"。这样，寒热虚实才能分得清楚。

问：刘老，请您谈谈"六病证"在"二十三证"中的意义。

答：二十三证包括六病证，但是，六病证在二十三证处于特殊的位置，有重要的意义。六病证的寒热证是顺阴阳下来的，"阳盛则热，阴盛则寒"，寒热证都是整体的。六病证的虚实是局部的，不分三部就不能认识虚实。所以，六病证是整体和三部的结合，既概括了局部，又概括了整体。整体是共性，局部是个性，共性存在于个性之中。因此，定病性要以局部来定，整体的寒热要服从于局部的虚实。

问：刘老，请问心脏病属于"二十三证"的哪一类？

答：咱们"三部六病"就没有心脏病这个概念，"心脏病"是西医的病名诊断，不能直接放到三部六病学说中来。

中医讲"心"，是指全身，也就是整体。因此，心脏病时，整体也一定出了问题了。身体有10斤血全身循环，出现两种情况，充血反应和缺血反应，充血反应就是三阳病，缺血反应就是三阴病。所以，心脏有问题就把"三部六病"都包括在其中了。

心脏病这个病名是从哪来的？从西医来的。但是，心脏病这个名词带有模糊性，心脏病到底是说什么呢？心脏病不仅是心脏有问题，一细讲就要讲到全身，把整体上所有问题都包括了，谁能辨了这个证？这就说明"心脏病"这个名词不合逻辑，用逻辑学讲不清"心脏病"。

咱们是洋为中用，咱们也不把西医排除在外，咱们不是"心脏病"，而是"三部六病"。西医讲心脏是贯通全身的，"身有多大，心有多大"，因为血液灌流全身，血液一分钟循环一次，做心电图时各个导联都是在四肢上测的，而不是从心脏测的，这就说心脏和整体是一致的。因此，咱们是按"三部六病"来治的心脏病，可不是按心脏病来论治心脏病的。讲"三部六病"就不要陷到西医病名诊断这个"坑"里面，否则什么也弄不清。

统计"证"的数字是二十三证，治疗时就把它归成"四类"，这是咱们对疾病的认识方法和解决方法。关于心脏病，因为讲不清它的范畴，当然就讲不清它的治疗，也就不可能根据心脏病采取相应的治疗。

西医对心脏病的说法也很多。如窦性心律不齐、传导阻滞、室上性心动过速、心肌炎、心内膜炎、心脏扩大、二尖瓣病变等，把这所有的一切统称为心脏病。心脏病是所有这些病的统称，治疗时西医也不一样，不一定是按心脏病来治疗。如风心病，只是个病名，治疗时并不按风心病治疗，风湿活动时用水杨酸，心衰时用洋地黄，发炎时用青链霉素，传导阻滞时用利多卡因或奎尼丁。实际上，就这一个病，西医也是辨证论治，也不是按风心病治的。西医强调辨病论治，事实上几乎没有辨病论治，只有极少数是辨病论治，如蛔虫症，驱虫这是辨病论治，大多都是辨证论治。

问：刘老，请您谈谈"并病"的治疗原则。

答：并病是寒热虚实共存于一个统一体中，形成的非寒、非热、非虚、非实的一种情况。寒热虚实的高度复合，彼此之间没有界限，哲学上叫同一性，在认识上没法区分。

二十三证的"部病"也是寒热虚实共存于一个统一体中，带有模糊性，但这也是一类。因此，在认识上就作为统一性对待，不再区分。如氢气和氧气形成水，水是模糊的，就不去区分氢和氧了。

"并病"是复合证，寒热虚实都有，就是弄不清，是模糊的。"合病"界限很清楚，六病的界限都很清楚。在治疗上，并病有并病的方，合病有合病的方，兼证有兼证的方，合证有合证的方，都是清清楚楚，不能混淆。

对于大寒、大热、大虚、大实两极分化的情况，病性很清楚，要用纠偏疗法。对于非寒非热非虚非实的情况，都用协调疗法，不用细分，否则徒劳无功。对于表、里、半表半里部的并病，都用协调疗法。协调疗法的方子有模糊性，证是模糊证，治疗就用模糊方。

十、回答"整体内涵"方面的问题

问：刘老，请您谈谈"八要素"是在什么时候提出来的。

答：离现在也没有多长时间，84版《三部六病》上有"八要素"吧。就是在给宿明良他们那个经典著作提高班讲课之前提出的。不过，那个时候讲的"八要素"与咱们现在讲的也不太一样，因为学说一直在前进，前进就是充实、提高。学说在开始时，只是有一点亮光，跟着这个亮光逐渐趋向完整。什么事在开始时都是若明若暗、此通彼塞的一个亮光，越研究就越觉着比较清楚一些，等过了一段时间了，自己认为差不多了，才把学说公开。但是，在公开前自己的思想就有一个很长时间的研究了。对于一个陌生的课题，脑子里一会儿清楚了，有时又不清楚了，有时弄通了，有时又不通了。

中医虽强调整体，但整体内容并没有一个人明确地说出来，整体到底包括些啥东西？咱所看到的资料里没有说清楚这一点。我这个整体理论也是若明若暗、此通彼塞逐渐形成的一个东西，现在来看就有个样子了。但是，从发展看，它仍需充实、提高。所以，我们现在发现问题就是在逐渐充实、提高。

问：刘老，请您谈谈整体内涵在三部六病学说中的作用。

答："三部六病"是咱们学说的框架，框架里边总要有东西，它包含着什么呢？"八要素"是咱们纲要性地、概念性地提出这八个方面，作为框架里的内容。所谓"八要素"是定出八个方面的内容作为代表，也许不止八个。但是若一味细分就无边无际，不便于掌握了。咱们的原则是"只要准确无误，越简单越好"。所以，咱就暂时简化到这八个方面。

关于气血的统一性，在1972—1973年才提出来的。骨骼、肌肉、神经都是框架，它是静的不是动的，固守在某个地方，当然不能形成统一性。身体的统一靠的就是这10斤血，在中医称"气血"。"血之于气，异名同类"，"动态为气，液态为血"。《素问·六微旨大论》讲："气，脉其应也。""应"就是脉上的反映，除了脉上，身体其他地方反映不出来。血和气是一个东西，如光和电是一个东西，是一个物质的两个面，异名同类。《素问·五脏生成》上讲"手得血而能握，足得血而能行，眼得血而能视"，说明没有一个地方不需要血。心脏一天喷5吨血，通过气血把整个身体统一起来，所以整体性表现在气血上，拿掉气血就没有整体。一部汽车由许多部件构成，必须把它合在一块儿形成一个整体才出现整体性，分散则不行。身体就是通过这10斤血把它连在一块儿的，大脑3分钟不供血就死了，其他组织也是不供血就坏死。所以，咱们把身体的统一性放在气血的循行上。

关于机体的统一性问题，恩格斯认为是神经，机体靠神经形成的统一性。神经是一条线，在一定的位置，不能随便移动，因此也是框架部分之一。不能移动，就不能互相交流了，所以我们把神经列到框架范畴中。只有10斤血周而复始循行，无法分家，1分钟在全身走一圈，一天喷5吨（1万斤）血。所以，统一性还是10斤血形成的。所以，咱今天说统一性与恩格斯不一样，恩格斯说是神经，它是以支配来说的，咱把"支配"问题列到"意志"范畴，意志起主导作用。

意志的出发点是大脑皮层，发号施令，支配神经。像太阳照到屋里，是太阳到了屋子里呢？还是太阳所发的光到了屋子里？是光，而不是太阳。大脑皮层像太阳一样，神经如太阳的光一样，光是从太阳放射出来的，神经功能是大脑意志支配出来的，命令干啥就干啥，反映意志的命令。神经不能动，它有一定的岗位，岗位就是空间性，它还是框架。所以，意志的支配作用是通过神经反映出来。神经、骨骼、肌肉等都受意志的支配，不光是神经，框架是受到意志的指挥的。形成统一性也只能是气血，如果气血不把身体连起来就不是个整体，所以把"气血的统一性"列到"八要素"的第一位。

身体组织的自主性是怎么来的呢？生态的自主性怎么产生的？要从生命起源来看。单有精子和卵子都不能变成生命，必须精子进入卵子，完全被卵子包起来成为受精卵才能发育成生命。"阴平阳秘"，精子为阳，卵子为阴，"秘"的意思是必须把精子包裹秘藏起来。从这一包呀，"精神乃治"，生命才出来了。生命是把两个东西变成一个，一个才是整体。从有了整体，才有了生命。有了生命，才算是生态，才开始长。生态的长不是通过意志作用的，都是顺从自然定律，自主性、自动化地通过一分为二，二分为四，四分为八，逐渐形成五官百骸，等到了一定数字，"极其数遂定天下之象"，"象"就出来了，人这个"象"就再不能发展了。从有了生命，"一阴一阳之谓道"，"道生一"，一就是生命出来了，"一生二"，二就是一分为二，二分为四，四分为八，一直到五官百骸都有了。最后，极其数了，就定象了。"一生二，二生三"，定数就是三。人整体就是这么一个过程，从"一"生出来，形成整体，由一个小整体生出个大整体，如一个榆树籽生出一个大榆树，形态是扩大了，但小榆树和大榆树的"数"是一样的，成分是一样的，只是分化分得大了即空间性占的比例大了。

生态自主性是整体性的第一步，从自主性以后就出现了"层次的有序性"，层次出来了，会形成五官百骸，功能也就出来了，就有了眼、耳、手，各有各的功能。结构越完整，功能越完整；结构不完整，功能也不完整，两者是成正比的。有了功能才有动态，动态以平衡为主，不要太过。

平衡以后才出现形和神，精神和身体合作得很好，诚于中，形于外。到了这一步，还不能说人生下来就能生存下去了，在此时必须天人合一。人身体里的空气和宇宙的空气是一致的，阳光、湿度都得一致。最后，完成以上这些后，才发挥出意志的主导性，才真正是一个标准的人。意志在那时完全当家了，起主导作用。打一比方，你们从医学院来我这里听讲，并不是身体无意识跑到这里来，是你们的意志支配身体来这里的。直到死亡，意志对身体的主导作用都存在。

这样看来，要讲整体去掉哪一步也不行，各有各的阶段性，加起来是八个要素。人生下来到人临终时，意志始终在做主导，五官百骸都完整，发育得正常，越发育得完全，意志的主权越大。所以，它们都是整体里的内涵，不是外头加进去了，是与生俱来的，不是人为地添上的，机体里面就含着这些东西。拿掉这些东西，能不能成为完整的一个人，拿掉哪一个要素也不行。所以，"八要素"哪一个都是顶天立地的，拿掉哪一个都不行，这些都是关乎全身的，都不是细节之处。

生态的自主性与意志的主导性是完全不同的两个要素。在没有意志时，在精子和卵子结合成生命时，生态就开始工作。《易经》上讲"生生之为易"，有两个"生"，第一个生是"潜生"，看不见的生；出胎后明显看见的是"显生"，两个生就叫"易"。胚胎的时候，那个"生"完全是生态的自主性，不通过意志。出生后生态的自主性继续工作，因为身体没有长大，还没有"极其数遂定天下之象"，等长到一定的标准成象以后，维持生命还是靠生态的自主性，但是这时生态的自主性的主导作用就要降到第二位了。大脑皮层产生的意志发展成最高，生态被列到第二位，即次要地位，它仍然存在，但受人家意志的主导。"诸种矛盾存在，只有一个矛盾做主导"，在胚胎时就有的生态自主性的主导地位要让位给意志。因此，这两者不能混为一谈，必须列成两个要素。如果混为一个，谁也弄不清楚了。

问：刘老，整体内涵是否只有八要素，会不会有九要素？

答：整体要素不止八个，可能会有九要素、十要素。但是，如果我们根据这八要素完成了我们的整体学说，即使有其他要素也不需要了。如果吃白面能吃饱，还需吃大米、小米吗？不需要。我们的原则是"只要准确无误，越简单越好"。目的是解决整体问题，不要搞烦琐主义。

今天，我们只说"八要素"是因为形成整体学说必须要有它，这八个要素缺一不可。如果我们发现"八要素"还解决不了整体学说，就需要添加新的要素了。

问：刘老，请您谈谈生态自主性。

答：生态要自主，首先是需要原料，"巧妇难为无米之炊"。原料要从血液中采取，同时代谢产物要通过血液来排出去。原料的供应需要把整个身体的路线都得通开，要搬运，道路不修怎么行？把肢体连成一片也是气血。如脑中有一个栓子堵住了，就得靠气血的搬运把这个栓子搬走。脑中的栓子是纤维蛋白原，只有气血把溶血素搬来，将其破碎溶化成小分子才能通开血栓。谷氨酸、赖氨酸、精氨酸、色氨酸都能产生溶酶，都要靠气血的搬运才能发挥作用。

生态的自主性很难得，那就是生命，现代科学家不管本领有多大，也不能把没有生命的变成有生命的。生命到底是个啥东西？科学家到现在为止一点也没有掌握，一点也摸不着线索。

什么是生态？生态就是生命，没有生命的东西就没有生态，不但不能生，很快就腐化了。生态、生命、精神、精气都是异名同类，叫法不同而已。

活的人和死的人绝对不同，死的人他的躯体就腐化了，活的人他的躯体就不腐化，他还能说话、能思想、能意志、能办些事，活人和死人没有一个共同点，说明里边有一个东西在起作用，取个名字叫生命。《中庸》上讲："天命之为性，率性之为道，求道之为教。"天即大自然，大自然给你的叫命，到了你身上就变成性了，性里有五个内容"仁、义、礼、智、信"。"仁、义"是爱人的心，是正义感；"礼"是有规律性；"智"是有智慧，此智慧不是学来的，如小孩一生下来会吃、会哇哇叫，不是别人教他的；像蜘蛛生来就会结网，智是与生俱来的。关于"信"，老子说："惚兮恍兮，其中有象，恍兮惚兮，其中有物，杳兮冥兮，其中有精，其精甚真，其中有信，自古及今，其名不去。"生态就是性命，是大自然给人的。

对于生态问题，不能过分细究。天下就是这样，讲道理会过犹不及。有些道理就不能再深追了，越追越糊涂。如一个汽车，从轮胎上、螺丝上找汽车越找越糊涂，从这些零件合成的汽车，这就到头了。从汽车这里开始找就对了，从零件上找汽车是找不出来的。所以，分析得越细，离整体越远，这是科学家的一个最大困难。把人分成各个局部、元素，就看不见这个人了，就没有人的印象了，只有这个躯体才是个人，汽车也只有各个零件结合到一块儿才叫汽车，才出现汽车的功能。没有这个整体，也就没有这个功能。所以，我们就不再过于追问了。恩格斯说把活人变成死人，把动的变成静的，把变化的变成不变化的，才能搞科学。但是，科学得出的结果与动的、活的、变化的不一样了。所以，恩格斯说："不管自然科学家采取什么样的态度，他们还得受哲学的支配。"哲学说的是活人，不是死的，所以哲学和科学不是平衡的，永远是哲学做主导，只能在哲学的基础上精细地研究。科学不能代替哲学，哲学能代替科学，所以哲学和科学是有主次的。

问：刘老，请您谈谈生态的自主性和意志的主导性之间的关系。

答：人体有两个管理系统，一个是大脑皮层的管理，意志通过大脑皮层管理身体，我们的行为完全受大脑皮层意志的指挥；第二个是与生俱来的天然的一个系统叫生态自主性，长骨、长肉、长皮、长毛、长血都不和意志协商，都是生态自己安排，意志当不了家。所以，支配人体有两个系统在起作用。

生态自成一个系统。最新研究表明，第二神经系统——内分泌神经系统里面的组织机构不比意志简单。目前已经研究出了多种肽，完全是自动化，不受意志指挥。

在意志尚未形成以前，生态就是自主的，生命是生态自主产生的。从这个线索来看，人的意志是从大脑发育成熟后产生的，在胚胎时不存在意志，完全是生态在起作用。生命是从精子和卵子结合后开始建立的，建立起来的都是自动化。

关于自动化机制，发现机体其他地方都是被动的，唯有心脏的窦房结这里完全是自动化的。心脏离开身体可以自动跳3小时，窦房结周围还有4个神经节，皮多尔氏、雷马克氏、道切尔氏、鲁底维西氏，人们都不太了解它们的功能。这4个神经节紧紧围绕着窦房结，和大脑信息、宇宙信息相关。像现在的生物电，如千里之外，如果母亲想你了，你会坐卧不安，心慌不定，不知为什么心里却很烦躁。这就是从心脏出来的，接受的是这4个神经节，像无线电发报器一样。因此，窦房结是自动化的开始，也是生命的起源。

生态是自有生命以后，经过分化形成五官百骸，够数字后形成制约，定出象来，大概这个系统就是这样形成的。药物也是经过这个系统，药物进去怎么安排，也不随意志，也是按这个系统进行工作。

有些病属自然病，有些病是由于大脑皮层的作用产生的，咱们四个脉都是通过意志形成，上鱼际脉说明脑子不正常，聚关脉、涩脉是胸腔有问题，长弦脉是胃肠道有问题，这都与意识分不开，这和气有关系。神经系统是气的载体，《素问·六微旨大论》说："气，脉其应也。"怎么知道气？都在脉上反映。所以我们定上鱼际脉叫气亢，聚关脉叫气郁，长弦脉叫气凝，涩脉叫气乱。对应的解决方法是：平亢、舒郁、疏凝、调乱。乱是由双方问题产生的，都在意志的主导性的范畴内。在治疗上，不能扶一派，压一派，应通过协调来解决乱的问题。

问：刘老，请您谈谈意志的主导性与气血的统一性之间的关系。

答：形成整体的还是气血，统一性完全表现在气血上，没有气血则根本不能统一。我们讲统一性，就必须有个统一性的事实。统一就是气血的统一，所以说机体的统一性表现在气血上，通过气血的循行达成机体的统一。

对于气血我们重新规定：血管是血液的载体，神经是气的载体，大脑皮层是意志的载体。这个看法我们从来没有听人说过，从我们开始说，我们也敢于公开说。难道气没有载体吗？意志也需要有个载体，如果把大脑皮层割了，也不会有什么意志。

"志为气之帅"，气为血之帅，血为气之母。气以血生出，动态为气，液态为血。我们身体都受神经支配，神经是气的载体，无气则机体不会动，气由谁来支配？由志，意志支配气。

"气为血之帅"，血液的流动都是受气的支配，血管的收缩作用是受神经的支配，一收一缩推动血液的前进。

"血为体之帅"，全身哪一个部分若没有血液，就会坏死，大脑缺血3分钟就会坏死。

十一、回答"整体辨证"方面的问题

问： 刘老，请您谈谈"六病辨证"与"四脉辨证"的关系。

答： 现在，咱们临床上遇到的就是急性病和慢性病这两类疾病，急性病咱就按六病辨证，以证为主。要是慢性病，按四脉辨证，以脉为主。"四脉辨证"是由上及下，最上的是上鱼际脉，最下的是长弦脉。"六病辨证"是由表达里，就是三部和六病。这样，通过四脉辨证和六病辨证，咱就把所有病都解决了，都能辨证，都有方子。病情即使再复合，我们也能辨别出来。所以，"急性病不出六病，慢性病不出四脉"。在临床上，每天看病也证实了这一点，没有一个慢性病超过这四个脉的，急性病始终在这六病范畴里出现。

急性病辨证是舍脉从证，以证为主；慢性病辨证是舍证从脉，以脉为主。这样，不管病情检查清楚或不清楚，都不妨碍我们的论治。这样的辨证论治在中国传统医学中是没有的，这是我们新开辟的一条路。慢性病诊治我们坚持"定证、定方、定疗程"路线，为的是把认识肯定下来，清清楚楚地论治，我们非常反对治疗上的模糊性。

在慢性病辨证上，矛盾呈现"同一性"，寒热虚实"矛盾双方共存一个统一体"，我们用协调疗法来解决。其余的六病，我们都用纠偏疗法来解决。所以，我们在临床上就不会有辨证论治的困难，面对病人不必多加考虑，按以上思路看病就可以。

你们大家在门诊上也见我看病了，就没有弄不清楚和下不出方子的病情来，我们按着六病证和四脉证就解决了临床看病的问题。四脉证是从上到下，六病证由表达里，一纵一横，把整个身体的病一起拿下。所以，中西医都搞不清楚的病情，我们还是照样能辨出来，照样能治疗，也照样定疗程，真正就解决了中医辨证上的困难。这样，所有问题我们都能弄清，否则我们就不能开出方子，也就不能治好病。

《易经》上"有天道焉，有地道焉，有人道焉，兼三才而两之"。咱们三部也可称为"天部、地部、人部"，半表半里就是人部。所以，我们今天"三部六病"学说是以"小宇宙 – 人体观"的概念为基础，运用了《周易》哲学的范畴作了我们医学的思辨框架，又结合了《内经》《伤寒杂病论》和我们临床经验构成我们三部六病的辨证理论体系。这个理论体系的核心是什么呢？就是"三纲六要"。

咱们的学说完全是整体疗法，我们的理论依据是："每个局部都服从于整体，只有整体的协调才有局部的改善。"没有孤立的局部。张颖清说"所谓局部都是整体成比例的缩小。"我们对局部定义为"凡是有独立的结构和特殊的功能叫局部"，如眼、耳。任何局部都不能超出三部，三部是我们整体的子系统，把一个整体分成三部，接触空气的为表部，接触饮食的为里部，接触血液的为半表半里部，哪一个局部也不会离开三部，我们找局部都要从三部中找。关于整体和局部的关系是"每个局部都服从于整体"，因为局部不能离开整体，离开整体就不能成为局部，这就是局部和整体的关系。我们讲整体不能空空洞洞，中医讲的整体辨证，实际上如果整体里面没有东西，那就是空洞的。咱们勾划出八个要素来，算是整体的内涵。

问：刘老，请您谈谈四脉的意义。

答：《内经》曰"气，脉其应也"。气在哪里反映呢？在脉上反映。动态为气，液态为血，气和血是支配全身的，身体的哪一个部分也不能缺了气血。我们如何认识整体病？因为整体性表现在气血上，气血反映的是整体性，气反映在脉上，所以诊脉才能诊出整体性，才能诊出气血的情况。如上鱼际脉，定名为"气亢"；涩脉就是大小不等、有力无力不等、快慢不等这"三不等"，定名为"气乱"；聚关脉定名为"气郁"；长弦脉定名为"气凝"。所以，我们治疗原则是"平亢""调乱""舒郁""疏凝"，用这四种原则解决了整体病。

任何整体病都有半表半里的内在因素，也就是人的因素。疾病有内外因，内因以四脉为主。如何知道内因出了问题？要从四脉看。外因以六病为主，外因出了问题要从六病看。我们平脉时，首先要找出有无内因，但凡只有外因没有内因的病情非常好治。如果有内因和外因，必须将内因、外因一块儿治。外因是变化的条件，内因是变化的根据，外因通过内因而起作用。

其实，"病"这个概念是人为的，是人们勉强叫什么什么病。实际上，病就是这 10 斤血与神经、肌肉、骨骼这些框架发生障碍产生的一种结果，人为地给它加个名字叫什么病。障碍只有两种性质，充血和缺血，充血为阳，缺血为阴。充血严重了则形成肿胀、斑块；缺血严重则造成消瘦、萎缩。这就是两极分化，人为地起了不同的名字。但是，以整体性来看，就是两种病，阴性反应和阳性反应。

在每天的临床上治疗顽固病、慢性病，我们是根据脉象做出了诊断。外因致病都是气候病、临时病、传染病，特点是来得急、去得也快，我们按六病治，如果病单纯，我们单纯治；如果病复合，我们复合治。

我有一个愿望：去治疗艾滋病。我们认为艾滋病也不会逃出内因和外因，不会逃出四脉和六病。艾滋病症状都在六病范畴，无一不在，如肝脾大、发热、出血、神经症状等，没有一个能逃出咱们的"三部六病"的范畴。我计划写出一个治艾滋病的"锦方"，就按四脉和六病原则来。艾滋病按我们的思想应该也不是绝对治不了的病，即使不能完全治好，也会有疗效。我们要有信心去研究它、治好它。

问：刘老，"部病"的治疗是否也叫"协调疗法"？

答：部病治疗就是协调疗法，但是，部病只是在一个部位里阴阳证协调而已。所谓部病是寒热虚实共存于一个部位，正是《矛盾论》所讲的同一性，"矛盾双方共存于一个统一体中"。因此，辨不清寒热虚实，形成了同一性。同一性就是模糊性，既然是模糊性，我们就不能按清清楚楚的寒热虚实来辨证。因此，用了协调疗法，让方子自己通过自动化机制解决问题。

问：刘老，请您讲讲长弦脉是如何和意志挂钩的。

答：胃肠的收缩是受植物神经支配，胃肠收缩会产生凝集反应，这是一个条件。第二个条件是分泌黏液，也是迷走神经的功能。如果迷走神经不收缩和分泌，是不会凝集的。升结肠有个生理特点是从下向上蠕动，肠子上有皱襞，贮留下黏液，所以追根就追到迷走神经上。

气亢、气郁、气凝、气乱都是植物性神经紊乱的反应，植物性神经相当于地方政府，无处不管，执行大脑皮层功能的决定。所以，若交感神经过亢，会形成上鱼际脉；迷走神经过亢，会形成聚关脉和涩脉；肠道紊乱是长弦脉。长弦脉、聚关脉形成都得通过迷走神经，如溃疡病是由于胃酸分泌过多腐蚀形成的，这一点巴甫洛夫讲得最清楚："大脑皮层形成的一种肽，导致迷走神经过度亢奋，胃酸分泌过多，胃小弯抵抗不住，形成圆形溃疡。"这些都属意志的范畴。涩脉是一切心脏病的最早现象，因为窦房结有自动化，意志也在那里起作用，交感神经和迷走神经都通过窦房结，这是外力作用。外力是植物性神经，所以心脏支配是心脏自动化和大脑皮层同时当家，进行双重管理，所以我们在八要素中把这两大系统定成生态的自主性和意志的主导性。这两个方面都要讲清楚，不然不符合事实。

第五部分

三部六病漫谈

一、自述个人经历

我现在已经 73 岁了，是山西襄垣县人，在太原市中医研究所工作。

我 13 岁开始读书，因为村里没有学校，我就在襄垣县城里读书。高小毕业后，又回到农村务农。

19 岁时到经坊煤矿当学徒，因身体不好遂立志学医。煤矿经理讨厌我学医，经常说："煤矿是学医的地方？干啥不务啥！"由于矿上及周边没有医生，老百姓生了病都找我看病，大家对我们经理说："叫你的学徒给我们看看病吧！"经理很爱戴高帽，就答应了。从那以后，我看病就公开了，经理也不管我了。

1930 年我 24 岁时，在长治创办了友仁医院和友仁医社，同时又在经坊煤矿当经理。矿上原本有 3 个经理，1 个正经理，2 个副经理，后来把权力都交给了我，由我负责管理煤矿，我是会计兼经理。那时矿工不多，有 200 多人，是机械化开采，在当时已经属于比较先进的开矿了。星期天、星期一我在友仁医院出两天门诊，我去了病号就多，不去病号就少，友仁医院还是赔钱。我们的一个股东叫赵子华，他也是友仁医社的社员，后来就把医院转给他了。日本人占领了长治以后，"友仁医院"改成了"同仁医院"，我就到西安去了。

在开办友仁医院期间，我买了一套大同书局销售的《中国医学大成》，共 360 部，装满了两书架。这套书是我开友仁医院的资本，要不然的话，啥也不知道，遇到问题全凭查书。友仁医社的社员们中有第四师范、第四中学的教师，文化程度较高，我那时学医时间还不长，怎么能解答他们提出的问题呢？所以，遇到问题就靠翻书、讨论。后来，我去了西安，带走了一部分书，剩下的寄存在老百姓家里。等我从西安回来时，书架和书都没有了。

在西安，行医必须通过考试院的考试才行。那时候考试是两省在一起考，山西和绥远在一起考，西安和甘肃在一起考，都是在高等法院里考试。我是在西安考试的。1947年，山西阎锡山也组织过一次这样的考试，那时还是国共合作时期。山西考试是在开化市对面的高等法院里考的。山西的赵戴岳、牛绍武、姬乾元都是那一年考上的，现在只剩下姬乾元了，其他人都去世了。

这种考试很严格，考题都在考试当天才下来。由考试院细细检查，看看开封了没有，如果没有问题就开始考试。考生间隔5尺远，都是由警察监考，那个时候叫监督，考生上厕所也有人跟着。交卷之后，打封，高等法院盖了印，随着就邮寄到南京去了。最后，在《中央日报》上发榜公布成绩。发榜后，发一个考试及格证书，拿了这个证书还要到"卫生部"去换医师证书，这才算一个合格医生，才有资格在大城市挂牌子看病。现在，我还保存着"考试及格证书"和"医师证书"这两个证件。

关于行医资格的问题，太原不讲究，西安可讲究了，没有获得医师证书就不允许挂牌行医。因此，我把医师证书叫"讨饭证"，因为没有它就吃不了饭。那个考试很认真、很严格，不草率，"考试及格证书"上盖着章，有资格当选县级以上政府候选人。中医没学校，都是靠自学，所以，通过这种考试对一般人来说并不是件容易的事。山西这边能考上的赵、牛、姬3人，都是山西大学的，都是有文化的人。如果没有文化，在药铺里当学徒出身的就别想考上，根本不行。相比之下，现在学医的条件很方便了，有中医学院，从学院里上学出来就能当医生了。

1946年，日本人投降以后，我想从太原回襄垣老家。但是过不去，因为一边是共产党，一边是阎锡山，双方对峙，交界把得很紧。我在太原待了1年，不得已又回到西安。当时，西安战争气氛很浓，飞机一直在轰炸，西安疏散人口，我就到了天水。天水是甘肃南边的一个大文化区。后来，回老家的时候，我就从天水到了西安等解放，1949年新中国成立后我就回到山西了。

我在友仁医院的时候，已经认识到病人自己煎药是一件不合理的事情。那时，我们是一味一味地把药熬出来制成膏剂，有时也做成粉剂，或者熬成汤。友仁医院的药房一边是西药和制剂，另一边完全是中药。中药制剂只有我会开，别人开不了，尽管那时制剂做得很简陋，但已经开始尝试改变剂型了。

制剂一直是我心目中放不下的事。制剂是个专门的学问，怎么能让不懂医的病家自己当了调剂师呢？这太不合理了。病家什么也不懂，水多、水少，火大、火小，熬干了、熬稀了，短这味药，少那味药，优质药、劣质药。质量没有保证，疗效怎么能保证？咱们早看出了这个问题，可多年来奔波却始终解决不了此事。

等到了在太原市中医研究所工作以后，每次开会，我都谈制剂问题，可是进展得并不是很顺利。后来，我负责溃疡病房时，总算做成了一个制剂。咱们的"溃疡汤"是固定方子，当时市中研（市中医研究所的简称）的书记叫苏纪英，他很支持我，就把溃疡汤做成了制剂。溃疡汤制剂后，用铝壶盛着，每次给病人 1 茶缸，一天 3 次送药。这样做在当时引发了一些争议，但在书记的支持下总算坚持下来了。

我在市中研时病号很多，有的病人连夜搬着铺盖去挂号，我每天要看上百个病人，有 4 个人帮忙抄方。后来我病了，5 年不出门诊，有些人以为我去世了，找我看病的远路病号就不多了。找我的病号虽多，但反对声也很强烈，有些病人说："还是这个方子，方子就不改？"这种不理解的声音现在没有了，"文革"前可多了。现在，情况发生了变化。我不在时，病人找别的医生抄方，常常会说："这个方子你可不敢动啊。"病人已认识到定方的作用。当时，医院挂号处和取药的地方对我不换方的反应很大。我们的院长杨志峰（后来当了书记）曾劝过我两次，让我变方，不要不换方。头一次我说："我考虑考虑。"第二次他又说时，我说："我若不能当医生，我就辞职，让我改变不行。"气得院长不再和我说了。还有人因为我不换方，把我告到了市委。

所以，我在市中研工作的那段时间，精神上也是有压力的。回想起自己走过的这条路来，真是很曲折。

个人经历简表

一、教育背景

（1）1923—1926 年，跟随屯留县老中医师王光奎学习中医 3 年。

（2）1945 年，在西安市参加国共联合政府考试院的中医师考试及格，1946 年 2 月，获医师考试及格证书（证书号码：中检字第 2543 号）。

（3）1947 年 9 月，获卫生部所颁发的中医师证书（证书号码：中字第 2140 号）。

（以上两张证书均于 1952 年交长治市卫生局转交省卫生厅）

二、从医经历

（1）1926—1930 年，于长治市南郊开业行医。

（2）1930—1938 年，于长治友仁医院任院长、医师，兼友仁医社社长，每星期日组织医社开展学术研究会。

（3）1939—1949 年，于西安尚仁路 1 号中医开业。

（4）1949—1956 年，于长治同仁联合诊所任中医师。

（5）1958—1959 年，于太原坝陵桥卫生院任中医师。

（6）1959 年至今，于太原中医研究所内科主任中医师。

三、教学经历

（1）1954 年，在晋东南专区中医师进修班担任《伤寒论》全部课程的教学。

（2）1961 年与 1963 年，两次担任太原市西医学习中医班全部《伤寒论》课程的教学。

（3）1962 年，担任太原市中医进修班两个班《伤寒论》课程教学。

（4）1965 年，担任太原市中医学徒班"内科"课程教学。

（5）1971年，担任太原市古交区西医学习中医班《伤寒论》课程教学。

（6）1972年，担任太原市第一期西医学习中医班部分"内科"课程教学。

（7）1974年，担任太原市第二期西医学习中医班《伤寒论》课程教学。

（8）1983年，担任山西省卫生厅所办的全省中医师经典著作培训班教学。

四、学术活动

（1）1963年，在市中医学会作"溃疡病的辨证论治"学术报告。

（2）1964年，参加华北地区医疗技术交流大会，交流了溃疡病、脉管炎的辨证论治的观点及经验。

（3）1974年，在太原市第二期西医学习中医班作"溃疡病的辨证论治"学术报告。

（4）1961—1966年，任本所溃疡病研究组组长，对该病治愈率达94%。

多年来培养出的学徒有：

李聚全，现任长治县西郊圪瘩公社卫生院中医师。

王凤仙，曾任长治市城区医院中医师（已故）。

马云亭，曾任长治市城区医院中医师（已故）。

陈吉亭，现任晋东南地区中医院中医师。

胡连玺，现任太原市中医研究所中医师。

此外，自1959年以来，培养实习生、进修生甚多。

五、社会活动：

（1）1981年，参加太原市政治协商会议。

（2）1982年，被选为太原市人大常务委员会委员。

（3）1982年，被选为太原市科协常务委员会委员。

（4）1982年7月31日《山西日报》、1983年11月15日《太原日报》先后头版头条报道其先进事迹。

二、中医临床上存在的基本问题

由于张仲景的临床技术没有继承下来，《伤寒论》只是被当成一种文献对待。虽然学术界把《伤寒论》抬得很高，但是临床上却不用。尤在泾、柯韵伯注解《伤寒论》最好，具有代表性。但是，柯韵伯没有医案；尤在泾有医案，却没用过《伤寒论》的一个方子。

对传统中医来说，并不把《伤寒论》运用于实践上，就算用个《伤寒论》方子，也是胡乱加减一番，把其他药加到伤寒方子中。《伤寒论》的方子要求很严格，如"桂枝汤"，桂枝三两，白芍三两，生姜三两，甘草二两，大枣十二枚。"桂枝汤"是治表部的自汗证和关节疼痛，如果病人出现了腹满，是因为太阳病误用下法引起来的，说明病情转成了太阴，从表部转到了里部。要治疗这种情况，需要在用桂枝汤的基础上把芍药加一倍量，不叫"桂枝汤"，而叫"桂枝加芍药汤"，方名也改变了。

仅仅是动了一味药的分量，仲景就另立方名，可见仲景组方的严谨。对比之下，后人处方时随便加减药，方子完全变了样，作用早就差得天地悬殊了，还能叫原来那个方名吗？当然不能。如脂肪、糖、淀粉都由 C、H、O 组成，因为分子式不同，所以出现了脂肪、糖、淀粉三种不同的物质。

现在中医治病就没有方剂学，是药物上的混合学。这种情况在军事上称为乌合之众，把药物汇集到一处应当称为"汇集本草"，并不是真正的方剂学。事实上，仲景那时方剂学已经发展到了很高的水平，可后来却是一落千丈，一直到现在还是用药物学治疗。

现在，中医治疗不是方剂学，是药物的混合，处方的随意性很强，想加几味就加几味，想减几味就减几味，你要问他加的是什么意思，减的是什么意思，他也说不清。这种治疗方式，在开始治病时可能有效，后来由于加减反而一点效果也没有，甚至与原来的治疗作用相反了。最后，病人也不想找你看病了，结果是病人与医生不欢而散。

方剂学要讲药物之间的化合作用，要讲方子的结构。现在，把药物混合一大群，怎么能叫方剂学？这个方子起什么作用也不太清楚。因此，现在有些中医用药，方剂学不是方剂学，药物学不叫药物学，谁也不能给它起个合适的名字，严格地讲，应当叫"混乱学"。

关于中医，如果仔细考虑，怎么能走上中医现代化？很多中医的治学方法就不对头，混乱得找不出头绪来，这样怎么能成为一个学说呢？不可能。这是从文明时代走回了野蛮时代，张仲景学说是那样文明，现在不少专家，看病思想是乱七八糟。所以，这样研究医学就没有出路，没有真理就谈不上出路。

三、"治学态度"的问题

对科学知道得越多，就越能证明咱们的老师张仲景想得周到，就越觉得张仲景伟大。仲景思想都合着科学性，用科学来解释才能解释得更清楚。例如，对三阳病的治疗，传统的温病学家叶天士、吴鞠通都是盲目地来，看看张仲景是怎样看待发热的？有三法。根据表部、里部和半表半里部三个部位确定不同的方法，认识多清楚呀。《温病条辨》以及叶天士的《温热论》怎么能与仲景相比？他们是糊里糊涂的，其最大的弱点是不辨证。辩证法认为，矛盾双方共处于一个统一体中，依一定的条件而转化。没有不转化的病，阴转阳或阳转阴。叶天士、吴鞠通讲温病只热不寒，哪有只热不寒的呢？用泻药、吐药、汗药，造成机能衰退，体温下降就转阴了。张仲景《伤寒论》61条："伤寒，下之后，复发汗，昼日烦躁不得眠，夜而安静，不呕不渴，无表证，脉沉微，身无大热者，干姜附子汤主之。"一个大热证，由于下、吐、汗之后，一下子把高热降下了，机能衰退而转阴了，随着要用大热药"干姜附子汤"。哪有不转化的事？一切都在变化，互相转化要依一定条件，若不用汗、吐、下这些条件则不转化。病情转化后，要依据转化的情况来治，不要还以为是热、实。

西医用氯霉素、金霉素治伤寒，都是杀菌药，再没有其他，这怎么行？药性这么单纯，怎么能治得了复杂的伤寒病？伤寒形成的高热把整个身体弄得乌烟瘴气，有的人得了伤寒第6天就聋了，叫"聋伤寒"。以前我在乡村时，有一个韩川村，全村1300户，伤寒流行时，有70户全家倒下，传染性真是强。胡连玺曾说："刘老师，我对你治疗伤寒这手可是学不来了。"我说，这是由于政府把传染病消灭了，没有伤寒流行了。

咱们看张仲景《伤寒杂病论》真是一本宝书，前无古人，后无来者，谁也比不了。不知道人家那个时代怎么能出这么伟大的著作？《伤寒论》出现在1750年前，真是贯通古今，古人用，现在还能实行，谁能与张仲景相比！

张仲景的学说在中国有个问题，"只读张仲景的书，不用张仲景的方。"在日本，是用张仲景的方治病的，但日本又废弃了他的学说，只用方。《伤寒论》的大问题是书编乱了，寒证、热证、虚证、实证，混于一起，如少阴病是虚寒证，却把大承气汤列进去了，又把黄连阿胶汤之大凉药用上，弄得人不敢用。所以，咱们定了"八字诀"：立纲、归类、正误、补缺，解决《伤寒论》混乱的问题。

第一要紧的是要重新立纲，立起纲才能归类，归类后才正误补缺，这是咱们的归类法。敢动《伤寒论》的纲领，现在咱们是头一家，历史上就无人敢动《伤寒论》纲领。条文敢动，不敢动纲领。咱们是接受了孟子对古代书籍的态度："尽信书，则不如无书。"《书经》是六经之一，六经是《诗经》《书经》《礼记》《乐经》《易经》《春秋》，是最受尊重的著作，谁敢反对？孟子认为《书经》上的话可以反对。《书经·汤史》上说："吴王伐纣，血流漂杵。"意思是说，流血之多，把杵稻子的杵漂起来了，可想杀人有多少。孟子认为，吴王吊民伐罪，救老百姓，不枉杀一个人，怎么能把杵漂起来？所以孟子说，这是绝对错的，尽信《书经》，则不如没有《书经》。在2000多年前孟子时代，读书都有这种豪迈之气，我们现在更应当实事求是了。少阴病用大承气汤和黄连阿胶汤，这不是杀人吗？少阴病是心衰，人就快死了，再泻不就杀人了吗？

咱们的治学态度是"在实践中兑现的，一概继承；在实践中若明若暗、此通彼塞的，一概打入研究对象；在实践中证实错误的，一概舍弃"。不管是古人的还是今人的。《内经》上也说："善言古者，必合于今。"要知道古代的，必先在现在验证。

所以，我们要采取"善言古者，必合于今""尽信书不如无书"的态度，这是我们的治学态度。不管讲生理还是讲病理，不能把人分离开，人就是一个标本。道理讲得和我们的身体不一样，那我能相信吗？这就是"善言天者，必验于人"。讲道理就是讲的我这个身体，讲来讲去我身体上找不着，那我不能信，我的身体就是活标本。科学虽然能化验，能解剖，还是不能实验我这个人的思维，可是我自己能发现，因为我就带着它！在我这个活标本上，科学有很多做不到的事。思想就是既不能用化学试纸检测，也不能用显微镜观察。不过，我自己还有个头脑，头脑是智慧的大宝库，我要把智慧的宝库拿出来衡量。只要说的符合我这个活标本，我就信；和活标本有距离，我就不信。

关于道理，"知其要者，一言而终，不知其要，流散无穷"。道理不能弄得无边无际，所以，我们给道理定出一个规范，使道理不至于流散无穷。这个规范是"四定"：依部定证、据证定性、辨性定方、以方定名。目的是让"道理"不要出了这个范畴，因为出了这个范畴，道理就和医学没有关联了，我们就不好说了。所以，我们辨证不是无边际地辨证，我们所辨的"证"，必须用方子能解决得了；如果解决不了的证，我们不去说。如用小柴胡汤解决了柴胡证，用桂枝汤解决了桂枝证。谣言性的东西，我们不说；如果不能解决的，我们根本不谈。不去谈空洞无物的东西，要谈都得言中有物，必须有真凭实据。

四、三部六病事业的海南发展战略

现在，有 29 所中医药学院，3000 多在校研究生，这些学生毕业后由国家分配，都到一定的工作岗位上去了。这些学生在学校接受的是传统中医的那一套，跟咱们三部六病学说不一样。很多学说都有排他性，你要到人家的地盘上去发展，人家就要排斥你了，因为你要夺了人家的位子嘛！所以，咱们三部六病跟传统中医去争位置，争地盘，无异于虎口夺食呀！说明咱们也太不明智了，在人家的权威之下，要和人家斗，就太不自量力了。但是，国外中医是空着的，没有人和咱争地位的。

海南岛一共是 650 万人，有 350 万人是华侨，这些华侨都是两地定居，一头在海南岛，另一头在马来西亚、印度尼西亚，还有越南、新加坡、泰国等。海南南边有六个县，都是黎族自治县，黎族有 95 万人，苗族有 50 万人，没有其他自治县。其余的是汉族人，有 100 万人。我们今天去的海南是个将要发展的新市场，海南面积大小仅次于台湾，才 600 多万人，是新建设的一个省，物产丰富，四季皆春。海南岛的铁矿占中国铁矿的 75%，而且都是富铁矿，含铁量高。海南还有玉石，其他矿产也有，而且农产品也是什么都有。海南那个地方是一个富裕的地方，从前叫"琼岛"，后来出玉石，也叫"宝岛"。

咱们出国会有困难，因为咱们的英语都不行，只能在华侨多的地方有共同语言。我们与华侨接触比较方便，没有语言和风俗习惯的困难，而且华侨也都相信中医。新加坡有一个民办中医大学，已经培养出 1000 来人，北京的一些中医专家也常去新加坡讲学。

海南岛是咱们推行三部六病的跳板，从海南岛走向全世界很容易，因为那儿有 300 多万华侨，出入境很方便。所以，我们向东南亚推行三部六病要以华侨作为桥梁，利用华侨这个条件与国外拉上关系，这样三部六病走出去也就很容易了。

对于很多传统中医流派，咱争不过它，咱就避开它，咱要向国外走，总要去一个咱能推行三部六病而没有困难的地方，看来海南岛就是个好地方。香港《世界医学》主编沈亭说："现在正是中医走向全世界的大好机会。"说明国外很需要中医，是中医热。

如果咱要去医院里去搞三部六病，医院里是层层节制，有老派、小派中医，咱们三年、五年也展不开翅膀。到了海南，咱们自有办法，工作起来心里也痛快，不受这些紧箍咒管辖，自由自在，创出事业也是自己的，是自己打下的江山。

今天我们要搞学术，要把学术搞起来，机关制对我们来说是不利的。你看人家丰田汽车公司到现在已有 20 来年了，原来只是 4 个人，丰田那一套自动化生产模式都是人家自己研究出来的，只要研究出新的东西，就把那落后的甩掉。人家这 4 个人成立了家庭制，一进去，就把你终身的问题就都解决了，丰田现在有 20 万人，汽车生产技术一直在更新，丰田这个制度就是家庭制，家庭制就是平等、互相友爱，终身服务于事业。

要搞家庭制非民办不行了，咱们不是要成立"三部六病学会"吗？咱们将来就挂这个招牌。等到"三部六病学会"被批准了，可以正式备案了，我们就成立我们的集体制。集体制就是家庭制，我们的目标就是为了发展三部六病学说。

现在，咱们计划把 282 医院"三部六病研究所"，和咱们自己民办的研究所进行公私合营，如果顺利，咱们就合营；如果不顺利，咱们就纯粹民办。不合营，就不用受人家管制。要实行民办，参加的这一批人就是咱们现在在座的人了。虽然刚去海南会吃些苦，但是"打下江山"了，咱是自己做主。

海南岛有个太原驻海口的办事处，最近胡安荣和郭维峰去那儿考察了。

这个办事处有一座 6 层的楼，办事处主任说："你们来吧，咱这儿住房都是现成的。"曾浩荣现在是海口市市长，我当人大常委的时候，他还是太原市副市长。

咱们的经济应该不是个发愁的事，经济效益是伴随着我们学术的。搞三部六病制剂的 282 医院、李丙林诊所、刘惠生研究所的这三个地方，经济上都没有困难。咱们到海南后要建立一个标准化制药厂，各方面都像个样子。厂子可以不大，但制出的药要好，包装好，浓度要高，成分要够，叫人无法批评。咱们的中药有四4 个优点：安全性很高，治疗面很广，双向调控，利于久服。

到了海南，我们这些基本人员可以再成立一个机构。我 24 岁开友仁医社，友仁医社就是搞学术的。"友仁"的来历是孔子所说的"君子以文会友，以友互仁"。所以，我说的家庭制还是限定于咱们搞学术的这些人，这也是我们事业的真正核心。

附

附一　刘绍武年谱

1907 年 4 月 3 日，即农历光绪三十三年丁未二月廿一，生于山西省襄垣县十字道村。

1919 年，在襄垣县小学上学，1 年后因该校停办，而在第二高小旁听，半年后成为该校第五班正式学生。

1921 年，随兄到长治，转入长治第四师范附小。半年后，随其国文教师陈福庆到长治第一高小入五班学习。

1921 年，因患病（缺铁性贫血）体质很坏，以致面黄肌瘦，遂下决心学医，并从同学阎茂林借来医书阅读，也偶尔给患病的同学照书开处方治病，从此开始了学医的生涯。

1924 年，从第一高小毕业后，考取了省立第四中学（即现在长治二中），因经济困难不能继续学业，而回家务农。常因痴读医书而耽误农活。

1926 年，因兄与他人合伙在长治县经坊村开办了一个煤矿，而到煤矿当学徒。随马云亭学习会计，后二人互相为师，共同学习会计和医学。也就是在这里开始了医生的生涯，为当地百姓治病，医术得到了很大提高。同时也得到了一个实践的环境，更加刻苦地学习医学，虽然当时的条件很差，并且无师请教，但凭着勤奋的精神和上学时打扎实的古文基础，硬是闯出一条路来。业余时间，为百姓义务治病，分文不取，名声渐扬，与当地人民结下鱼水深情。

1928 年，看到了日本人汤本求真所著、中华书局翻译出版的《皇汉医学》，受益匪浅，从中得到启示，开始在实践中应用《伤寒论》方剂，走上"一病一方"和"合病合方"之路，名震上党。每回家中，病人蜂拥而至，走后数日，求医者尚络绎不绝。

1930 年，在长治西街创办了上党地区的第一家医院——友仁医院，意为"以文会友，以友辅仁"，并成立了友仁中西医研究社，担任院长及社长，成为当时潞安府一带的名医。当时医院人员仅有 5 个医生，2 个司药，4 个学徒，医社有二三十名社员，大多是当地的教员和社会名流，医社成员医学水平提高很快。以后这些人大都成为一方名医。

1932 年，经多年临床实践，开始认识到《伤寒论》的根本问题在于"纲不系目"，遂欲重立《伤寒杂病论》之"六纲"。开始了《伤寒杂病论》方剂临床试验阶段。

1933 年，长治举办中医考试，共考取 12 名，友仁医社占到 10 名，其中第 2 名至第 11 名全部为友仁医社的成员，社会影响力很大。友仁医社的成员有刘绍武、张相辰、高光、何云山、曾省三、李天义、李丰庭、李尚文、王凤山、程吉亭、司一贤、马海龙、马云亭、张天泰、王佑文、李建华、周鸿义、李兴盛和李焕章等。"友仁医社"每星期日开一次讨论会。开会之前先确定一个讨论的题目，大家在一周内积极准备，开会这一天共同讨论交流各自的看法和认识，会后由刘老总结大家的发言，收集大家的意见，写成一份资料，作为医社的刊物，油印后发给大家，总共印过 140 多期。

1934 年，当时在陕北的刘志丹东渡黄河，官方为防止共产党活动，友仁医社被解散。

1936 年，《伤寒杂病论》方剂临床试验取得成功，形成了"三部六病"学说的思想观点。

1938 年，日本进攻华北，毅然关闭友仁医院。

1939 年，山西省晋东南沦陷后，关闭了经坊煤矿，遂决定去大后方西安。腊月，徒步下太行，过黄河，到洛阳，乘火车往西安，时已第二年正月。

1940 年，到西安后在赵铁生（显谊）家住下。2 月报名参加中医考试，9 月份考后，发给及格证，并取得了中医师资格，开始在尚仁路（现解放路）公字 1 号挂牌行医。后又经中央考试及格后给"考试及格证书"，又在卫生部领取"中医师证书"。在西安期间参加了西安中医学会，与学会理事长傅仙坊、副理事长王新武、宋紫峰、史寿之等几人共同创编《国医周报》，在当地报刊上每周刊登一次，一次占一个版面。西安中医学会从 600 名医生中，挑选出 60 名中医，轮流在中医学会坐诊，半日一人，一月轮流一次，刘老名列第 11 名。在西安三个月举行一次中医讲学活动，刘老曾以《心脏病的诊断和治疗》为题做过讲座。

1942 年 8 月，起程回家探望。途经宜川、吉县、隰县，在孝义染上伤寒病，遂住在孝义养病，腊月病愈后回家，待到家中伤寒再次复发，病程达八九个月。

1943 年秋天，从家乡起身，经安徽亳州，河南漯河、洛阳，11 月到达西安，这次行程达 1 月之久。

1943 年年底，因日寇进攻潼关，又辗转到达甘肃天水。在天水纪常路开设了友仁诊所，并重新恢复了友仁医社，以友仁医社的名义开展了讲学活动。就在这时（1944 年 8 月—1945 年 5 月）首次讲授了"三部六病学说"。所遵循的原则是"八字诀"：立纲、归类、正误、补缺。成员多是汇集此地的同乡和社会名流。当时参加者有张辅轩（曾任《晋阳日报》总编、《陇南日报》编辑，新中国成立后任山西大学理化系主任，1987 年去世）、赵碧云（法政学校毕业）、和克俭（武乡县长）、张仁（芮城县长）、郭问之（忻州五中校长）、郎玉阶（明原中学教务主任）、徐光弟（徒弟）等十几人，于每日下午 3—6 时讲授。由张辅轩做笔记，并由其整理，写成约 30 万字的资料，包括三部分:《仲景学术观》《仲景证治观》和《仲景药能观》。1945 年，准备由张辅轩先生在《陇南日报》社刊印，因为抗战胜利急于回乡，而未能完成。至今原稿只剩下《仲景证治观》这一部分，这是 1949 年由张瑞安抄写后留下的。

1946 年 3 月，由天水回家，经宜川、吉县、隰县、孝义到太原，因当时国民党阎锡山军队与八路军对峙，不能继续前行，遂留在太原。

1946 年 6 月 28 日，开始在红市街济华药店坐堂挂牌行医至 1947 年八月初七。因其医术精湛，成为轰动太原的名医，就医者甚多，名声大振。

1947 年八月初七，因仍不能回到家乡，故从太原乘运粮的飞机到当时的北平，又乘火车到包头，再乘汽车到陕坝镇（现在为杭锦后旗），后经银川、兰州，于 1947 年 11 月到达天水，继续行医。

1948 年 6 月，因西安战事要疏散人口，遂由天水到武威，在当地最大的药庄——同济药庄坐堂行医。

1949 年 3 月，由武威到西安等待解放，6 月西安和平解放，携带朋友所赠路费回家。当时回去的铁路被破坏，与同行的人共同乘马车到临汾后，乘火车到太原，并在太原停留约 2 个月，其间仍在济华药店坐堂。

1949 年 11 月，才得以乘汽车返家到达襄垣。

1950 年正月，在长治西街同仁诊所坐堂行医。当时在长治影响很大，研制的"团鱼丸""小红丸"等药独具特色，医名更盛。

1956 年 1 月，被诬告为"反革命"。经山西省公安厅 9 个月的详细调查，证实为诬告，并将以往历史做了结论后存案，释放后就留在太原，住在王烛光（牧师）家中，在五一路达仁堂中药店坐堂应诊。居住在新民东街 9 号院 12m² 房间长达 25 年。

1957 年，在太原市大仁堂药店坐堂看病，疗效显著，病人甚多。

1958 年，参加太原坝陵桥保健院工作。

1959 年，参加筹备太原市中医研究所，被任命为研究员。1960 年正式加入太原市中医研究所，担任主任医师。当时被誉为"山西四大名医"（刘绍武、韩玉辉、李学文、李翰卿）之一。在太原市中医研究所工作期间，日门诊量常在百人以上。同时，还给五年制"中医大学班"、一年一届的

"高级西医中医提高班""中医中级班"等带教。除门诊外，还主管"溃疡病"30 张床位和"脉管炎"20 张床位的临床科研工作。

1964 年，前往北京参加"华北地区中医学术交流会"7 天，会上发表"溃疡病""脉管炎"学术论文，受到好评。

1966 年，"文革"爆发，被诬为"反动学术权威"遭批斗、遭乡。在原籍为民疗疾治病，深受群众爱戴。纠正反动路线后返回原单位工作。在恶劣环境中仍坚持试验协调方剂，治疗上坚持"一方到底"，创立了"定证、定方、定疗程"医学路线。

1966 年，被打成"反动学术权威"送回老家。当时正在上班，被告知开会，到会后即开始被批判，之后就被送回老家县城里，当时的县长也去看望，后回村里劳动，村长也去看望。40 天后又被接回太原，此时正好"运动"高峰已过。在此后的 10 年中，成为历次"运动"的对象。

1972 年，在太原古交区下乡 2 个月，按三部六病思想讲述了《伤寒论》，历时 1 个月。当时医疗队队长韩基作了详细笔记。

1975 年，因长期超负荷工作，积劳成疾，两次晕倒在工作岗位，只得在家休息养病。经 1 年的自我调治痊愈后，他又走向工作第一线。

1976 年，卧病期间，弟子郭维峰、宿明良、阎荣科登门求教（每星期二、五下午），向他们讲授了三部六病学说。

1979 年，弟子郭维峰根据刘绍武先生的讲授写成《三部六病》（79 版）约 10 万字，刊印作为内部资料在医界交流，此书也成为第一次系统介绍三部六病的资料。胡连玺为该书写了两篇文章，即《试论〈伤寒论〉"六经"当为"六病"》和《三部六病叙述》。

1979 年，弟子胡连玺所撰《试论〈伤寒论〉"六经"当为"六病"》在《新中医》第 4 期发表。此文成为三部六病最具影响的文章。

1980 年，被评为太原市唯一的中医主任医师，并担任山西省高级和中级职称评审委员会评委会常委，主管中医组和中西医结合组职称评审工作。同年，被选为太原市第六届人大常委会常委、第七届政协常委、山西省中华医学会理事、太原市科协常委。

1981 年，按照高级知识分子待遇规定，分配了 120m² 的住房，乔迁于山西省专为高级知识分子修建的新泽公寓。

1982 年 7 月 31 日《山西日报》头版刊登了文章《妙手医百病德高不谋私》，对刘绍武先生数十年行医"不徇私情，不收礼品，不看人下菜"的医德进行了高度赞扬。

1982 年，支持弟子李兵林、贾明白手起家开办三部六病门诊部，同时开展三部六病中药制剂研究。

1984 年，山西中医学院成立"三部六病研究学社"，探索培养三部六病事业的后备人才之路。

1984 年，太原市中医研究所举办了高级医师经典著作提高班，此次是刘老第一次公开讲述三部六病学说，共讲 42 次。该次讲座有完整的录音，宿明良做了详细的笔记。

1984 年 12 月，《刘绍武医案选》由刘绍武先生次子刘惠生整理成书，并由弟子胡连玺选辑补按，由太原市中医研究所刊印内部交流。

1985 年，弟子宿明良根据刘绍武 42 次讲课的录音整理出第二部《三部六病》，约 20 万字，印行 2 万册在社会广泛流传。

1985 年 9 月，国家卫生部在成都召开了"联省仲景学术讨论会"，刘绍武先生携弟子胡连玺、宿明良参加了这次会议，并将《三部六病》在大会进行了交流，受到了与会者的好评，被有识之士视为中医研究方面的一个新突破。

1986 年，刘绍武先生之子刘惠生主持研制成功"中医刘绍武三部六病电子计算机诊疗系统"，获山西省科技进步三等奖和山西省计算机应用一等奖。

1986 年，弟子胡连玺撰写的《刘绍武老师三部六病说简介》在《辽宁中医杂志》分三期连载。

1987 年，弟子郭维峰编辑的《三部六病资料集》由解放军 282 医院刊印，作为内部资料交流。

1988 年，山西省科委批准成立了"山西三部六病中医研究所"，离休老干部程耀华任所长，儿子刘惠生任常务副所长。同年，北京军区中医三部六病研治所成立，北京军区 282 医院院长徐黎明亲自兼任所长，弟子宿明良任副所长。此二所的成立标志着三部六病医疗实体进入正规化发展阶段。

1988 年，孙子刘东红在山西医学院创办"三部六病学社"，积极探索三部六病人才培养新路。学社成员每周到刘绍武家中聆听刘老讲解三部六病学说，根据刘老讲解录音整理了完整的资料。并且，每周三、五上午跟随刘老在太原市中医研究所出门诊，在临床实践中体会到了三部六病学说的强大力量。

1989 年，北京军区 282 医院院长徐黎明携带 40 本《三部六病》书前往日本参加"世界肿瘤大会"受到关注，日本医界数次邀请刘绍武先生赴日讲学，被刘老拒绝。

1989 年 3 月由湖北科学技术出版社出版的"中医现代化研究丛书"——《中医与多学科》，该书引用了三部六病学说，并作了评价。

1990 年，被人事部、卫生部及国家中医药管理局确定为首批全国五百名老中医药专家之一。

1990 年，由弟子宿明良、刘海涛等研制的"老中医刘绍武的医疗经验整理研究及其三部六病综合诊疗系统的研制"获得全军科学进步成果二等奖，全军评审委员会主要成员专程前来太原市看望刘绍武先生。

1990 年，首次提出了"三纲六要"的概念，对三部六病学说作了高度概括。

1991 年 11 月 19 日，携孙刘东红前往海南，在当地为老百姓疗疾治病，由于疗效奇特，名震海岛。

1992 年 2 月，三部六病学术思想与临床经验收录于《山西名老中医经验汇编》，内容由弟子胡连玺撰写，该书由山西省卫生厅编撰、山西科学技术出版社出版。

1992 年 6 月，倡议筹划的"海南三部六病中医研究所"成立，海南省卫生厅领导亲临祝贺。

1993 年，《海南日报》和《华侨商报》对刘绍武进行了专题事迹报道，刘老表达了"在自己的有生之年，把自己的经验和研究成果毫无保留地奉献给社会，造福后人"的心愿。

2004 年 12 月 2 日，在海口市与世长辞，享年 98 岁。

附二　刘绍武学术评传

刘绍武（1907—2004），祖籍山东诸城，全国首批五百名老中医药专家学术经验继承工作指导老师之一，山西省太原市中医研究所研究员、主任医师、内科主任，著名中医临床家。曾任山西省中医学会理事、山西省药品评审委员会委员、太原市中医学术委员会主任、农工民主党太原市委副主任、太原市政协委员、太原市人民代表大会常务委员会委员。

刘绍武业医 80 余载，毕生钻研《素问》《灵枢》《伤寒论》《金匮要略》，旁触历代百家，纵观现代医学。素重哲理之识，更好文史艺术，对自然科学等边缘学科亦无所不览；而且博闻强识，能将许多典籍、医文、中外哲学著作大段大段地背诵，尤其对"四大经典"之一的《伤寒论》更是熟稔，无论何时、何地，无论此书的哪一句、哪一段、哪一证、哪一方、哪一药，都能脱口而出，可谓"倒背如流"。对中医、中西医结合及与哲学的结合，有精要、深邃、独到的见解。

刘绍武医术精湛，医德高尚，名遍三晋，誉满琼州。多家媒体做过报道：《山西日报》头版头条以"妙手医百病，德高不谋私"为题；《太原日报》以"遵医祖古训，怀救苦之心"为题；《健康报》以"高风亮节六十载"为题;《海南日报》以"杏林耆宿"为题;《海南侨报》以"杏林耆宿,高山景止"为题。还有山西电视台、山西广播电台、海南电视台等,多次报道了刘绍武的医学业绩和高尚品质。

20世纪90年代初,海南建省,已80余岁高龄的刘绍武,毅然远赴海南,到了海口,在当地组建海南三部六病中医研究所及中医门诊部,以实际行动响应党和国家的号召。他不屑去蹈袭别人走过的平坦旧路,偏向人迹罕至处去独辟蹊径,寻求新的发现。在他看来,大山深处拥帚的松柏竟比尘世间的"流管清丝"更加美妙。大海的涛声、水声,比车水马龙的喧嚣更加悦耳。这是一种境界,也是刘绍武一生执意的追求和信念。刘绍武抛开六七十年久居的"旧"地,虔心地投身到另一块亟待开发的处女地域,对于80高龄的知名学者而言,人皆谓其"怪哉"。"怪"则怪矣,刘绍武的确是我国近现代一位见解独特、学术风格鲜明、有其一套理论体系,且能够形成一种流派,具有巨大影响的医学家,也是一位充满自主定见、具有特殊性格和非凡毅力的人。

刘绍武毕生不事浮华,俭朴、和善,做事做人脚踏实地。自20世纪80年代以后,刘绍武的学说日益被国内学术界所认识,经过不断完善,刘绍武的"三部六病"体系日臻成熟。刘绍武对中医传统经典《伤寒杂病论》的研究,自出机杼,独创新说。他结合西医理论,对人体概而分之,对疾病括而类之,充实和升华了《伤寒杂病论》的学说。且按此体系,进行了立纲、正误、补缺。通过中西合参的比较、梳理和归类,运用系统论、唯物辩证法的观点,对中医辨证的规范化、论治的规律化和剂型的规格化做了一系列有益的探索和尝试,确立了"定证、定方、定疗程"的原则,将中药按一定的制剂配伍使用,对中药制剂规格化做出了贡献。结合近百年来新的疾病谱,对临床疑难杂症重新认识,并创立了许多有效的治疗方药。

刘绍武常常挂在嘴边的一句话是:"学术是人类智慧的结晶,应该不分古今、中外、你我,以是者为是,非者为非,永远以先进代替落后。"在治学上博采众长、兼收并蓄、常新常进,用他的话说是"前不同于古人,自古人来，而能发展古人；后不同于来者，向来者去，而能启迪来者"。作为一代名医，刘绍武治学的最大特点即在于独辟蹊径，不随波逐流，亦绝不亦步亦趋。"读书贵在疑，小疑则小进，大疑则大进"；"我们应做书本的主人，而不应做书本的奴隶"。

刘绍武一生精研《伤寒杂病论》，师古而不泥古，敢破六经桎梏，敢为天下先，力排众议，独创"三部六病"学说及诊疗体系，融中医理论与临床经验于一体，使之更进一步系统化、规范化、标准化，为发展传统医学做出了杰出贡献。

刘绍武发表过《溃疡病》《脉管炎》等多篇学术论文，晚年著有《三部六病精义》等著作。其学术思想及诊疗体系，由其次子刘惠生及其弟子宿明良等研制成"刘绍武专家'三部六病'电子计算机诊疗系统"。该系统第一代、第二代，先后获山西省计算机应用一等奖、山西省科技进步三等奖、全军科技进步二等奖，并获国家专利。

做良医——不畏艰辛，一生勤勉

刘绍武祖辈从山东迁徙至山西襄垣县十字道村。其父不识字，以务农为生，常年耕种，稍闲时为人看护庄稼，或在粉房帮工，间以植树种果。然而当地居民排外，时遭欺凌，终年节衣缩食，仍度日艰难。因家境贫寒，刘绍武直到13岁才开始上小学。仅一年，刘绍武便读完初小3年的课程，后随兄长入长治第一高小住堂学习。一边学习，一边给人帮工，4年后以优异成绩考入长治中学，终因生活所迫，辍学归田。刘绍武少时体弱，一次患痢疾险些丧生，深感疾病之痛苦，庸医之误人。14岁时曾遇一位乡村医生为家人看病，当时刘绍武问道："看病难不难？"医生回答说："很难的。"又问道："你是怎样学会的？"医生笑而未答。难又何惧？看到家人的病痛、庸医之无能，刘绍武遂暗下决心，立志学医："此生不为良相，便为良医。"

刘绍武一生嗜书，惜时为金。17岁辍学后，在田间耕作，经常左手拿着书，右手拉犁耙，将拉犁耙的绳子套在脖子上，只顾低头看书，有时把犁耙拉歪了也不知道，常遭父亲斥骂。父亲只希望儿子能写会算，能给家里记个账就行了。有一次，随父种谷，打垄时，只顾低头看书，将墩子滚到了垄背上，父亲就用土坷垃打在他的头上。又有一次，在碾米时，他备好牲口，摊下谷子，便开始读书，而谷子什么时候碾成了米粉，他却浑然不知。年轻时的刘绍武，是家中的主要劳动力，既要田间耕作，又要埋头读书。乡间荒僻，经常买不到书，便向前辈及好友相借，因为约定了时间要还，因此田间便成了刘绍武读书学习的"课堂"。就在这个"课堂"里，刘绍武读完了《医学说约》《黄帝内经》《伤寒论》《金匮要略》《神农本草经》等医学著作。

刘绍武早年以书为师，自学中医，后为提高医术，遂四处拜师。初入临床时，他每开出处方后，次日清晨天未亮，总要到病人家大门前看一下，是否有白纸贴出，是否吃错药死了人，所幸无此事发生。

1925年后，为了家庭生计，刘绍武到山西省长治经坊煤矿当学徒，学习会计。当时煤矿周边40里无医生，交通不便，这为刘绍武的诊疗实践提供了良好的机会。刘绍武常常用业余时间为百姓诊病，分文不取，由于疗效显著，遂名扬经坊周边。

1928年，中华书局翻译出版了汤本求真（日本）的《皇汉医学》一书。刘绍武购得，阅后受益匪浅，从中受到《伤寒论》方剂在临床应用的启示，并开始在实践中应用，逐渐走上了"一病一方"和"合病合方"之路，不久便名震上党一带。每次回到家中，病人便蜂拥而至，常常是他离开家后数日，求医者仍络绎不绝。

1930年，23岁的刘绍武与同仁在长治西街创办了友仁医院，附设友仁医社，并任院长和社长，其医德风范众口皆碑。新中国成立前，山西长治地区名医不少，各有"气派"。有的居寓富丽，就诊者多系豪绅巨贾。这些名医的诊费高昂，令人望而却步，有的注明："门诊大洋一元，出诊城内四元，城外八元，晚上加倍，车费另加。"平民百姓，无法问津。而刘绍武与众不同，犹如平民，平易近人。来求诊的病人，既有慕其医术而来的显贵，也有挣扎在饥饿线上的乡民。友仁医院不似一般名医的医所那样高大宽敞，仅仅是一所不起眼的民房，房前街道两侧就是一般店铺，因此很容易找到。刘绍武从来就是黎明即起，洗漱后便开始为早来的病人诊病，早晨经常是在诊闲时匆匆喝一碗小米粥。他坐在堂屋正中的木椅上，前面是一张陈旧洁净的方桌，右方则是供病人就诊的圆凳，堂屋两侧便是坐满了候诊病人的长木凳。病人按到的先后顺序就诊，不分贵贱，遇到呻吟不止的病人，可以提前诊治。遇到衣衫褴褛的穷苦病人，他不仅不收诊费，还要在处方上盖上一个"抓药不收分文"的章，许多穷苦的病人跪地磕头感谢其救命之恩，刘绍武总是双手扶起病人说："吃剂药就好了。"

为了提高诊疗水平，活跃学术风气，友仁医院附设了"友仁医社"。医社成员大都是来自当地的教员及社会名流，每周两次学术活动，由刘绍武主持、主讲，医社人员的理论水平和医疗技术提高很快。1933 年，长治地区举行了医师资格考试，计划录取 12 名，结果友仁医社占到 10 名，在当时社会影响很大。同年 7 月，由于战乱，政府禁止一切集会活动，举办了140 余次学术活动的友仁医社被迫关闭。之后刘绍武离开友仁医院，又回到经坊煤矿行医，30 年代初的长治地区，每隔两年就有一次瘟疫流行，那时几乎家家都有病人，求医者络绎不绝。《伤寒论》的处方效好价廉，这就为刘绍武应用《伤寒论》的方剂提供了极好的机会，从而也练就了他一身的绝技。《伤寒论》的方子越用越熟，思路越来越宽。通过临床的反复验证，刘绍武逐渐对《伤寒论》方剂有了比较全面的理解。这期间，他阅读了大量的《伤寒论》注解版本，对于重新认识《伤寒论》具有重要意义。他认为，《伤寒论》从成书问世，到今天保存下来的宋本《伤寒论》，经历了一段漫长的历史，朝代的更迭，战争的纷繁，使《伤寒论》在复杂而曲折的历史环境中，显晦易变，原书文难觅。唐代孙思邈晚年访江南时，从江南医生的口授、背诵中得到的《伤寒论》条文，只是心记口述，零乱无章，错漏在所难免。虽然归类整理，又经宋代高保衡、孙奇、林亿校订，但现存版本中缺遗、错简、讹字处较多，其根本问题是"纲不系目"。刘绍武遂欲重整《伤寒论》之"六纲"，并提出自己的八字方针，即"立纲、归类、正误、补缺"。从此，刘绍武的《三部六病》学说思想开始萌发。

1939 年，日军侵华，家乡沦陷，刘绍武避难于西安，开始了十余年的动荡生活。初到西安，没有经济来源，有时仅靠两三块白薯充饥，无奈只得靠教会救助。后考取了当地行医资格，于 1940 年 3 月，在尚仁路公寓一号挂牌行医；1942 年参加了"南京政府中央考试院"的中医师资格证书考试，次年获考试及格证并登报公布。这期间曾与傅仙方（西安中医学会理事长）、王新武（副理事长）、宋紫峰、史寿之等人，共同创编《国医周刊》，每周刊发一次。当时，西安中医学会在 600 名医生中，挑选 60 名中医轮流在中医学会坐诊，每人半日，一月轮一次，刘绍武名列第 11 名。后因日军进攻潼关，西安疏散人口，刘绍武又被迫迁往甘肃天水避难。1944年，在天水期间，刘绍武又创办了"友仁诊所"，恢复了"友仁医社"，当时医社成员多是逃难来此的同乡和社会名流。医社由刘绍武每天下午主讲，历时 1 年，讲稿经山西大学理化系主任张辅轩先生记录整理，名为《仲景学术观》《仲景证治观》《仲景药能观》，这就是《三部六病》的早期模式，曾拟出版，但 1945 年日本投降，刘绍武惊喜之际，急于还乡，途中部分原稿失散。

1946 年刘绍武自甘肃返乡途经太原，因当时国民党实行交通封锁而未能回到晋东南家乡。于是，便在太原市红市街"济华药庄"坐堂行医。开诊以后，由于疗效显著，就医者甚多。后又因避兵燹辗转银川、兰州，于 1947 年 11 月再达天水，继续行医。次年由天水到武威，在当地最大的药庄——"同济药庄"坐堂行医。1949 年 11 月，华北地区解放。刘绍武回到家乡，在长治西街"同仁诊所"坐诊，研制出"团鱼丸""小红丸"等一系列成药，因其药疗效独特，遂医名更盛。

1956 年春，刘绍武被人诬告，蒙冤入狱，后经审查，认定无罪，出狱后留在太原市"大仁堂药店"坐堂。因其医名大振，被誉为山西"四大名医"（刘绍武、韩玉辉、李学义、李翰卿）之一。

1958年，山西省政府在太原市筹办太原市中医研究所，刘绍武应邀，被任命为"研究员"，出任太原市中医研究所附属医院内科主任。刘绍武病人盈门，日门诊量常在百人以上；同时集科研、教学于一体，为研究所"中医大学班"讲课，为一年一届的"高级西医学习中医提高班""中医中级班"等带教。除门诊外，他还主管30张溃疡病病床和20张脉管炎病床，以及科研工作。1964年，他前往北京参加"华北地区中医学术交流会"，会上发表了有关溃疡病和脉管炎的学术论文，受到与会者一致好评。

多年来，除了繁忙的诊务、科研、教学外，刘绍武回家后天天读书到深夜，家中一切由老伴包办。20世纪60年代，国家遭受自然灾害，生活物资显著匮乏，市场上粮、油、肉、布、糖、豆腐等都是凭本、凭票供应，而且数量有限。当时刘绍武还是享受政府特供照顾的人员，然而他却对这些生活上的事一无所知。一次老伴工作较忙，让刘绍武去买粮，可刘绍武竟然不知道买粮需要用粮票与粮本，多亏卖粮的工作人员因其高超的医术认出他，先让他将粮买回，再请老伴将粮票补上，才避免了差点连粮都买不回家的难堪局面。又一次，老伴让刘绍武下班顺路买棵白菜，没想到买白菜要排长队，为了节省时间，刘绍武竟花一毛钱买回了一堆白菜帮子，让老伴不知道说什么好。研究所离刘绍武家只有两里路，因为病人多，他每天中午都是将近1时才能下班，而1时50分左右就又返回诊室，所以他常常是快步如小跑地回家，匆匆吃点儿便饭，或者是骑一辆为了节省时间而经常不擦洗的旧自行车上下班，经年累月，风雨无阻。刘绍武居住的屋子很小，约12平方米，屋内放有一张双人床，还有一张只有一个抽屉既用来当饭桌又用来写字的旧桌子，两把折叠椅摆放在桌子两旁，墙角一台缝纫机上下和床下都堆满了书籍，紧挨着门窗处放着一个小的黑铁炉子，用来做饭、取暖。一张帆布木制的旧躺椅成了刘绍武休息、思考的"办公椅"，他常常为思索一个新的诊治方案，或创立一个有效的治疗处方，而突然激动地从躺椅上坐起来，双手拍着大腿兴奋地说："哎呀，这真是一个好法子呀！"在这个简陋的小屋里，躺椅竟成了刘绍武学术研究的摇篮。刘绍武几乎几十年不进商场，几十年不买东西，平生交际不广，总是埋头治学，读书、接诊、治病，这些似乎就是他生活的全部。

1962年，在山西太原中医学会，刘绍武与山西名医李翰卿同讲《伤寒论》，因其用"三部六病"学说主讲，曾遭人指责为"离经叛道""割裂经文""标新立异"。半年后，李翰卿离开讲坛，后半部分《伤寒论》全由刘绍武主讲。1959—1962年期间，太原第九中学党委书记李子魁先生，仰慕刘绍武精湛的医术，主动帮助他整理资料，按照"立纲、归类、正误、补缺"八字方针，对《伤寒论》和《金匮要略》进行了归纳、整理，将《仲景学术观》再次重新编写。1972年，刘绍武在参加太原市古交区巡回医疗期间，首次向医学界讲述了"三部六病"学说及其诊疗方法。

刘绍武在临床中辨证准确，处方精当。作为一个临床大家，医院的顶梁柱，刘绍武每天要面对头天夜里便来排队、夜间则席地而卧的百余人的门诊量，常年如此。但在"十年动乱"期间，他却被诬为"反动学术权威"，遣送原籍劳动改造。由于刘绍武在家乡的名声很大，回到家乡后，每天天未亮，家里的大院内外就站满了四面八方来求医的患者。遣乡28天后，因省委领导欲请刘绍武诊病，研究所只好又将刘绍武从农村召回，随后又叫刘绍武回所上班。他先后被派去粉刷院墙，打扫厕所，挖防空洞，清理河沙淤泥等，干既脏又累的活。患者听说刘绍武返回，遂蜂拥而至。刘绍武每日诊病百余人。由于长期超负荷工作，1975年12月6日上午，刘绍武晕倒在工作岗位上。病休后，在家调养，服中药治疗，同时继续研究"三部六病"学说。

1981年，刘绍武重返工作岗位，直至退休后多年，仍被研究所返聘，每周出3个上午门诊，每次诊治患者百余人。

1991年11月，刘绍武移居海南省海口市，直至2004年12月2日逝世，享年98岁。

精伤寒——辨证务求准，药用必心细

刘绍武毕生研究《伤寒论》，对张仲景的辨证方法，如推理定证、以治求证、以证求证、以日推证、以脉测证，以及用方遣药，如寒热并用、升降并用、收散同用、补泻兼施等法，理解得十分透彻，应用得极为熟练。

推理定证。刘绍武认为，对于临床复杂的病证，首先要辨别其属性，然后根据表现的证候推理判断、分析综合才能得出结论。例如《伤寒论》148 条："伤寒五六日，头汗出，微恶寒，手足冷，心下满，口不欲食，大便硬，脉细者……脉虽沉紧（细），不得为少阴病。所以然者，今头汗出，故知非少阴也，可予小柴胡汤，设不了了者，得屎而解。"此条文即通过推理，将诸症定为小柴胡汤证，以"得屎而解"为疗效。他曾治疗一男性患者，34 岁，头汗出两年，每于夜间将枕头浸湿，久治无效，遵《伤寒论》101 条，有柴胡证，但见一证便是，不必悉具，予小柴胡汤 5 剂而愈。

以证求证。《伤寒论》237 条："阳明病，其人喜忘者，必有蓄血，所以然者，本久有瘀血，故令喜忘，屎虽硬，大便反易，其色必黑者，宜抵当汤下之。"此条蓄血证，临床多无明显症状，不易诊断，胃肠道症状不明显，所表现的就是"喜忘"。以"喜忘"推其有蓄血证，而行阳明论治。1976 年，刘绍武曾治一男性患者，50 岁，头脑不清，"喜忘"5 年，常不识路，不认家门，语声高亢，睡眠时鼾声如雷，予以桃核承气汤合白虎汤 10 剂，头脑转清，记忆恢复，善后调理两月，如常人。

寒热并用。所谓寒热并用，是指寒热异性的药物合并使用，在八法中属温清两法，也称温清并用。《素问·至真要大论》云："奇之不去则偶之，是谓重方。偶之不去，则反佐以取之，所谓寒热温凉，反从其病也。"《伤寒论》面对复杂多变的病情，组方无不考虑到疾病的寒热虚实和药物的相互作用。刘绍武平生治表寒里热证，表寒当用温热药散之，但里有热则恐其助热，里热当用寒凉药清之，但纯用清热又顾其表寒不解。是故寒热并投，外散表寒，内清里热，表里双解。如《伤寒论》38 条"太阳中风，脉

浮紧，发热恶寒，身疼痛，不汗出而烦躁者，大青龙汤主之"，《伤寒论》27条"太阳病，发热恶寒，热多寒少，脉微弱者，此无阳也，不可发汗，宜桂枝二越婢一汤"。二者虽病因不同，但外寒里热的病机是相同的，因此皆用麻黄、桂枝辛温解表，生石膏辛寒以清里热，共奏表里双解之功。此种配伍方法，对外寒入里化热的诊治，极具指导意义。刘绍武曾治一高中学生，冬季军训过冰河，引起下肢无汗奇痒，治3年无效，用大青龙汤3剂汗出而解。临床常用柴胡桂枝各半汤加减治疗感冒，柴胡、黄芩与桂枝、生姜并用，寒热并用和解表里，非常有效。

清上温下。刘绍武多用于治疗上热下寒之证。上热下寒是临床较为常见的寒热错杂证。《伤寒论》173条云："伤寒胸中有热，胃中有邪气，腹中痛，欲呕吐者，黄连汤主之。"方以黄连苦寒清胸中之热（上热）；干姜、桂枝辛温以温下寒（下利），桂枝还能宣通上下，半夏辛开结气，降逆和胃，人参、甘草、大枣补益脾胃以调升降。《伤寒论》80条云："伤寒，医以丸药大下之，身热不去，微烦者，栀子干姜汤主之。"此乃表证误下，邪热内陷胸膈，又见脾虚中寒下利，以苦寒之栀子清胸膈之热，辛热之干姜温中散寒，药虽两味，最能体现仲景寒热并用之法度。此外，《伤寒论》338条乌梅丸治上热下寒之蛔厥；《伤寒论》357条麻黄升麻汤，以寒凉之石膏、黄芩、知母与辛温之麻黄、桂枝、干姜配伍，上清肺咽，下温脾阳止利；《伤寒论》359条干姜黄芩黄连人参汤，以黄连、黄芩苦寒清热，干姜温散下寒，人参健脾，都是寒热并用、清上温下的方剂，临床中广泛应用。如慢性肠炎患者腹痛便溏肠中有寒，复见慢性胃炎胃中灼热，黄连、干姜同用，上可清胃热，下可止腹泻，疗效确实。刘绍武曾治一山西大同女性患者，30岁，食入即吐，治3个月无效。诊时面颊嫩红，口干舌燥，腹胀时痛，予黄连汤两剂而愈。

辛开苦降。辛开苦降这种方法，刘绍武多用于痞证。痞的主症为"心下痞，按之濡，但满而不痛。其病机是寒热错杂，互结中焦，气机痞塞。《伤寒论》149条、157条、158条对痞证作了具休的阐述。149条"伤寒五六日，呕而发热者，柴胡汤证具，而以他药下之，但满而不痛者，此为痞，柴胡不中与之，宜半夏泻心汤"，此乃误用下法，伤及脾胃，寒热错杂中焦，脾胃升降失司而致心下痞满。以半夏、干姜辛温燥湿，治中焦之寒；黄芩、黄连苦寒降泄，清中焦之热；人参、大枣、甘草甘温，疗中焦之虚。如此寒热并调，辛开苦降，则脾升胃降，痞满自愈。其成为治疗痞满之法门。尤其是用于治疗功能性消化不良、胃食管反流、慢性胃炎之痞满属于寒热错杂者，屡用屡效。《伤寒论》第157条生姜泻心汤，是治疗寒热互结、脾胃虚弱、夹食停饮之痞。"伤寒汗出，解之后，胃中不和，心下痞硬，干噫食臭，胁下有水气，腹中雷鸣，下利者，生姜泻心汤主之"，即半夏泻心汤减干姜用量，加生姜而成，散水气止呕之力增强。158条甘草泻心汤，是下后脾胃俱虚、寒热错杂、痞利俱盛者，以半夏泻心汤加重甘草用量，以增强补中益气之功。刘绍武认为，这三方实际上是同一治法的三种加减，针对的是寒热互结、上下痞塞的病机，寒热并用、辛开苦降是治疗脾胃病中焦痞满的基本方法。

收散同用，补泻兼施。《伤寒论》第107条云："伤寒八九日，下之，胸满、烦惊、小便不利、一身尽重、不可转侧者，柴胡加龙骨牡蛎汤主之。"刘绍武认为，此方用柴胡散，牡蛎收，人参补，大黄泻，诸药相伍，使胸满烦惊诸症解，心气收，正气足，邪滞出，确为临证之良方。刘绍武常用此方治疗一些精神方面的疾病。曾治一女性患者，55岁，车祸后经常出现惊惶、恐惧、悲伤欲哭，甚至出现幻觉，不知饥饱，以柴胡加龙骨牡蛎汤合桃核承气汤，甘麦大枣汤治疗，10剂后症状缓解，善后调理，1个月痊愈。

刘绍武认为，仲景的组方学，具有很强的实践性，这与当时的社会环境有着密切的联系。在汉代，没有专门的药店，医师和徒弟均自备药物，到病者家中行医，治好后再走，或住进一个村庄，住一段时间再迁居。那时，医药不分家，常常是医师诊病后，自己亲自到山上采药，这样对药物的组方、用量、炮制就有详细的了解，并对患者用药后的病情转归有全面的观察。仲景方非常严谨，我们只有继承好，才能谈及发扬。方剂不是随便凑药物，方剂的宗旨是使数种药物有机地结合起来，发挥治疗功能。随便加减药物，在军事上叫乌合之众，在医学上叫汇集本草，不会收到良好的效果。科学的发展，开阔了人的眼界，中药含有许多化学成分，组成方剂会发生难以预料的变化。一个好的方剂是经过多少次临床检验，优者继承，劣者淘汰，而最终证实其疗效的。治疗各种病证，须经周密的辨证施治，选用最有效的方剂。各个方剂中，药物的药量都有一个最佳比例，治疗有一个最佳效果。例如桂枝汤，本治表，但方中芍药用量加倍，则成为桂枝加芍药汤，即由治表转为治里，因为桂枝和芍药互相制约、在桂枝汤中两药配伍，只能在表部起作用，桂枝表散而芍药收敛，如将芍药加倍，芍药占优势，失去原有的平衡，则转而作用于里，以治疗腹满时痛；又如桂枝汤证，下后出现"脉促胸满"则不用芍药……总之用药量的多少，同时由病位、病性、病证决定。在临床中，刘绍武常常根据病情的轻重，决定用药的剂量。如有时治肩凝痹痛，用葛根可达 120g；治中风后遗症，用黄芪可达 120g；治手足逆冷或阳痿病人，细辛可用至 10g；治外感需表里双解时，柴胡用量达 60g；治脏躁时大枣用 30 枚；高热不退，石膏用120g……当然，也有轻药轻用的时候，用药因人而异，因证而施。治病多方选用主方，多药选用主药，多症选治主症，用药犹如用兵，有时攻，有时守，有时攻守兼施，有时速战速决，常出奇而制胜，这是刘绍武临床的一大特色。

刘绍武一生精研《伤寒论》，临证立法、处方不离伤寒，但治学不拘一格，无门户之见，无中外之分，钻研旧学，吸收新知，博采众家。凡一技之长者可取，一药之效者可用，故虽圣贤所述，不切于理者不取，不验于事者不信，常曰："十八反不反，十九畏不畏。"如在《十九畏歌》中有"人参最怕五灵脂"的说法，因此一些人总不敢把人参和五灵脂共享，但刘绍武在其临床治疗中常伍用而获良效。他认为，相畏是药物七情之一，是指药物的相互抑制，这种抑制使一些有毒的药物通过配伍应用去除或降低有害的作用，去其弊端，有相辅相成的一面。另外也可通过抑制，使一些药效降低，有坏的一面，但相畏在配方上并非是禁用，这是一。二是历史上配方多有人参、五灵脂共享，如名药"定坤丹"中就有人参、五灵脂，而此方又导源于《妇人大全良方》的"续嗣降生丹"。清代张路玉的"沉香丸"里也用了人参和五灵脂。三是人参和五灵脂相伍有相助的作用，清代余听鸿的《外证医案汇编》里曾写道："正虚血凝，灵脂遇人参，其攻瘀之力更速。瘀去正安，恐正气不接，故赖人参以续之。"可见人参配五灵脂，犹如热药和凉药共享一样，是有利而无弊的，不必惧忌。

做学问——采百家之蕊，酿自己之蜜

刘绍武多次自勉并向学生们传授："做学问，就像蜜蜂，采百家之蕊，酿自己之蜜。"他一生饱览医籍，尤重《伤寒论》。他从张仲景撰写《伤寒论》的历史背景，到后人注释，都做了大量的研究考证。

考辨讹误，订定《伤寒论》。东汉末年，战争频繁，瘟疫流行，到处是"白骨露于野，千里无鸡鸣"的惨状，正如《曹集诠评》中曹植曾记载："建安二十二年，疠气流行，家家有僵尸之痛，室室有号泣之哀，或阖门而殪，或覆族而丧。"张仲景也正是在这种"余宗族素多，向余二百，建安纪年以来，犹未十稔，其死亡者，三分有二，伤寒十居其七"的惨状下撰写《伤寒杂病论》的。东汉时期，文学发展到了很高水平，尤以散文见著。散文的优点是言简意赅，这与当时的历史条件较差有关。虽已有蔡伦发明造纸，但纸的质地粗糙，而且数量亦少，人们多在绸缎上书写或竹简上刻写，这就要求文章必须写得精练，如《伤寒论》107条中"胸满烦惊"，虽然仅4字，却分别代表了疾病的部位及3个不同的病症，从文字角度看，真可谓一字一珠。

东汉散文的另一特点就是伏笔、补笔互用，潜明其义。这一点在《伤寒论》的撰写上，也有痕迹可寻。如《伤寒论》原文63条："发汗后，不可更行桂枝汤，汗出而喘，无大热者，可与麻黄杏仁石膏甘草汤。"条文中

"发汗后"将发汗前证治做了伏笔，"更"字将发汗前的证治做了补笔，说明发汗前似桂枝汤证，用了桂枝汤，又"汗出而喘"做伏笔，说明"可与麻杏石甘汤"一语双关，道出本病，指出开始就是麻杏石甘汤证……这种伏笔、补笔互用在其他条文中亦很多见。

《伤寒论》自问世以来，历代先后有420多位医家为其注疏。刘绍武说："这对中医学的发展起到了一定的促进作用，但也带来很大的弊端。古人注疏的准则是注不破经，疏不破注，这个原则是对的，从尊重历史的角度看，不增不减，是保持历史文献的原貌。历史的东西是客观存在的，其书中的正确与谬误，是与非，不能随意更动，改变了原文就等于改变了历史事实。然而，由于历史的原因，今天我们看到的由王叔和整理编著，经过多年战乱、遗失，虽后经唐代孙思邈整理归纳，宋代林亿、高保衡等人校对的《伤寒论》，已非原本，缺、简、讹随处可见，又加之注疏者各抒己见，或是假借运气、附会岁露，或以六经论伤寒，多使后学者迷茫、朦胧而无所适从，因此有必要对《伤寒论》进行整理，立纲、归类、正误、补缺，使之将合历史事实。"这样做的目的，"是让今人读起来，浅显易懂，以指导临床实践"。

刘绍武认为，《伤寒论》原著中讲到的"经"，不是"六经"辨证之"经"。考"六经"之说，无论是朱肱首创之六经，还是张景岳、汪琥等人从而和之，并推广为手足十二经，均指经络，不同意这种看法的人也很多，如方有执、柯韵伯、恽铁樵等则认为仲景之"六经"是言"部"，言"经界之经"，言"症状"的。就人体而言，无论在生理功能上还是病理变化上，或是诊断治疗上都有重要的意义，一切疾病，在病理上或转化过程中都有经络的参与，这是不容置疑的。因为经络有运行气血、联络脏腑、沟通表里上下内外的作用，也是病邪出入的通路，但是绝不容许把病邪传变的途径与证候类型的划分混为一谈。

从《伤寒论》原文"病脉证并治"看，"六病"，实为六组证候群分类。398条中，粗略统计，言太阳病、阳明病、少阳病、太阴病、少阴病、厥阴病者共 137 条，其中涉及"经"字的条文只有 13 条，并且其中的经，或讲药理，或谈病理，或叙病状，都不能做"辨证"的"经"的根据。何况在临床实践中，常常是注重疾病在某一部位的证候群，并以此辨证施治，而从经络传变，往往不知从何论治。

另《伤寒论》原文中找不到"六经"立论的有力依据，相反的倒有 137 个条文谈"病"，更何况各篇之标题就是称"病"而不称"经"，依照原著中称作"六病"，在学习中反觉得明白晓畅，应用上简捷方便，因此"六经"应作"六病"解。

在谈到经方的应用时，刘绍武说："经方的方证相应说，实质也是强调辨证的整体观念，必须与证相应，证以方名，方以证立，方随证转。临床上要重视抓主症，但更要注意结合患者的整体状况予以辨证。有斯证则用斯方，无斯证则不用斯方，不可顾此失彼，一叶障目。"

刘绍武在总结一生学仲景书、用仲景方的体会时，认为仲景之书在流传过程中难免有传抄之误。如《太阳病》篇 56 条"伤寒不大便六七日"一条有注家明确指出，"仲景书安得无传写之误也"，又于《太阳病》篇 53 条"病常自汗出"一条有注家说，"本论（《伤寒论》）为后人笔削"。故在研究仲景著作时参照了多个版本、传本及庞安时、严器之等各家观点，并广泛运用版本学和校期学方法。

对一些条文证治及用方作出补缺，如 296 条原文："少阴病，吐利，躁烦，四逆者，死。"此正仲景吴茱萸汤证，"不当不治，仍灸太溪"。

对于仲景有证无方的条文，刘绍武或引用严器之、庞安时、孙思邈等人观点，或提出自己看法，为伤寒病证补充治法或用方，总计 242 处。其中正文及伤寒例中增补 134 处，"诸可与不可"部分增补 108 处（与正文有重复）。这些补充，是对仲景学术思想的进一步完善，为学习《伤寒论》提供了更多依据、思路和方法。相对于后世一些盲目推崇仲景、对于《伤寒论》条文一字不敢易者，刘绍武的态度是科学的、客观的。

哲医融——论自然演化，创协调疗法

刘绍武积 80 余年临床经验，对中医、中西医结合及与哲学的结合，有精要深邃的认识，他在哲学思维基础上，用辩证唯物主义哲学，与中国传统哲学理念和中国医学精髓结合，认为中医学是中国文化的形式之一，中医学的形式必然表现出中国哲学的基本原理。就自在的中国哲学的基本原理和自为的中医学形式的关系所作的研究，表明中医学的思维方式在与中国哲学的基本规律的统一中展现出了文化上的基本意义。

刘绍武认为，西方科学和中国文化对整体性、协调性的理解和结合，将导致产生新的自然哲学观。而这个理想体现在医学上，就是未来的中医现代化方向。刘绍武在哲学思维基础上，广泛涉猎，对恩格斯、列宁的哲学思想悉心钻研，将辩证唯物主义哲学与中国传统哲学理念和中医学精髓结合，为中医事业做出了杰出贡献。他认为，中医学有独特的理论，《黄帝内经》《伤寒论》等典籍是中医理论体系以辩证法为内核的结晶，必须认真继承和发展。刘绍武对《伤寒论》的精深研究，对其中的一些理论问题所作的精辟阐发，体现了他独立思考、卓尔不群、师古不泥古的精神。

中医学是中国文化的重要组成部分，由于中国哲学是本体论、认识论和方法论的统一，因此中医学的形式必然表现出中国哲学的基本原理。中医学的思维方式即哲学基础问题，是近代以来哲学研究的重要内容之一。但是，由于近代以来的"西学东渐"产生的中体西用的思想，对中医学的哲学研究无不以西方哲学的思维方式、概念进行西化式的疏解。所以，就研究结果而言，由于脱离了自在的中国文化的基础，一些结果根本不是中国哲学或中医哲学的本来面目。

刘绍武一生精研医术，通晓哲理，研究、实践中医学，接受辩证唯物主义。其在对中国哲学的研究中，在以时空的认识论原理对中国的知识系统进行反思中，发现在中国的知识形式中，《易经》是中国哲学的基础，而中医学是运用中国哲学思维所产生的最成熟的知识形式，从中医学

中可以反映出中国哲学的本质，即所谓"医易相通"。就中国哲学的主体性而言，对应和中者，是人应天地而和于中也。而人体中之中者，以藏象论之，是脾胃；以五行论之，是中土；以三焦论之，是中焦。而和于中者，是人体健康之象；而偏离于中者，则疾病而生。刘绍武常常朗口而念恩格斯在《自然辩证法》中说的那句话："不管自然科学家采取什么样的态度，他们还得受哲学的支配。问题在于他们是愿意受某种坏的时髦哲学支配，还是愿意受一种建立在通晓思维的历史和成就的基础上的理论思维的支配。""辩证法不知道什么是绝对分明和固定不变的界限，不知道什么是无条件的，普遍有效的'非此即彼'……除了'非此即彼'，又在适当地方承认'亦此亦彼'。一切差异都在中间阶段融合，一切对立都经过中间环节而相互过渡。"刘绍武认为，人体的疾病，尤其是杂病，在功能上或整体与局部关系上的失调，也是一种"差异"，这种差异，经过普遍的、肯定的协调，也可以在中间阶段融合，在相互过渡中达到新的、相对的平衡。

基于上述认识，刘绍武认为，治疗内伤杂病的主要方法是协调疗法。他将人与宇宙作为一个大系统来研究，将这个大系统的要素分为三个方面，即"天、地、人"。研究这个大系统中"天、地、人"的运动发展规律，"天生、地长、人治"是它的基本思想。"天、地、人"协调发展是宇宙正常发展的基础；当"天、地、人"无论哪一要素的变化足以影响大系统时，则大系统就要发生变化。反之，大系统的变化也将影响各要素的发展变化。这种将一个系统分为"三要素"的观点，在《伤寒论》中就有所体现。在其"三部六病"学说中就更明确地将人体分成了三个子系统，即人体是由"表、中、里"三部分组成，每部分作为整体要素之一，它的变化和发展到一定程度时就会影响人体这个大系统的变化与发展。刘绍武这种将人体这个大系统分作三要素的方法，与充满中国古代哲学思想的《周易》哲学观是一脉相通的。《周易》和老子《道德经》中的"道生一，一生二，二生三，三生万物"的思想在《三部六病》中也有所体现。

"道生一"是指一个系统事物的产生是由一定的规律（道）而产生的；

"一生二"是指产生了一定事物或系统后，这个事物或系统已处在一个阴阳对立之中。但单纯的阴阳对立不能构成事物的系统，只有阴阳的统一才能形成特定化的事物或系统，这种对立与统一是由阴阳双方决定的，这就是"道生一，一生二"。内伤杂病的病因病机，绝大部分是机体阴阳、气血、功能的失调。《素问·生气通天论》云："阴平阳秘，精神乃治。"治者，通平，机体的功能不达到"治平"，便会发生疾病。人体是一个整体，这任何疾病，即使是局部的，也会影响到整体。

两千余年来，中医学在长期的实践过程中，逐渐形成了一套整体观念。这一点，比那些在具体运动形式上注意得多、在整体规律上认识得少的自然学科，意义要积极得多。整体并不是组成部分简单的组合，这里存在着极其复杂的系统调节。刘绍武多年的临床实践证明了一条规律，即：没有整体的协调，就不会有局部症状的改善。作为中医学的文化形式而言，其本质性与中国文化的形式及本质性是统一的。

刘绍武创立的协调疗法重在调和阴阳，意在顺应自然，通过整体阴阳气血的协调，达到局部症状的改善，其临床效应主要表现在：①显示增强人体自然疗能，提高自动化能力；②显示双向调控的作用；③显示恢复机体模式化的作用；④显示治疗和预防的双重效能，提高机体免疫功能，既有治疗之功，也有防病之效。总之使失调的功能得以重建和恢复，以达到祛病或截断疾病的发展、恢复健康的目的。

刘绍武认为，中医学的优势表现在哲学思维上，中医学的成就是中国哲学思维所促成的。因此，正是在中国文化及哲学的统一下所生成的中医学本体论，使中医学的医学理论和实践在历史上取得了辉煌的成就，在当代社会中发挥着重要的作用，并将成为人类医学继续发展的相当重要的参照系。

刘绍武认为，近百年来，试图消灭中医是失败了，但改造中医，某种意义上说，是成功了。表面上中医是发展了，但真正中医的内涵却日渐缩小，西医的成分越来越多。从历史的经验来看，中医药是最具中国特色的哲学文化形态，发展中医药要以中医为主，按照中医药自身的发展规律，坚定地走自己的路。欲流之远者，必浚其泉源。中医理论是中医学特色的体现，它的理论模式不同于西医，对生命、疾病的本质和规律描述与认识有自己的见解，拥有一套从天地的哲学大视野对人体"三部六病"的整体考察及其理论。但传统中医学缺乏定量分析和实验，西医则有机械唯物论和缺乏整体统一的缺点。近百年来，中西医比较说，是个十分风行的话题。坚守中医壁垒者认为，中医学哲学辩证思维的光辉，理应优于西医；而崇尚欧化者则提出，当今科学发展日新月异，而中医则固守传统，自难取得新的长足发展。这些争论，虽各自从彼此的比较中得出，毕竟带有较强的感情色彩，所以势难得到客观公正的评判。客观公正地评判、比较中西医的异同，自有多种不同角度。

在生理上，西医的优势在于从五脏六腑、器官组织、血液神经、肌肉骨骼等形质上论述客观功能，进行客观细致的科学研究和分析。中医虽说也有解剖，并且起源极早，但是中医学并没有沿着解剖研究的方向发展自己的理论，而是逐渐形成了一套独特的、抽象的生理模型。为此，中医解释心的功能，可以超出心的范围；解释肝的功能，可以超于肝的个体。就病理而言，西医认为有器质性和功能性的不同，并且注重追查实际的病根。而中医则从综合思辨的角度，把人体的一切病理变化，纳入"病机十九条"的范畴中去。在中医临床医学方面，对这些理论更有较多的发展补充，如：阴阳失调、邪正相争、气血津液失调，等等。

在健康状态下，人体处在"阴平阳秘"的相对稳定状态。这种状态，实质上是一种哲学状态，在表现形式上，是稳定状态。当这种稳定状态一旦遭到破坏，人体就进入病理状态。毋庸讳言，辨证施治虽有其特长，然而借鉴西医现代化的诊断设备，更能弥补中医辨证的不足。

刘绍武认为，中医以天然药物为主，西医以生化药物为主。西药的优点是方便，长于急救；中药的优点是处方加减灵活，长于调养。就现象而说，两者形式虽然不同，理论体系有很大的差异，但两者都是科学。随着自然科学的发展，在现代科技日新月异的情况下，从总体来看，在整体的医学哲学模式、理论体系、辨证方法、特殊手段、药物配伍等方面，中医药学仍具有西医西药所无法替代的优势。西医感到棘手的某些常见病、危重病和疑难病，如病毒感染性疾病、免疫性疾病、内分泌疾病、心脑血管疾病、哮喘、慢性肝肾疾病、神经系统疾病、老年病、再生障碍性贫血、晚期癌症等，刘绍武采用中药治疗，每每能够取得满意的疗效。

有人说，中医是辨证的，如果和西医采用相同的病名，会不会丢掉中医的辨证论治呢？刘绍武认为，这里有一个很值得深思的问题。举个例子来讲，同一冠心病，出现了心律失常就调节心律，出现了心衰就抢救心衰。中医与西医采用相同的病名，并不会丢掉中医之辨证论治，只不过与西医相比较，我们是采用中医中药治疗就是了，而在辨证论治上，中西医实际上是相通的。

刘绍武多次强调，中医现代化必须坚持"古为今用""洋为中用"的原则。中医理论的现代化、工具的现代化大部分是"洋为中用"，而坚持中医学的辨证论治，则是"古为今用"。因为辨证论治是中医学的精华。中医学在几千年的临床实践中，积累了大量的辨证论治经验，但是，毋庸讳言，传统中医学的辨证论治缺乏系统化和条理化，常可见理论之间矛盾和重复，故有必要对之整理，重新建立具有连接性的理论体系。例如：胆既归入五脏之腑，又归于奇恒之腑，应如何整理？又如伤寒和温病理论如何统一？这些都应毫无矛盾地整理进理论连贯的体系中去。

中医现代化不同于中西医结合。中西医结合是讲中西医平衡，不存在以哪个为主导的问题，而中医现代化则是以中医辨证论治为主导，对西医先进的、合理的部分可以采取"拿来主义"，洋为中用。因此，刘绍武说，我们要将中外知识进行融合，创造具有民族形式、民族风格的祖国新医学，"三部六病"学说走的正是这条路子。它既要符合西医科学理论，又要符合中医学传统的哲学理论，创造一个具有民族形式和民族风格的理论体系。它不同于外国的，也不同于中国传统的，但它是中国的。

刘绍武指出，在中国这块古老的土地上，目前有两种基本医学模式存在，一是在中国古代哲学思想指导下，用"司外揣内"的"黑箱"方法，通过改变系统的输入和输出来调节系统的状态建立起来的传统医学，简称中医学；另一种是文艺复兴以后，西方医学吸纳实验科学的成就，经过嬗变之后而建立起来的、与时代科学技术发展同步的西方医学体系，简称西医学。中医学体系的形成大约在春秋战国时期，是以《黄帝内经》为标志，说明中国古代的医学已经形成比较完整的医学体系。这时的医疗是以经络学说为指导、以针灸治疗为主要手段的医学活动时期，在《黄帝内经》中，其哲学指导思想是《易经》，形成了一部哲学内容十分丰富的医学著作，这也是将中医称为哲学医学的主要依据。到了东汉末年，临床医学则出现了以张仲景《伤寒论》为代表的全新医学体系。在《伤寒论》中，以汤方辨证论治为临床主要医疗手段，与《黄帝内经》时代有了明显的进步和差别。《伤寒论》对于临床诊断治疗过程有了明确的规范，这就是六病辨证论治。《伤寒论》的辨证论治方法至今在中医临床中广泛应用。《伤寒论》以后，中医理论的发展，基本上保持着《黄帝内经》和《伤寒论》的格局延续至今。中医现在仍然是以阴阳五行学说为指导，保持着整体论的特色。刘绍武认为，中医经过两千多年的发展，有过非常辉煌的时期，为人类健康做出了巨大的贡献。直至今天，在某些疾病的治疗上，仍然处于领先的地位。然而，在经过近百年的中西医学相遇与碰撞、汇通与结合的浪潮以后，中医仍然存在着一些令人担忧的问题。如何让中医得到长足的发展，仍需做出极大的努力。

　　刘绍武认为，中国古代的哲学思想丰富多彩，应该以《周易》为代表，这不仅是因为它源远流长，更因为它影响巨大，贯穿整个中华民族的文明史，至今仍然在影响着中国的人文理念。现今社会上又比较盛行，且其玄妙性被赋予了不少神秘色彩，借占卜之术向人行骗者大有人在。不过，我们应当汲取其哲理的精髓，"取物比象""万物交感""发展变化"是其思想主线，其中充满了系统论思想和辩证法思想。在中国古代，人类的生产劳动过程是极其简单的，没有大型机械和精密仪器，在他们观察的视野里，只有天、地、人（包括各种生命体）。《易经》主要架构是：太极－两仪－四象－八卦－六十四卦。用这样的哲学观看待自然界和生命体时，无疑是一种正确的哲学观点，其中隐藏着系统论思想和辩证法思想。只要明白"生生之为易"的哲学含义就可以了。阴阳学说是中国哲学的主要组成部分，如果说《易经》是讨论事物生成本源的，那么，阴阳学说则是论述事物属性的，《易经》阴阳爻是事物属性最简单和最形象的表述。阴阳爻的含义是古人对于观察事物性质的高度抽象，"一阴一阳之为道"。所以，阴阳代表一切事物属性的本质，阴阳学说的基本思想是正确的，因此，直到今天仍然是比较正确的哲学。

刘绍武构想的医学，是从整体出发去探讨各个部分的变化规律，以及各个部分对整体最有意义的是什么。所以要对中西医学内容进行全面的梳理和整合，必须在一个实体框架下来完成，这个实体框架就是人体。医学研究的一切问题必须以人体生命的实际存在为依据，研究的成果必须在人体的生命过程中得到验证，疾病的诊断结论和治疗效果必须以临床来检验。

创新见——三部分表里、六病论阴阳、四脉定证、辨证定方

刘绍武认为，人体是一个有机的整体，由骨骼、肌肉、气血、神经等不同的组织组成。它们互相制约、互相依存、协调一致，体现着人的生理功能，维持着人的新陈代谢。人体的结构虽然很复杂，但从整体的观念上看，人有暴露于自然界的外层，有包裹在里的内层，有介于内外之间的实质层。这三个部分构成三个系统，分担着整体的功能，三部分综合构成整体。

刘绍武的"三部六病"学说，把整体分为三个部分，或称三大系统，即表部、中部、里部。三部的划分来源于《伤寒杂病论》，但较《伤寒杂病论》的概念和范围更明确。表部：指机体与大气接触并与之发生关系的部分，包括体表与呼吸系统。主要功能是司呼吸而进行气体交换，司汗腺开

阖而维持体温相对稳定，卫外而防止病邪侵害，传信息而参与机体阴阳平衡调节。里部：指机体与饮食接触并与之发生关系的部分，包括整个消化系统。主要功能是摄入食物并进行消化、吸收、排泄，供给整个机体所需要的营养物质，同时也具有防止病邪入侵和参与机体阴阳平衡的调节的作用。中部（半表半里）：指除外表、里两部的机体，以血液循环、神经内分泌系统为主。主要功能是通过血液循环，供给机体从表、里两部所摄取的养分，运送各组织的代谢产物，经特定的脏腑排出体外，还能防止表、里两部外邪的入侵和消除已经进入血液的有害物质；通过神经系统的控制使一切脏腑的功能活动协调。中部以气血为中心，通过气血的循行，沟通表里，濡养内外，贯通上下，使机体成为一个有机整体。

"三部"在机体中遵循一定的顺序性和动态平衡向前发展着，保持着各部特有的功能。"三部"不能说哪一部占优势，而是全面地、协调地、均衡地为整体而保持着各自的生理功能。如表部肺的节律性呼吸，皮肤汗腺的适时性开阖，里部的顺序性消化吸收和排泄，半表半里部规律性地周而复始的循环，凡此种种，都可以表明三部系统的有序性和平衡性。

按"三部"的划分标准，机体在疾病时，每部都可能有阴阳两种不同病性的表现形式，"三部"就可能有六类阴阳属性不同的证候群，这六种不同的证候群就称之为"六病"，即表部的太阳病和厥阴病，中部的少阳病和少阴病，里部的阳明病和太阴病。

"证"是中医论治的依据，是疾病存在的方式和运动发展的状态，以及这种方式或状态的直接或间接表达，是机体具有器质性病变或功能性改变的表现形式。"证"不是疾病本身，而是疾病本质的反映。"六病"的"证"包括纲领证、核心证、单证、类证。

纲领证是"六病"的主证，是划分疾病属性的主要标准，是临床辨证的重要体现。这六类不同的证候，具体内容如下。太阳病：头项强痛，发热恶寒，无汗，脉浮，或咳喘。少阳病：胸中烦热，胸满，发热或往来寒热，咽干，口苦，小便黄赤。阳明病：胃家实，发潮热，自汗出，大便难。

厥阴病：手足逆冷，脉细，恶寒，肢节痹痛。少阴病：心动悸，短气，背恶寒，或脉微细。太阴病：腹满，时腹冷痛，或吐，或利。

核心证是纲领证中一个具有代表性的症状或体征，是决定"六病"病位的主要依据，据此可以对疾病做出定位和定性的辨证，其内容如下。太阳病：头项强痛；少阳病：胸中烦热；阳明病：胃家实；厥阴病：手足逆冷；少阴病：心动悸；太阴病：腹满。单证即太阳病、少阳病、阳明病的热证、实证和厥阴病、少阴病、太阴病的虚证、寒证，它们是一切疾病的基础证。表部：分为表部热证、表部实证、表部虚证、表部寒证；中部：分为中部热证、中部实证、中部虚证、中部寒证；里部：分为里部热证、里部实证、里部虚证、里部寒证。

类证是指除纲领证外，"六病"的其他证。在临床中，单一性的病证是少见的，更多的是复合病证，它们由单证的交叉与复合形成。"三部六病"学说将其分为并病、合病、合证、兼证、整体病、局部病。

并病：指某一部得病后，表现寒、热、虚、实均有的错综复杂的证候反应。这种情况下，寒热共存，虚实共见，只能定位不能定性。包括表部并病、中部并病、里部并病三种。

合病：指"六病"中，不同部位的两种或两种以上的病同时出现。

合证：指同一部位阴阳属性不同的单证或不同部位两个单证同时出现。

兼证：指"六病"中的某个病与同部上的不同属性的单证同时出现或与不同部位的单证同时出现。

整体病：病证不能在某一部位定位，而成为三部皆病的病证。包括整体阳证、整体阴证、整体体证。

局部病：在整体的三部中，凡具有独立结构和特殊功能的部分称为局部。局部病同样具有寒、热、虚、实的病机变化，但在临床中有时不能在整体上明显地表现出来，而是以局部的形态变化和功能障碍为主。

辨证的正确与否，最终要通过论治来检验和修正。辨证定方，以方定名，一证一方，相互对应，非此方不能治此证，非此证不得用此方。只有方才能提示证的本质，反映证的长短曲折，掌握证的轻重缓急，从而达到论治过程的高度规律化。针对疾病的发生、发展规律和病证的表现形式，解决疾病的方法无外乎两大疗法。一是凡机体出现对抗性疾病应变态势，表现为大热、大寒、大虚、大实之证时，则采用对抗的办法，寒则热之，热则寒之，虚则补之，实则泄之，这叫作纠偏疗法。一是凡机体出现非对抗性的疾病应变态势，表现为非寒、非热、非虚、非实的阴阳错杂之证时则采用非对抗的办法，平和阴阳，调畅气血，协调机能，这叫作协调疗法。

临证如何提高临床辨治能力，刘绍武认为应该注意以下八点。

其一，辨病位，依部定证。表部发生的病证称为表证，其病证范畴为：头面、项背、四肢、腰体、皮毛、筋骨以及整个呼吸系统。故有太阳诊头、厥阴诊手足之说。里部发生的病证称为里证，其病证范畴为：心下、胃腹，包括整个消化系统。故有阳明诊下腹、太阴诊上腹之说。中部发生病变称为半表半里证，其病证范畴为：上至咽喉，下到前阴，前为心胸，后为心背，旁达两胁，包括整个血液循环系统。故有少阳诊胸、少阴诊背之说。

其二，依部定脉。寸口脉有寸、关、尺三部。《难经·十八难》说："盖三部者，以寸、关、尺分上、中、下也。"又说："上部法天，主胸以上至头之有疾也；中部法人，主膈以下至脐之有疾也；下部法地，主脐以下至足之有疾也。"人体横向划分为表、中、里三部，纵向划分则成上、中、下三焦。表、中、里的划分重在系统的功能性和独立性，上、中、下三焦的划分突出了整体和系统的相互关联性。通过表、中、里和上、中、下形成了机体纵横交错的立体网络。上焦包括颅腔和胸腔。颅腔为大脑中枢所在地，是气升降出入的总中枢；胸腔是心肺所在地，是呼吸和循环的总枢纽。颅腔的气机病变在寸口脉，集中表现在鱼际部，胸腔心肺功能障碍集中表现在寸部。中焦为膈以下、脐以上的腹腔部位，是肝、胆、脾、胰、胃肠所在地，主要完成消化吸收功能，腹腔发生病变多对应于关部。下焦是脐以下的盆腔，为泌尿系统的肾、膀胱，生殖系统的卵巢、子宫、睾丸以及消化系统下段所在地，盆腔的气血障碍多表现在尺部及尺后。

其三，依脉定证。脉象学说，是中医学中一门独特的理论，通过诊脉，可帮助医生得知疾病部位及性质的真伪。刘绍武认为，在临证中，脉证相符者虽多，但不相符者也常见。

首先应从脉的长度、宽度、深度、硬度、频率、充盈度、节律等来认识基础脉；其次是认识由基础脉相合而成的复合脉，如洪脉、滑脉、紧脉、牢脉、革脉、微脉、结脉、代脉、促脉、弱脉及大小脉等。脉象对判断人体的正气与病邪变化有重要的意义，对全面衡量病情有很大的帮助，临床应细心体会，方不致误人。

再就是奇形脉。所谓奇形脉，就是完全不能按基础脉象评之，因为其有特殊的形状。这种脉象分生理性奇形和病理性奇形。生理性奇形一般无临床意义，如双管脉、反关脉、神门脉、六阴脉；病理性奇形脉对局部病证和疑难病证有重要意义，有时可提供诊断依据，对治疗起决定性的指导作用。如刘绍武所提的上鱼际脉，多由肝阳上亢而致。聚关脉多由肝气郁结所致。长弦脉多见于腹满寒疝，对消化系统疾病诊断有重要意义。涩脉大小不一，快慢不匀，强弱不等，多见于气滞血瘀、气血虚弱，在心脏有器质性疾病和功能变化时，常常出现此脉。晃脉，也称动脉，按此脉有纵形跳动之感，多在关脉前后，晃动不定，患者多有惊恐、惕惕不安之感。

其四，辨病性。在系统辨证体系中，寒热是整体的、虚实是局部的。寒热存在于气血之中，是共性，虚实存在于框架之中，是个性。共性存在于个性之中，没有个性，共性就不能成立。因此，寒热与虚实是不可分离的。"六病"都具有它的独特表现，其中纲领证、核心证对"六病"定性起决定作用。纲领证是"六病"诸症状的重要代表性证候，是伴随核心证而存在的。因此，临床辨证时，只要有核心证即可，如果核心证与纲领证俱在，则诊断更为全面。

其五，辨证施治。在临证中，只要诊断明确，即可立法处方，如太阳病，用葛根麻黄汤；厥阴病，用当归桂枝汤；少阳病，用黄芩柴胡汤；少阴病，用人参附子汤；阳明病，用大黄芒硝汤；太阴病，用苍术干姜汤。

表部并病，用葛根汤；表部合病，用清喉汤；中部并病，用小柴胡汤；中部合病，用竹叶石膏汤；里部并病，用大黄生姜泻心汤；里部合病，用大黄牡丹皮汤、桃核承气汤。表部合证，用麻黄汤、小青龙汤等；中部合证，用大柴胡汤、柴胡桂枝干姜汤等；里部合证，用白桃汤、大黄附子汤等。表部局部病，用补阳还五汤、调滋汤；中部局部病，用降压汤、调肾汤等；里部局部病，用理消汤等。

其六，慎用汗、吐、下。刘绍武常说：在临床工作中，要避免一些因治疗不当而引起疾病加重的情况，如投患者及其家属所好，或追求一时疗效，引起疾病的加重，尤其对汗、吐、下三法的应用一定要慎重，切不可犯虚虚实实之戒。如淋证、鼻衄、贫血、汗出多、恶心、呕吐、血压偏低、身体赢瘦等患者不可发汗。汗出必伤津，轻则加重病情，重则变生他证，甚则丧失性命。凡寒证，诸如手足逆冷、脉微欲绝、心下硬满以及消化系统功能低下等证，不可用下法。凡有痈疡脓肿，并有呕逆者，不可治呕，因治呕逆之证常用辛开苦降之药，可加重痈疡脓肿之病情，而宜以治痈疡脓肿为主，如用大黄牡丹皮汤。再有，对峻烈之方，用之宜慎重。如十枣汤，治腹水有效，但易伤正气，应当隔日服，下利后，以粥养之，脉涩者，禁用。凡脉微、弱、涩、疾者，汗、吐、下三法均应慎用。临证中应宗仲景之法，"观其脉证，知犯何逆，随证治之"。

其七，调动患者的主观能动性。许多疾病的发展、预后与人的主观能动性密切相关。医学上认为，"不治之症"的患者，如果发挥其主观能动性，配合正确治疗，最后可能战胜病魔，恢复健康。在临证中，能否调动患者的主观能动性也是衡量一个医生水平高低的标准。治病如同作战，善战者，攻心为上。让患者树立战胜疾病的信心，对慢性病的治疗意义重大。

其八，整体协调。人体整体气血失调普遍存在，并且成为许多疾病的广泛内因。大量的临床实践证明，气血的失调遍见寸口，形成病理性特异脉，是整体失调最客观、最本质的指征，它如同航海家的指南针，可以冲破繁杂病证所造成的迷雾，指明方向，救人之危。协调疗法就是模拟食物进入人体后的消化、吸收、利用过程，通过人体自身自然功能的恢复，达到恢复机体内部调控机制的作用。

刘绍武说，自从人类出现以来，人们不断对自己的食物进行筛选，最后从数以万计的动植物中保留下诸如小米、大米、白面、玉米等数种主食，这些主食完全满足了人类自身的需求。协调方剂的选择也要像诸如大米、小米、白面等一样，应能够适应各种疾病的各种需要。中医通过两千多年的临床实践，逐步掌握了治疗诸多疾病的有效药物。寒、热、补、泻、升、降、收、散四个本质、八个方面构成了中药的基本属性，通过选择，只有小柴胡汤在配伍上具备了这个条件，在整体上达到了"和调五脏，洒陈六腑"的功能。如《伤寒论》第230条所说："上焦得通，津液得下，胃气因和，身濈然汗出而解。"方中，柴胡升，半夏降，黄芩寒，生姜热，甘草泻，党参补，柴胡散，大枣敛，七药八法成为宣通表里、贯通上下的有效治疗方剂，使机体后天之本得固，气血之源得充，正气得扶，诸病得消，实为协调之妙方。因此，刘绍武将小柴胡汤作为整体协调之主方。

救苍生——悬壶济世，妙手回春

刘绍武认为，《伤寒论》一书的精髓就在于"辨证细致准确"。研究《伤寒论》必须前后对照，互相比较，找出其辨证的真谛，这样对指导临床实践才有意义。

20世纪三四十年代，山西上党地区疫气流行，染者甚众。曾有村人王某，由于家贫，染疫30余日尚未治疗。初则壮热无休，继则谵语躁扰，终至神识昏愦。唯进以汤水，犹能下咽，得以度命。病已如是险恶，才请刘绍武治疗。诊见病室秽气熏人，视病者展卧榻上，扬手掷足，躁扰不宁，大肉如削，面垢不堪，呼吸喘促，语声喃喃，目合多眵。启睑以视，两目尽赤。病人遍体微汗，身无大热，询得每日黄昏热起，入夜转甚，鸡鸣渐退，20余日大便未行。近5日来，有浅绿色清水自肛门中出。扣腹脐左有燥屎七八枚，历历可数。稍稍按之，患者眉作楚言。撬口视舌，舌焦而裂，苔黄燥而微黑，脉象沉细。刘绍武细思其病，病至阳明，久羁失下，邪热燔炽，伤津耗气，以致形削脉细。虽有阴亏气损之象，实为邪毒内结。当此之际，若略用育阴益气之品，必然导致邪热胶固，非其所宜，唯遵《伤寒论》"……不大便五六日，上至十余日，日晡所发潮热，不恶寒，独语如见鬼状，若剧者，发则识人，循衣摸床，惕而不安，微喘直视""自利清水，色纯青，下必痛，口干燥者，急下之，宜大承气汤"之训，荡其积热，使正气自复。遂与大承气汤 1 剂，分温 3 服。药 1 时许，下燥屎两枚，其坚如石；3 时后再服，又下燥屎两枚；3 服则燥屎与稀屎同下。再诊腹则燥屎已失，是夜病人遂不复热。躁扰虽宁，仍昏睡不醒，嘱以鲜西瓜汁频频灌服，以滋其阴津，兼清其余热。3 日后，病者始苏，略为进食。米粥调养，3 月方复初。这个病人病证凶险，虽危证百出，但只要胆大心细，依法而辨证，则取效桴鼓，然必须"稳、准、狠"。刘绍武说，"稳"，谓临证须静心询问病史和仔细诊查；"准"，是辨析和认证准确方不致误；"狠"，谓放胆用药，使其直达病所，方可拔除病根。若病重药量轻，反延误病情，病必不除。治疗急证须胆识兼备。无识则认证不确，无胆则药难胜病。

刘绍武还曾治一人冬月患伤寒，40 余日不解。患者由壮热躁烦而变成厥冷昏睡，呼之不应，喂以汤水，尚知下咽，已 10 余日。诊时周身厥冷，寸口、趺阳脉皆无，按腹则濡，启眼睑视之，双目赤如血衰。思得证情如此凶险而迁延 10 余日不败者乃正气尚未内溃，两目红赤乃火热之候，邪热内伏而阳不得伸，正所谓热深者厥亦深，遂投大剂白虎汤 1 剂，石膏重用500g，知母亦用至 250g，煎一大盆嘱频频灌服，进半剂而热大作，病者苏醒而大呼"热死我了"。半日尽剂而热不退，乃摄药不及。时值天降大雪，遂嘱患者家属做雪球与啖，进大于拳者 9 枚，热退而安。

刘绍武认为，"暴病多实，久病多虚，所言为常"，然为医者必须知常而识变，治病务必求本而知源。1968 年 2 月 27 日，刘绍武诊一患者，脐周隐痛反复发作 7 年，诉 1961 年春节期间，忽感绕脐隐隐作痛，腹胀不适，日便二三行，便稀而多杂黏液，然食纳正常。唯稍觉疲困乏力，入夏则痛泻渐愈。自是逢春则发，入夏则愈，无一年不作。每春治疗，均不能止其再发。诊得脉平，舌苔白而稍腻。思得《金匮要略》所载"下利已差，至其年、月、日、时复发者，以病不尽故也，当下之，宜大承气汤"，此证尽合，遂问病发之前一年曾作利否？病者略思而云："曾作热痢，但得快泻止愈。"此病本未除，故应岁时之变而发，以胶黏之物久蓄肠中故也。遂疏大承气汤与服，方用：大黄 15g，芒硝 10g，厚朴 15g，枳实 6g。先煮 3 味，纳芒硝，分温两服。药后大便日 3 行，先腹痛而后行，所下黏液极多。连服 3 剂，腹痛消失，遂停药，10 余年后追访再未发。

刘绍武诊病，精细入微，丝毫不差，承古人绝技于患者，启后学入医道，必须精研细琢。他常说：临证中，一定要慎之又慎。

对于病情复杂，来势凶猛，常常危于一旦的患者，若不精心辨识，稍有不慎，必致偾事。1972 年 8 月，刘绍武诊一患者，一周前突感胃脘不舒，心烦而悸，冷汗淋漓，下如胶漆黑便。某医院遂以"上消化道出血"为之输血，并用止血药治疗。一周输血 3400mL。后转邀刘绍武诊治。诊见其面色清白而稍透赤色，发热汗出，体温 39℃，大便日二行，仍为黑红色，舌淡而胖，脉滑而数。思其大便黑黏而滑，是谓远血；其冷汗淋漓，面色淡白，舌质胖嫩，下血不休，此为阴寒所困而脉象滑数；面隐赤色，发热不止，病起卒然，又似邪热为患。合血脱汗出，血压降低，其阴寒内盛无疑。面隐赤，虽烦甚而不躁，又神清展卧，脉显滑象，则为邪热之盛，灼伤阴络，遂迫血妄行。古人云："血自下，下者愈。"下血而发热不休，又当虑阳无所附。综观其证，邪热不退而阴寒已盛，故用小柴胡汤合白虎汤、黄土汤以和解表里，清邪热，温里寒，滋阴养血，敛浮越之阳，防里寒之厥变。处方：柴胡 10g，黄芩 15g，苏子 30g，党参 30g，川椒 5g，甘草 9g，生石膏 30g，知母 15g，熟地 9g，白术 9g，炮附子 9g，灶心土 30g，阿胶 9g。1 剂药后，热减，脉尚少滑，舌苔未转，令继服之。共服 38 剂，精神状态一如常人，到医院又做上消化道造影，未显异常。

刘绍武诊病，重辨证，更重疗程。常谓：辨证准确，用药得当，但疗程不够，病仍无治愈之望，就像上楼梯台阶，100 个台阶，上了 99 个仍不算登上了楼顶。因疗程不够半途而废的病人比比皆是，刘绍武主张对每一个患者都要有一个合乎自身的疗程，一定要做到弹无虚发，射程射点要胸中有数。他曾治一脊柱结核的患者，女，52 岁，1971 年 5 月 7 日门诊，述1969 年春，出现腰痛。不久，右腰生脓疱两处如拳大，溃破，深 4～5cm，流出状如米泔水样之秽浊稀水，形体消瘦，精神萎靡，渐至卧床不起。1970 年某医院诊为"脊柱结核，见胸椎 11—12 骨质破坏变形"，治疗经年，未见好转。诊其脉细数，舌苔厚白。处方：熟地 30g，白芥子 6g，鹿角胶 30g（烊化），紫油桂 3g，炮姜 1.5g，麻黄 1.5g，生甘草 3g，1 日 1 剂。因其在太原居住不便，归故里养息。嘱其服药 1 年，不论效之有无，间或加重，必须坚持服药。1 年后，患者与家属来门诊送感谢信，其中写道："经月余治疗，非但病无转机，而且反觉沉重，一天只能吃 3 两粮，大小便也不能控制了，咋办呢？是继续服药，还是就此中止？我内心深处展开了生与死的斗争。我是一个病人，我有生的欲望，我也有战胜疾病的信心，相信医嘱，以百折不挠之毅力，一鼓作气，继续服药，乃是降伏病魔的唯一正确途径。有道是'山重水复疑无路，柳暗花明又一村'，令人振奋的日子终于来到了，当我服到 110 剂时，疮口长出了新肉，服到 150 剂时，我顿觉精神清爽，食欲大振，不须拐杖也能走动，而且能围着灶台做饭了。就这样，历时 1 年服中药 250 剂，我的骨结核终于完全治愈了。"

山西忻州军分区，刘某，女性，久病不愈，嗳气反酸，不思饮食，日渐消瘦，体重下降至 36kg，走路晃动，大有被风吹倒之势，往复各大医院检查，均诊为"胃下垂"，造影示胃已下垂至盆腔，久治乏效。遂于 1972年 6 月来太原市中医研究所请刘绍武医治。刘绍武观其脉证，见脉弦细，病人善忘喜呕，知有瘀血在内，须用泻血之法，以治阳明之疾，遂处以桃核承气汤，患者手执处方，半晌不语……返回忻州，照方服药，1 剂后，下利 20 余次，便如黏液样，本来弱不禁风的躯体，加之下泻如此剧烈，家属担心脱水，病人担心体力不能承受。此时的刘绍武反而鼓励病人服下去，腹泻持续40余日，渐次减少，病人体重降至33.5kg，瘦得皮包骨头。刘绍武不改原方，令其继续坚持，病者开始感觉食欲增加，体轻身捷，一改过去那种懒动状态，开始操持家务。4个月后，利止食增，钡餐造影，胃已恢复原位，体重增至55kg。

1970年春，太原市流行伤寒病，省市两级领导非常重视，调集山西医学院（现山西医科大学）第一医院、第二医院及太原市中心医院和太原市中医研究所的知名专家共商防治大计，并于会后请各路专家到河西区总医院会诊几例危重病人。

在河西区总医院传染病病房内，一个房间住着3个病人。一床、三床正在输液救治，二床患者尚能下床活动。诊断完毕，各位专家到医生办公室共商抢救方案。其间，有一位山西著名内科专家向刘绍武发问："中医不是能决生死吗？刘绍武你看咱们会诊的302病房那3个病人哪个轻，哪个重？"刘绍武答曰："从脉证看，二床最重，应该引起注意。"刘绍武言罢，一片哗然，大伙儿都不屑一顾。明明二床比一床、三床的病人病情轻，神志清醒，还能吃喝，另外两人已经昏迷。甚至有的专家怀疑刘绍武有什么目的。

3天后，二床死亡，一床、三床1个月后康复出院。对此结果，专家们开始对刘绍武、对中医刮目相看。共同参与抢救的太原市中心医院的内科主任刘某，后来专门拜访刘绍武求收她为徒，学习决生死的妙术。

刘绍武讲："人体消化系统主要受迷走神经支配。迷走神经功能正常时，脉见和缓。消化系统的疾病无论轻重，只要见缓脉，就不会有生命危险。如果危及迷走神经的支配功能，其病已危及中枢神经。迷走神经一旦失去控制，则见脉数。脉见疾数，是肠伤寒的危险征兆，故会诊时，我见一、三床脉缓，二床脉疾数，才说了那样的话，不幸言中。"

大同地区山阴县一农民来太原治疗眼疾，因两月前在家中发烧，随即眼睛视物模糊，渐至失明。当地诊断为"结膜炎"，但多次服药乏效，故来山西某医院眼科就诊，治疗数日仍不见效。有人建议她到太原中医研究所顺便看看中医，病人挂号后，找到刘绍武诊治。刘绍武看后，处方麻杏石甘汤2剂，交与患者。

那是1972年的冬天，患者正巧与跟随刘绍武进修的宁夏医学院张忠惠医师同住铜陵桥宾馆。当时的麻杏石甘汤每剂1角8分钱，患者捧着1角8分钱的方药，心中十分怀疑，并感到无望，喃喃地说："几十元1剂的药也吃过，已花过近千元了（当时对农民来讲是天价），仍不见效，1角8分的方子就能治好？真是不信。"正巧，张忠惠下班，见到此状，劝其服了试一试。当晚，张忠惠帮助患者买来砂锅，在旅馆的炉子上煎了1剂，让患者服下。没想到第二天天不亮，患者就去敲张忠惠的房门，告诉张忠惠："我能看见光亮了。"张忠惠亦觉稀奇，1剂麻杏石甘汤竟能治好失明的眼睛，对一个资深医师、大学教授的张忠惠来讲，也感到是天方夜谭。张忠惠当时的心理是不想让农民把买来的药浪费掉，才动员她服下看看，没想到竟有如此结果，遂带病人到门诊请刘绍武再看。刘绍武依然治不更方，让患者服用两周。药后患者病愈而归。

后来刘绍武讲，麻杏石甘汤是仲景的良方，有引热出表之功。患者本有内热，热借肝阳上亢之势上冲双目，致使眼底血管极度充血而致失明。石膏辛凉清热，具止血凉血之效，麻黄开鬼门而散热，杏仁宣肺而使内热不存，甘草和中。有待时日，自然出血得消，则双目重见光明也。

1972年秋，十三冶职工耿某，32岁，男性，来中医研究所就诊。刘绍武审其脉证，见脉弦紧，面色潮红，如醉酒状。患者自述胸中满闷，心烦欲发狂，不欲食，嗽而有痰，久治不愈，痛苦不堪，常请病假休息。单位责其装病偷懒，患者自觉疾病缠身，感觉冤枉，又诉苦无门，无奈来求刘绍武一治。时正值8月，甜瓜上市，瓜秧待拉，刘绍武令其到瓜农的瓜地，寻甜瓜蒂20个，赤小豆1把（约50g），将瓜蒂烘干至焦黄，与赤小豆研细末为散，分10次服下。患者应诺，次日即将二味找到，如法炮制，刚服下1份，即感胃脘如翻江倒海一般，恶心欲呕，随即吐出大量黏液，如烙饼大小两片，用棒挑起，痰涎可拉得1尺许不断。再服用1份，复又吐出痰涎 1 茶杯许，渐服渐少，两日后，自觉头清目爽，一改过去那种昏昏欲睡、烦躁欲狂之状。瓜蒂散未服尽，就去见刘绍武。刘绍武令其停服，令弟子开二陈汤两剂，按法煎服。愈后，病者满怀感激告知，已痊愈上班，不再请假。

刘绍武讲：脉象弦紧，亦病者久有恣食寒凉之习，寒则气凝，气凝则营养精微积聚，积而化痰，愈积愈多，痰迷清窍，故病人头昏智迷，寒阻中焦，清阳不得下降，热越于上则面如醉酒，迷乱神志则令其癫狂。正如病者所言："如果得不到刘绍武的妙手救治，我恐怕要疯了。"

1976 年春，山西五台县一患者，白姓，男，39 岁，来太原中医研究所就诊。患者身体消瘦，几近皮包骨头，面容憔悴，自述食欲尚佳，但吃后下利，日 3 ～ 4 次，腹脘胀满，辘辘有声，甚时完谷不化，身体渐渐消瘦，近期出现性机能减退，阳痿不举。每遇饮食不节，过度劳累，天气变化，生气着急就愈加重，多次求治，补药、泻药吃遍，均不见效。近期自感体力不支，家人怀疑得了"坏病"（癌症），催促其到太原诊治。在山西某医院消化门诊作了胃肠造影，亦无异常发现，医院门诊大夫建议他到太原中医研究所请刘绍武治治试试，并告知患者，把将来中药治疗效果转告他们一下。患者遂按大夫们的指点，来到太原市中医研究所。

刘绍武详细查看了患者病情，患者双手脉象长弦，以右手尤甚，遂嘱弟子开具苍术干姜汤，并嘱依法服用，两周后可来复诊。患者持方，返回医院，消化门诊的大夫见到 4 味药的一方，不置可否地笑着，让患者试试。患者回到五台家中，依法煎服。1 剂尽，下利减；2 剂终，下利止。1 周后，大便恢复正常，不再下利那种稀黏便，并感到肢体开始温暖起来，食欲有所增加。因刘绍武有医嘱在先，令其每天吃七分饱，禁食肉类，他依遵刘绍武所言，两周服完，遂来复诊。讲述服药情况后，弟子们也觉稀奇，小小的一方苍术干姜汤，竟有此良效，不敢深信，可眼下的情景，又是如此的不可否认。复诊后，刘绍武依然令其守方治疗。1 个月后，患者体重增加 10 余斤，一改过去那种"贫苦面容"，开始容光焕发。刘绍武嘱其停药，

3 个月后随诊，病人恢复正常，体重由原来的 46.5kg 增加到 63kg。刘绍武对弟子讲：此病的本质就是胃肠虚寒，补以难满，泻而虚虚，无处着手，只有温胃健脾，燥湿并用，急则以缓，自有康复之机。

尚医德——风范长存世，身后斯名远

刘绍武医术精湛，医德高尚，有感恩而以礼者，均一一谢绝。有一次，解放军驻晋某部医院张院长为感谢刘绍武治好了他的病，专门备了一桌酒菜，并邀请了陪客，挽留出诊的刘绍武共进午餐。刘绍武推辞不过，难以脱身，急了，认真地大声说："我曾为此立过誓，一辈子不吃病人家的饭。你也是个医生，应该支持我呀！"张院长见刘绍武动了真情，只好依了他。

又一次，一位患者为了感谢刘绍武为她治愈了多年的顽疾，特意登门致谢，同时带去两包糕点。刘绍武反复劝退无效，竟然毫不留情地把两包糕点扔出门外。还有一次，山西长治一名矿工患食管癌找刘绍武看病，到省城太原刘绍武寓所时天色已晚。刘绍武接诊后，除关切地安慰病人外，还嘱老伴端上了挂面汤。病人吃完饭，刘绍武才为病人看病。看后，病人的儿子因人生地不熟，提出让刘绍武帮忙介绍个旅店，刘绍武看天色已晚，便挽留他们住在家里。矿工和儿子连说："使不得，使不得。"刘绍武风趣地说："这个问题我能解决呀！"说完，让老伴去邻居家睡，让患者留在了自己家住。凡是来家求诊的病人，刘绍武一向是坚决不收费，尤其是学生，如果坚持要给，刘绍武总是和蔼地说："好好用功读书，这钱就留做零用吧！"

刘绍武特别反对"同行相轻"，他给自己立下了"不訾议诸医"的规矩。有一回，一个实习大夫发现一位医生给很多病人都用"逍遥散"方剂，每次加加减减，用量很小，便用讥讽的口气告诉了刘绍武。刘绍武严肃地说，这位大夫经常使用逍遥散，肯定对此方有所研究。他能灵活应用，更是难能可贵。用量小，自有小的作用，这就是中医所谓的"轻启开关"。一席话说得这位年轻大夫十分惭愧。对向刘绍武求学讨教中医药学问的拜师

者，不论年龄大小，不论从何处而来，他一律热情接待，而且不厌其烦，诲人不倦。因此，刘绍武弟子众多，可谓桃李满天下。

大医者有大爱。刘绍武这种博大的胸怀来源于他对生命的敬畏和高尚的情操。刘绍武对病者非常尊重，以父母之心呵护着每一个求诊病人。医者仁也，仁者寿山河。刘绍武除了向病人讲述病情、向学生授业以外，言谈不多，"大音稀声，大象无形"。刘绍武淡泊名利，蔑视金钱，常以唐代药王孙思邈"医人不得恃己所长，专心经略财物，但作救苦之心，于冥运道中，自感多福者耳"之语自警，从不以名艺高而见利忘义。一生很少去商店，很少花钱，一身俭朴，却常常对贫苦百姓及无钱医病的患者伸出援助之手，甚至是倾囊相助。在刘绍武身边几十年的学生、弟子们心中，数不清有多少人受过刘绍武的帮助，更不知有多少穷苦百姓在他的诊治下获得了第二次生命。

2004 年 12 月 2 日，刘绍武在海南省海口市与世长辞，享年 98 岁。2005 年 5 月 4 日，刘绍武魂归故里，数千人闻讯自发赶往山西襄垣十字道村。有从北京、上海、广东、海南去的，有从新加坡、澳大利亚、韩国去的；有机关干部、院校教工，还有军人、农民；有年轻的，也有扶杖甚至坐轮椅去的。大家都是去为这位大师送行，有近千个花圈，摆满了整个十字道村的长街。

2007 年 4 月 8 日，"纪念名老中医刘绍武诞辰 100 周年暨'三部六病'学说传承大会"在山西省太原市隆重举行。山西省党政领导与省城部分中医专家、刘绍武的弟子等 400 余人一同出席了大会。会上山西省政协副主席、山西省中医学会会长、山西中医学院院长、国家中医药管理局领导、中国中医药报社社长等对刘绍武一生的医学成就予以高度评价。赞扬刘绍武一生奉献中医事业，在精研《伤寒杂病论》和总结临床经验的基础上，创立了"三部六病"学说及诊疗体系，使中医诊疗更趋系统化、标准化、规范化，为中医药事业做出了杰出的贡献。与此同时，经国家有关部门批准，将为这位大师在太原市中医研究所铸立铜像，让人们永远记住这位对人民健康做出突出贡献的人。

刘绍武走了，他这辈子没有给子孙留下什么遗产，却留下了一位临床大家的风范和造福人类的"三部六病"学说。他那默默的从不渲染更无骄横的善良济世的心灵与品德，永远让人怀念。

（卢祥之撰写）